# Lesenswert

# vor der Arbeit

# als Pflegehelfer/in

# in der Chirurgie

*MARTIN STERLING*

# Inhaltsverzeichnis

○ Ein Leitfaden für berufliche
Entwicklungsmöglichkeiten und
Spezialisierungen.

308

*« Die Arbeit auf einer chirurgischen Station ist ein bisschen wie in einer Küche, wo die Köche mit Skalpellen bewaffnet sind und die Tagesgerichte Patienten sind... nur dass man hier auf keinen Fall das Rezept verwechseln darf! »*

# Einführung

- **Warum dieses Buch?**
  - Die Bedeutung der Rolle des Pflegers in einer chirurgischen Abteilung.

Der Krankenpflegehelfer nimmt einen wesentlichen Platz im Betrieb einer chirurgischen Abteilung ein. Er ist ein unverzichtbares Glied in der Pflegekette, dessen Aufgabe weit über die technische Unterstützung hinausgeht. Seine Rolle erstreckt sich auf menschliche, organisatorische und technische Dimensionen, so dass er im Zentrum der Patientenversorgung vor, während und nach einem chirurgischen Eingriff steht. Die Natur der Chirurgie erfordert eine sorgfältige Pflege, bei der jeder Handgriff zählt und jeder Fachmann eine klar definierte Rolle hat.

Der Pfleger ist oft die erste Anlaufstelle für den Patienten bei seiner Ankunft in der chirurgischen Abteilung. Er spielt eine entscheidende Rolle beim Aufbau eines Vertrauensverhältnisses, bei der Beruhigung des Patienten und bei der Erläuterung des Behandlungsablaufs. Dies hilft, die Angst zu reduzieren, die häufig vor einem chirurgischen Eingriff auftritt. In diesem Stadium sorgt der Pfleger auch für die physische Vorbereitung des Patienten: gründliche Körperhygiene, ggf. chirurgische Rasur und Überprüfung, ob alle präoperativen Anweisungen befolgt wurden. Diese Maßnahmen, auch wenn sie manchmal als Routine empfunden werden, sind entscheidend, um das Infektionsrisiko zu minimieren und den Erfolg des Eingriffs zu gewährleisten.

Bei der Verlegung in den Operationssaal begleitet der Pflegehelfer den Patienten weiterhin. Er übernimmt die Trage, sorgt für den Komfort und die Sicherheit des Patienten und arbeitet mit dem OP-Team zusammen, um den Patienten auf den OP-Tisch zu bringen. Dieser Prozess, der einfach erscheinen mag, erfordert in Wirklichkeit große Aufmerksamkeit und eine perfekte Koordination mit den anderen Mitgliedern des medizinischen Teams, um die Einhaltung der Hygiene- und Sicherheitsprotokolle zu gewährleisten.

Nach der Operation bleibt der Pfleger eine wichtige Stütze in der postoperativen Betreuung. Er ist oft derjenige, der die meiste Zeit beim Patienten verbringt, im Aufwachraum oder im Zimmer. Seine Beobachtungen sind für das Pflegepersonal und die Ärzte von unschätzbarem Wert, da er an vorderster Front steht, um frühe Anzeichen von Komplikationen zu erkennen, seien es anormale Schmerzen, ein veränderter Bewusstseinszustand oder Anzeichen von Infektionen in Wunden. Die Überwachung von Drainagen, Verbänden und Infusionen gehört ebenfalls zu seinen Aufgaben. In Zusammenarbeit mit dem Krankenpfleger trägt er zur Vermeidung von Druckgeschwüren bei bettlägerigen Patienten, zur frühzeitigen Mobilisierung zur Vermeidung von Thrombosen und zur Begleitung der Patienten bei ihrer allmählichen Rückkehr in die Selbständigkeit bei.

Der Krankenpflegehelfer spielt auch eine grundlegende Rolle bei der Pflege der menschlichen Beziehungen innerhalb der Abteilung. Er muss den Patienten zuhören, ihre Ängste verstehen und wohlwollend darauf reagieren. Diese emotionale Dimension ist von größter Bedeutung, insbesondere nach einer Operation, bei der die Patienten oft sowohl physisch als auch psychisch verletzlich sind. Der Pfleger wird zu einem stabilen Bezugspunkt, der die Kontinuität der Pflege sicherstellt und den Patienten in einem Moment großer Verletzlichkeit ein Gefühl der Sicherheit vermittelt.

Aus organisatorischer Sicht trägt der Krankenpflegehelfer auch zum reibungslosen und effizienten Ablauf des Dienstes bei. Neben der Überwachung der Patienten ist er auch an der Verwaltung des medizinischen Materials beteiligt, desinfiziert Räume und Instrumente nach Eingriffen und antizipiert den Bedarf an Ressourcen für die zukünftige Pflege. Seine Genauigkeit bei der Ausführung von Aufgaben, sei es technischer oder logistischer Art, ist für den reibungslosen Betrieb der chirurgischen Abteilung unerlässlich.

Schließlich ist es wichtig zu betonen, dass der Pfleger eine Schlüsselrolle bei der Prävention von nosokomialen Infektionen spielt, die in jeder chirurgischen Umgebung ein großes Risiko darstellen. Seine strikte Einhaltung der Hygienevorschriften, sein

Augenmerk auf Asepsis bei der Pflege und seine Fähigkeit, Anzeichen einer Infektion schnell zu erkennen, tragen direkt zur Patientensicherheit und zur Qualität der Pflege bei.

　　　○　　Ein Beruf im Herzen der postoperativen Pflege.

Der Beruf des Krankenpflegehelfers steht im Mittelpunkt der postoperativen Pflege, da er während dieser kritischen Erholungsphase ein wichtiges Bindeglied zwischen dem medizinischen Team und dem Patienten darstellt. Nach einem chirurgischen Eingriff durchläuft der Körper des Patienten eine heikle Phase der Rekonvaleszenz, die durch das Risiko von Komplikationen und die Notwendigkeit einer ständigen Überwachung gekennzeichnet ist. In diesem Zusammenhang spielt der Krankenpfleger eine zentrale Rolle, indem er für das Wohlbefinden des Patienten sorgt und gleichzeitig aktiv an seiner Genesung mitwirkt.

Die postoperative Pflege beginnt, sobald der Patient aus dem Operationssaal entlassen wird. Nach Abschluss der Operation wird der Patient in den Aufwachraum gebracht, wo der Pfleger sicherstellt, dass alle Bedingungen für ein sanftes Erwachen aus der Anästhesie gegeben sind. In diesem Stadium ist es wichtig, die Vitalparameter wie Herzfrequenz, Atmung und Sauerstoffsättigung genau zu überwachen, da jede Abweichung ein Anzeichen für eine postoperative Komplikation sein kann. In Zusammenarbeit mit dem Krankenpfleger kümmert sich der Pflegehelfer um diese oft entscheidenden ersten Stunden, in denen Wachsamkeit erforderlich ist.

Die Schmerzbehandlung ist ein weiterer wichtiger Aspekt der postoperativen Pflege, und die Pflegekraft nimmt dabei eine Schlüsselposition ein. Nach einer Operation sind die Schmerzen oft sehr stark und ihre Kontrolle ist für eine gute Genesung von entscheidender Bedeutung. Der Pfleger ist dafür verantwortlich, den Zustand des Patienten zu überwachen, das Schmerzniveau zu bewerten und zusammen mit dem Krankenpfleger die vorgeschlagenen Strategien zur Schmerzlinderung anzupassen. Dies beschränkt sich nicht auf die medikamentöse Behandlung:

Die richtige Lagerung des Patienten, ein schmerzfreier Verbandswechsel und eine aufmerksame Kommunikation über die Gefühle des Patienten sind allesamt Maßnahmen, die dazu beitragen, das Leiden des Patienten zu verringern. Durch seine ständige Nähe zum Patienten ist der Pfleger an vorderster Front, um die Pflege anzupassen, sicherzustellen, dass der Patient sich wohl fühlt und um Verschlechterungen zu verhindern.

Die Überwachung der Operationswunden und der medizinischen Geräte gehört ebenfalls zu den zentralen Aufgaben der Pflegekraft in dieser postoperativen Phase. Verbände, Drainagen und Katheter müssen regelmäßig auf Anzeichen von Infektionen oder Fehlfunktionen überprüft werden. Eine Wunde, die sich infiziert, eine schlecht funktionierende Drainage oder ein defekter Katheter können schnell zu ernsthaften Komplikationen führen. Die Aufmerksamkeit, die der Pfleger diesen Details widmet, ermöglicht es, schnell zu reagieren und größere Probleme zu vermeiden. Darüber hinaus sorgt er dafür, dass der Patient ausreichend mit Flüssigkeit und Nahrung versorgt wird, was für die Genesung von entscheidender Bedeutung ist.

In den Tagen nach der Operation nimmt die Rolle des Krankenpflegers noch zu. Er ist maßgeblich an der frühen Mobilisierung des Patienten beteiligt, die entscheidend ist, um schwere Komplikationen wie tiefe Venenthrombosen und Lungeninfektionen zu verhindern. Selbst wenn der Patient schwach oder unwillig ist, ermutigt der Pfleger ihn behutsam, aufzustehen, zu gehen und allmählich seine Selbständigkeit wiederzuerlangen. Dieser Prozess muss mit Vorsicht durchgeführt werden, da jeder Patient anders auf Schmerzen und Müdigkeit reagiert. Der Pfleger leitet diese Rehabilitation mit seiner Erfahrung und seiner Fähigkeit, die Pflege anzupassen, mit Geduld und Professionalität.

Darüber hinaus spielt der Pfleger nicht nur eine technische, sondern auch eine zutiefst menschliche Rolle. In der Zeit nach einer Operation können sich die Patienten verletzlich, ängstlich oder sogar hilflos fühlen, wenn sie mit Schmerzen oder einer langsamen Genesung konfrontiert werden. Der Pfleger ist oft der erste Ansprechpartner, an den sie sich wenden, um Trost zu finden. Durch seine beruhigende Präsenz, sein aufmerksames Zuhören und einfache Gesten wie Hilfe beim Waschen, Essen oder einfach nur Sitzen schafft er ein Klima des Vertrauens und der Sicherheit, das für eine gute Genesung unerlässlich ist. Die Beziehungspflege ist ein wesentlicher Aspekt dieses Berufes, da die Genesung nicht nur den körperlichen Zustand des Patienten umfasst, sondern auch seine psychologische und emotionale Gesundheit.

Neben dieser direkten Pflege ist der Krankenpflegehelfer auch an der Begleitung der Familien beteiligt. Nach einer Operation benötigen die Angehörigen des Patienten oft Informationen, Unterstützung und Erklärungen über den Zustand ihres Verwandten oder Freundes. Durch seinen täglichen Kontakt mit dem Patienten ist der Pfleger oft am besten in der Lage, Fragen zu beantworten oder die Angehörigen zu beruhigen. Er spielt somit eine Schlüsselrolle in der Kommunikation zwischen dem Pflegeteam, dem Patienten und seinen Angehörigen.

- Ziel dieses Leitfadens ist es, zu begleiten, zu informieren und zu motivieren.

Dieses Handbuch verfolgt drei Ziele: Begleitung, Information und Motivation all derer, die in irgendeiner Weise mit der wichtigen Rolle der Pflegekraft in der Chirurgie zu tun haben. Dieses Buch ist nicht nur ein theoretischer Überblick oder ein einfaches Verfahrenshandbuch, sondern ein Wegbegleiter, ein Leitfaden, der die tägliche Realität dieses Berufs widerspiegelt und gleichzeitig die notwendigen Werkzeuge bereitstellt, um in diesem anspruchsvollen Bereich zu brillieren.

Die **Begleitung** ist eine der Hauptprioritäten dieses Leitfadens. Der Beruf des Krankenpflegehelfers, insbesondere in einer so komplexen und dynamischen Abteilung wie der Chirurgie, kann für Neulinge verwirrend sein. Jeder Tag bringt eine Reihe unvorhergesehener Herausforderungen mit sich und es ist nicht immer klar, wie man angemessen darauf reagieren soll. Dieser Leitfaden soll eine Hilfe sein, eine Ressource, auf die jeder in jeder Phase seiner Karriere zurückgreifen kann. Sowohl Studenten in der Ausbildung als auch bereits tätige Fachkräfte, die sich weiterentwickeln möchten, sollen durch die vielen Facetten der Arbeit in einem chirurgischen Team geführt werden. Die Begleitung beschränkt sich nicht auf technische Aspekte, sondern erstreckt sich auch auf die menschliche Dimension des Berufs. Die Arbeit mit Patienten, die sich in einer sehr verletzlichen Situation befinden, erfordert ein genaues Verständnis der psychologischen Herausforderungen, ein hohes Maß an Einfühlungsvermögen und einen ausgeprägten Sinn für Kommunikation. Dieses Buch soll Pflegehelfern dabei helfen, diese entscheidenden Fähigkeiten zu erlernen, damit sie sich in ihrer täglichen Praxis sicher und kompetent fühlen.

Zweitens ist die **Information** eine grundlegende Säule dieses Leitfadens. Es ist wichtig, dass Pflegehilfskräfte über genaue und aktuelle Kenntnisse verfügen, damit sie ihre Aufgaben gewissenhaft und effizient erfüllen können. Die Welt der Chirurgie entwickelt sich ständig weiter, mit der Einführung neuer Technologien, neuer Protokolle und neuer Sicherheitsanforderungen. Dieser Leitfaden bietet klare und leicht zugängliche Informationen über postoperative Pflegetechniken, Schmerzmanagement, Infektionsprävention und die Besonderheiten der verschiedenen chirurgischen Fachgebiete. Darüber hinaus sollen diese Informationen in der täglichen Praxis sofort anwendbar sein. Es handelt sich nicht nur um Theorie, sondern um praktisches Wissen, das direkt umgesetzt werden kann, um die Qualität der Pflege und die Sicherheit der Patienten zu verbessern. Mit detaillierten Erläuterungen zu gängigen Verfahren und bewährten Praktiken hilft dieser Leitfaden, Unsicherheiten zu verringern und unter allen Umständen eine qualitativ hochwertige Pflege zu bieten. Der Inhalt ist so strukturiert, dass jeder Leser schnell Antworten auf seine Fragen finden kann, ob es sich nun um den Umgang mit einem schwachen Patienten oder das Anlegen eines komplexen Verbandes handelt.

Schließlich ist das **Motivieren** eines der wichtigsten Ziele dieses Leitfadens. Der Beruf des Krankenpflegehelfers ist zwar äußerst befriedigend, kann aber auch körperlich und emotional anspruchsvoll sein. Es ist nicht ungewöhnlich, auf stressige Situationen, Momente des Zweifels oder der Müdigkeit zu stoßen, und es kann schwierig sein, angesichts dieser täglichen Herausforderungen die Motivation aufrechtzuerhalten. Dieser Leitfaden soll Pflegehilfskräfte an die zentrale Bedeutung ihrer Arbeit erinnern, sie zur persönlichen und beruflichen Weiterentwicklung ermutigen und ihnen die Mittel an die Hand geben, um Hindernisse zu überwinden. Anhand von konkreten Beispielen, Berichten und Erfahrungsberichten soll das Buch inspirieren und daran erinnern, dass jede noch so einfache Handlung einen direkten Einfluss auf das Leben der Patienten hat. Das Buch möchte diese Tatsache unterstreichen, indem es zeigt, dass der Wert dieses Berufs sowohl in den technischen Fähigkeiten als auch in der Fähigkeit liegt, den Patienten mit Mitgefühl und Würde zu begleiten.

Zusammenfassend lässt sich sagen, dass sich dieses Handbuch an all diejenigen richtet, die nicht nur die technischen Fähigkeiten beherrschen wollen, die für eine erfolgreiche Tätigkeit als Krankenpflegehelfer in der Chirurgie erforderlich sind, sondern sich auch voll und ganz auf einen Beruf einlassen wollender , menschlich reich ist. Indem es begleitet, informiert und motiviert, soll dieses Buch ein echter Wegbegleiter sein, ein unverzichtbares Werkzeug, um sich in einer chirurgischen Abteilung in Ruhe zu entwickeln und den Patienten die bestmögliche Pflege zukommen zu lassen. Es ist eine Einladung, über die täglichen Aufgaben hinauszublicken, die Bedeutung jeder Geste zu verstehen und die menschliche Dimension des Berufes voll und ganz zu erfassen.

# Kapitel 1

## Die Chirurgische Abteilung -

## Ein dynamisches und anspruchsvolles Umfeld

- **Was ist eine chirurgische Abteilung?**
  - Allgemeine Definition und Arten der Chirurgie (orthopädisch, Verdauung, Gefäßchirurgie usw.).

Die Chirurgie ist ein wesentlicher Zweig der Medizin, der auf manuellen oder instrumentellen Eingriffen zur Diagnose, Behandlung oder Korrektur von anatomischen Anomalien, Krankheiten oder Verletzungen beruht. Die Chirurgie zeichnet sich durch die Präzision ihrer Handgriffe aus, die häufig in steriler Umgebung durchgeführt werden, und durch die direkte Beteiligung am Gewebe des menschlichen Körpers, was sie zu einem komplexen und strengen Fachgebiet macht. Die Vielfalt der Pathologien und der betroffenen Strukturen hat zur Entstehung mehrerer chirurgischer Subspezialisierungen geführt, die jeweils auf einen bestimmten Bereich des Körpers oder eine bestimmte Art von medizinischem Problem zugeschnitten sind.

Unter den großen chirurgischen Fachgebieten nimmt die **orthopädische Chirurgie** eine zentrale Stellung ein. Sie konzentriert sich auf die Diagnose und Behandlung von Störungen des Muskel- und Skelettsystems, einschließlich Knochen, Gelenke, Bänder, Muskeln und Sehnen. Zu den üblichen Eingriffen der orthopädischen Chirurgie gehören die Reparatur von Knochenbrüchen, der Ersatz von Gelenken wie Hüfte oder Knie und die Korrektur angeborener Missbildungen. Diese Fachrichtung ist für die Behandlung von Unfallverletzungen, degenerativen Erkrankungen wie Arthrose und Sportverletzungen unerlässlich.

Die **Verdauungschirurgie** konzentriert sich auf die Organe des Verdauungssystems, d.h. die Speiseröhre, den Magen, den Dünndarm, den Dickdarm, die Leber, die Bauchspeicheldrüse und die Gallenblase. Dieser Bereich behandelt eine Vielzahl von Krankheiten, von Verdauungskrebs bis hin zu funktionellen Störungen wie Blinddarmentzündung, Bauchwandbrüchen oder Divertikularkrankheiten. Neue Technologien wie die minimal-invasive Chirurgie und die Laparoskopie haben dieses Fachgebiet revolutioniert und die Erholungszeiten und postoperativen Komplikationen verringert. Die Chirurgie des Verdauungstraktes ist von entscheidender Bedeutung für die Behandlung chronischer Krankheiten, von Leber- und Gallenerkrankungen und von medizinischen Notfällen wie Darmverschluss oder Perforation des Verdauungstraktes.

Ein weiteres wichtiges Gebiet ist die **Gefäßchirurgie**, die sich auf die Behandlung von Erkrankungen der Blutgefäße, d.h. der Arterien und Venen, spezialisiert. Dieses Fachgebiet befasst sich mit oft schwerwiegenden Erkrankungen wie Aneurysmen, Arterienstenosen oder Krampfadern. Gefäßoperationen zielen auf die Wiederherstellung oder Verbesserung des Blutflusses in den Gliedmaßen, im Hals (Halsschlagader) oder im Bauchraum ab. Die Operation von Aortenaneurysmen ist beispielsweise ein heikles Verfahren, das ein hohes Maß an Fachwissen erfordert, da eine Ruptur tödlich sein kann. Die Gefäßchirurgie umfasst auch endovaskuläre Techniken, die Eingriffe im Inneren der Gefäße ermöglichen, wodurch die Anzahl der Schnitte reduziert und die Genesung des Patienten erleichtert wird.

Neben diesen großen Spezialgebieten gibt es noch andere Arten der Chirurgie, die ebenso wichtige Bedürfnisse erfüllen. Die **Herzchirurgie** zum Beispiel behandelt Erkrankungen des Herzens und der großen Gefäße. Sie umfasst komplexe Eingriffe wie koronare Bypass-Operationen, Herzklappenersatz oder die Reparatur angeborener Missbildungen. Die **Thoraxchirurgie** befasst sich mit den Organen im Brustkorb, wie der Lunge und der Speiseröhre, und behandelt Krankheiten wie Lungenkrebs oder schwere Infektionen.

Die **urologische Chirurgie** befasst sich mit den Organen des Harnsystems, sowohl bei Männern als auch bei Frauen. Sie ist für die Behandlung von Krankheiten wie Nierensteinen, Blasen- und Prostatakrebs sowie angeborenen Fehlbildungen der Harnwege verantwortlich.

Die **Neurochirurgie** ist auf die Behandlung von Erkrankungen des zentralen und peripheren Nervensystems, einschließlich des Gehirns, des Rückenmarks und der Nerven, spezialisiert.

Hirntumore, Kopfverletzungen und Bandscheibenvorfälle, die einen Eingriff an der Wirbelsäule erfordern, gehören zu diesem hochspezialisierten Fachgebiet.

Die **plastische und rekonstruktive Chirurgie** hat einen anderen Schwerpunkt, da sie sich nicht auf die Korrektur von Anomalien oder Pathologien beschränkt. Sie behandelt ästhetische Deformationen, die oftmals auf Traumata oder Krankheiten zurückzuführen sind, aber auch reine Schönheitsoperationen wie die Brustrekonstruktion nach Krebs oder die Korrektur von Narben.

Die **Kinderchirurgie** schließlich konzentriert sich auf die spezifischen Pathologien von Kindern. Sie erfordert besondere Fachkenntnisse, da sich entwickelnde Organismen nicht auf die gleiche Weise auf Eingriffe reagieren wie Erwachsene. Angeborene Missbildungen, Tumore im Kindesalter oder Verdauungsstörungen bei der Geburt sind nur einige der Bereiche, die von dieser Fachrichtung abgedeckt werden.

  ◦  Organisation einer chirurgischen Abteilung: Multidisziplinäres Team.

Die Organisation einer chirurgischen Abteilung beruht auf einem multidisziplinären Team, das sich aus medizinischen Fachkräften mit unterschiedlichen Kompetenzen zusammensetzt, die eng zusammenarbeiten, um eine qualitativ hochwertige Versorgung jedes Patienten zu gewährleisten. Dieser kollektive Ansatz ist in einem so komplexen Bereich wie der Chirurgie, in dem die Behandlung eines Patienten eine strenge Koordination und eine reibungslose Kommunikation zwischen den verschiedenen Mitgliedern des Teams erfordert, von entscheidender Bedeutung. Jeder Fachmann mit seinem spezifischen Fachwissen spielt eine unverzichtbare Rolle im Pflegeprozess, von der Aufnahme des Patienten bis zu seiner postoperativen Rehabilitation.

Im Zentrum dieses Teams steht der **Chirurg**, der oft als die zentrale Figur der Abteilung angesehen wird. Er ist für den chirurgischen Eingriff selbst verantwortlich, von der Diagnose bis zur Durchführung der Operation und der postoperativen Nachsorge. Der Chirurg trifft in Zusammenarbeit mit den anderen Mitgliedern des medizinischen Teams strategische Entscheidungen über die zu ergreifende Behandlung. Seine Rolle endet jedoch nicht im Operationssaal. Er ist auch an der täglichen Nachsorge des Patienten nach der Operation beteiligt, indem er den Gesundheitszustand, die Wundheilung und das Fehlen von Komplikationen überprüft. Als technischer Leiter muss er auch delegieren und effektiv mit den anderen Teammitgliedern kommunizieren können, um eine optimale Patientenversorgung zu gewährleisten.

Der **Anästhesist und Intensivmediziner** ist ein weiterer wichtiger Akteur in dieser Organisation. Vor der Operation beurteilt er den Gesundheitszustand des Patienten, um die beste Anästhesiestrategie für den bevorstehenden Eingriff und die damit verbundenen Risiken zu wählen. Er sorgt für das Schmerzmanagement während der Operation, indem er dafür sorgt, dass der Patient stabil ist und sich wohl fühlt. Nach der Operation überwacht er den Patienten im Aufwachraum, verwaltet die Auswirkungen der Anästhesie und stellt sicher, dass der Patient in einem guten Zustand aufwacht. Bei schwerwiegenden Komplikationen wie Herzstillstand oder Atemnot übernimmt der Anästhesist die Reanimation und Stabilisierung des Patienten.

**OP-Schwestern** oder **IBODEs** spielen ebenfalls eine entscheidende Rolle bei der Organisation einer chirurgischen Abteilung. Als Spezialisten für Operationsverfahren sorgen sie dafür, dass der OP absolut steril vorbereitet wird und dass alle notwendigen chirurgischen Instrumente verfügbar und funktionsfähig sind. Während der Operation unterstützen sie den Chirurgen, indem sie ihm die richtigen Instrumente zum richtigen Zeitpunkt zur Verfügung stellen und gleichzeitig für eine sterile und sichere Umgebung sorgen. Ihre Reaktionsfähigkeit und Präzision sind für den reibungslosen Ablauf der Operation von entscheidender Bedeutung. Nach der Operation desinfizieren sie die Ausrüstung und den Raum, um sicherzustellen, dass alles für den nächsten Eingriff bereit ist.

Der **staatlich geprüfte** Anästhesiepfleger (IADE) arbeitet eng mit dem Anästhesisten zusammen, um den Patienten auf die Anästhesie vorzubereiten, seine Vitalfunktionen während der Operation zu überwachen und eine unmittelbare postoperative Überwachung im Aufwachraum zu gewährleisten. Er spielt eine Schlüsselrolle bei der Schmerzbehandlung und der Vermeidung von Anästhesiekomplikationen.

In diesem Team sind die **Krankenschwestern und Krankenpfleger** für **allgemeine Pflege** (KA) **für** die tägliche Pflege der Patienten in der chirurgischen Abteilung verantwortlich. Sie sorgen für die prä- und postoperative Pflege, überwachen die Lebenszeichen, verabreichen Medikamente und übernehmen die technische Pflege wie Verbände, Infusionen oder die Verwaltung von Drainagen. Die Krankenschwester ist auch ein wichtiger Gesprächspartner für Patienten und ihre Familien, indem sie Verfahren und Pflege erklärt und Fragen oder Bedenken beantwortet. Er arbeitet eng mit den Pflegekräften zusammen, um eine umfassende und kontinuierliche Betreuung der Patienten zu gewährleisten.

**Pflegehilfskräfte** stehen oft an vorderster Front, um den Komfort und das Wohlbefinden der Patienten zu gewährleisten. Ihre Aufgabe ist es, das Pflegepersonal bei der täglichen Pflege zu unterstützen, aber auch wichtige Aufgaben zu übernehmen, wie z.B. Hilfe bei der Körperpflege, beim Anziehen, bei der Neupositionierung des Patienten oder bei der Überwachung der grundlegenden Parameter. Durch ihre Nähe zum Patienten spielen Pflegehilfskräfte eine entscheidende Rolle bei der Erkennung früher Anzeichen von Komplikationen, die sie dann an das Pflegepersonal oder die Ärzte weiterleiten. Ihr Engagement geht über die technischen Aspekte hinaus, da sie auch eine wichtige psychologische Unterstützung bieten und den Patienten helfen, die schwierigen Momente der Operation zu überstehen.

Der **Physiotherapeut** ist häufig nach einer Operation tätig, insbesondere bei Patienten, die sich orthopädischen oder thorakalen Eingriffen unterziehen mussten. Seine Aufgabe ist es, die körperliche Rehabilitation des Patienten zu unterstützen, indem er an der Mobilität, der Atmung und der Muskelfunktion arbeitet. Er leitet die Patienten zu speziellen Übungen an, die die Genesung fördern und Komplikationen wie Embolien oder Funktionsverlust vorbeugen. Seine Arbeit ist eng mit der des Pflegepersonals verbunden, da eine gute Rehabilitation eine umfassende Betreuung des Patienten erfordert, die auch Komfort, Schmerzen und Mobilisierung umfasst.

Der **Krankenhausapotheker** ist zwar im Alltag der direkten Pflege weniger sichtbar, spielt aber auch eine entscheidende Rolle bei der Organisation der chirurgischen Abteilung. Er ist für die Verwaltung der Medikamente verantwortlich und stellt sicher, dass diese verfügbar sind und ordnungsgemäß verwendet werden. Er arbeitet oft mit Chirurgen und Anästhesisten zusammen, um sicherzustellen, dass die Verschreibungen den Protokollen entsprechen und die Behandlungen den Bedürfnissen der Patienten angepasst sind, insbesondere im Hinblick auf die Schmerzbehandlung oder die Vermeidung von Infektionen.

Schließlich sind das **Verwaltungspersonal** und der **OP-Manager** für den reibungslosen logistischen Betrieb der Abteilung verantwortlich. Sie organisieren die Operationspläne, koordinieren die Aufnahme und Entlassung von Patienten und sorgen für einen reibungslosen Ablauf der Operationen. Ihre Rolle, obwohl oft im Hintergrund, ist von grundlegender Bedeutung, um eine reibungslose Organisation zu gewährleisten und Verzögerungen oder unvorhergesehene Ereignisse zu vermeiden, die die Qualität der Pflege beeinträchtigen könnten.

- **Die zentrale Rolle des Krankenpflegers in der Chirurgie**
  - ○ Wichtig ist die Koordination mit Krankenschwestern und Chirurgen.

Die Koordination zwischen Pflegekräften, Krankenschwestern und Chirurgen ist ein grundlegendes Element für den reibungslosen Betrieb einer chirurgischen Abteilung. Jedes Teammitglied hat spezifische Fähigkeiten und eine bestimmte Rolle, aber es ist das harmonische Zusammenspiel dieser Rollen, das eine qualitativ hochwertige Versorgung der Patienten ermöglicht. Diese Koordination ist nicht nur für die Sicherheit der chirurgischen Eingriffe unerlässlich, sondern auch für die Optimierung des Behandlungsverlaufs des Patienten von der Aufnahme bis zur Entlassung aus dem Krankenhaus.

Bei der Ankunft eines Patienten in der chirurgischen Abteilung ist der Pfleger oft eine der ersten Berufsgruppen, die einen direkten Kontakt herstellen. Er bereitet den Patienten vor, indem er die präoperative Pflege durchführt, aber diese Maßnahmen werden immer in enger Zusammenarbeit mit den Krankenschwestern und Chirurgen durchgeführt. So ist es beispielsweise vor einer Operation von entscheidender Bedeutung, dass der Pfleger ein klares Verständnis der spezifischen Protokolle hat, die vom Chirurgen vorgegeben werden, und dass die Krankenpfleger überprüfen, ob alle medizinischen Anweisungen befolgt wurden. Diese Koordination stellt sicher, dass der Patient physisch und psychisch auf die Operation vorbereitet ist, wodurch das Risiko von Komplikationen verringert wird.

Während der OP-Phase ist der Pfleger zwar in der Regel nicht im OP anwesend, aber seine Arbeit im Vorfeld und seine Fähigkeit, die Patienten und die Ausrüstung vorzubereiten, tragen zum reibungslosen Ablauf des Eingriffs bei. Die OP-Krankenschwester arbeitet eng mit dem Chirurgen zusammen, antizipiert dessen Bedürfnisse und sorgt für die ordnungsgemäße Verwaltung der Instrumente und Materialien. All dies wäre nicht möglich ohne eine reibungslose Kommunikation zwischen allen Beteiligten. Der Chirurg muss sich darauf verlassen können, dass

34

das Pflegeteam ihm alle notwendigen Informationen über den Zustand des Patienten, seine Vorgeschichte und alle Details, die den Verlauf der Operation beeinflussen könnten, zur Verfügung stellt. Hier ist die Informationsübermittlung zwischen dem Pfleger, dem Krankenpfleger und dem Chirurgen von entscheidender Bedeutung. Eine gute Koordination stellt sicher, dass der Chirurg über die notwendigen Informationen verfügt, um effizient und sicher zu handeln.

Nach der Operation wird die Teamarbeit noch wichtiger. Die postoperative Phase ist ein heikler Moment, in dem der Patient intensiv überwacht werden muss. Der Krankenpflegehelfer, der oft die meiste Zeit beim Patienten verbringt, spielt eine Schlüsselrolle bei der Beobachtung der Vitalzeichen und möglicher Komplikationen. Diese Beobachtung muss jedoch immer in Zusammenarbeit mit den Krankenpflegern erfolgen, die die technischere Pflege wie komplexe Verbände, Infusionen und das Management von Drainagen beaufsichtigen. Wenn der Pfleger ein ungewöhnliches Zeichen wie eine veränderte Atmung oder übermäßige Schmerzen bemerkt, muss er sofort den Krankenpfleger informieren, der diese Informationen gegebenenfalls an den Chirurgen weiterleitet. Diese reibungslose Informationskette ermöglicht ein schnelles Eingreifen bei Problemen und verhindert, dass sich der Zustand des Patienten verschlechtert.

Die postoperative Schmerzbehandlung ist ein weiteres Beispiel, bei dem die Koordination zwischen dem Pfleger, dem Krankenpfleger und dem Chirurgen von entscheidender Bedeutung ist. Der Pfleger ist durch seinen regelmäßigen Kontakt mit dem Patienten oft der erste, der Unbehagen oder schlecht kontrollierte Schmerzen feststellt. Es ist daher unerlässlich, dass er diese Beobachtungen dem Krankenpfleger mitteilt, der die Schmerzbehandlung entsprechend den Vorschriften des Chirurgen anpassen kann. Der Chirurg seinerseits muss über eventuelle Schwierigkeiten informiert werden, damit er gegebenenfalls die medizinische Behandlung anpassen kann. Diese Zusammenarbeit zwischen den drei Akteuren stellt sicher, dass der Patient eine angemessene Behandlung erhält und dass seine Genesung unter den bestmöglichen Bedingungen verläuft.

Die Koordination ist in Notfallsituationen, wie z.B. einer postoperativen Komplikation, noch entscheidender. Wenn ein Patient Anzeichen einer Verschlechterung zeigt, ist eine schnelle und koordinierte Reaktion erforderlich. Der Pfleger, der an vorderster Front steht, muss schnell den Krankenpfleger alarmieren, der die Situation beurteilt und bei Bedarf den Chirurgen ruft. Jede Sekunde zählt, und es ist die Fähigkeit jedes Einzelnen, effektiv zu kommunizieren, die es ermöglicht, diese kritischen Situationen zu bewältigen. Ein reibungsloser Austausch und eine gute Arbeitsteilung sorgen hier für die Sicherheit des Patienten.

Die enge Zusammenarbeit zwischen dem Pfleger, dem Krankenpfleger und dem Chirurgen beschränkt sich nicht auf die direkte Pflege. Sie erstreckt sich auch auf die Vorbereitung des Patienten auf die Entlassung aus dem Krankenhaus. Der Chirurg entscheidet nach der Beurteilung des Zustands des Patienten, wann dieser die Station verlassen kann. Die Krankenschwestern und Pfleger bereiten die Entlassung vor, indem sie den Patienten und seine Familie über die häusliche Pflege, mögliche Einschränkungen und die Anzeichen von Komplikationen, auf die zu achten ist, informieren. Diese abgestimmte Vorbereitung ermöglicht einen reibungslosen Übergang vom Krankenhaus in die häusliche Umgebung und minimiert das Risiko eines erneuten Krankenhausaufenthalts.

- ° Verantwortlichkeiten vor, während und nach einer Operation.

Die Aufgaben der Pflegekraft in einer chirurgischen Abteilung sind vor, während und nach einer Operation von entscheidender Bedeutung. Diese drei Phasen der Operation erfordern besondere Aufmerksamkeit und eine strenge Koordination mit dem übrigen medizinischen Team, um die Sicherheit und das Wohlbefinden des Patienten zu gewährleisten. Jede Phase erfordert spezifische

Fähigkeiten, vorausschauendes Denken und ständige Wachsamkeit, da der kleinste Fehler erhebliche Auswirkungen auf den Verlauf der Operation und die postoperative Erholung haben kann.

**Vor der Operation** beginnt die Rolle des Krankenpflegers lange bevor der Patient den Operationssaal betritt. Bereits bei der Aufnahme bereitet er den Patienten körperlich vor, was entscheidend ist, um das Infektionsrisiko zu minimieren und sicherzustellen, dass alle Bedingungen für eine sichere Operation gegeben sind. Diese Vorbereitung umfasst häufig eine antiseptische Dusche, die Rasur des Operationsbereichs, falls erforderlich, und die Überprüfung, ob der Patient die präoperativen Fastenregeln eingehalten hat. Der Pfleger ist auch dafür verantwortlich, dass alle erforderlichen präoperativen Untersuchungen, wie Bluttests oder Röntgenaufnahmen, durchgeführt und an das Operationsteam weitergeleitet werden.

Auch der menschliche Kontakt ist in diesem Stadium von entscheidender Bedeutung. Der Patient kommt oft gestresst oder ängstlich, wenn er an den bevorstehenden Eingriff denkt. Der Pfleger trägt durch seine Anwesenheit und sein Wohlwollen dazu bei, diese Ängste zu lindern, indem er Fragen beantwortet, die verschiedenen bevorstehenden Schritte erklärt und ein Klima des Vertrauens schafft. Diese psychologische Unterstützung ist unerlässlich, denn ein körperlich und geistig gut vorbereiteter Patient ist eher bereit, die Operation zu tolerieren und sich schneller zu erholen.

Wenn diese Schritte abgeschlossen sind, hilft der Krankenpflegehelfer auch beim Transport des Patienten in den Operationssaal und stellt sicher, dass der Patient bequem sitzt und seine Krankenakte sowie alle anderen notwendigen Dokumente mitgeführt werden. Der Pflegehelfer muss auch sicherstellen, dass die Trage unter optimalen Sicherheitsbedingungen durchgeführt wird, um Stürze oder unnötige Unannehmlichkeiten für den Patienten zu vermeiden.

**Während der Operation** ist der Pfleger zwar nicht direkt an der Operation im Operationssaal beteiligt, aber seine Arbeit im Vorfeld hilft, den Eingriff zu erleichtern. Parallel dazu kann der Pfleger die Umgebung außerhalb des OPs vorbereiten, um sicherzustellen, dass das Zimmer des Patienten für seine Rückkehr nach der Operation vorbereitet ist. Dies umfasst die Vorbereitung des Bettes, das Anbringen von Überwachungsgeräten und Infusionen sowie die Organisation von Hilfsmitteln wie Kissen oder Unterlagen, die den Komfort des Patienten bei seiner Rückkehr erleichtern.

Während der Operation steht der Pflegehelfer in Verbindung mit dem OP-Team und ist bereit, bei logistischen Erfordernissen oder zur Bewältigung von Sofortanforderungen einzugreifen. Er kann auch in die Betreuung anderer Patienten auf der Station während dieser Zeit eingebunden werden, da die Kontinuität der Pflege unter allen Umständen gewährleistet sein muss.

**Nach der Operation** erhält die Rolle des Krankenpflegers eine neue Dimension, da die postoperative Phase oft kritisch ist. Sobald der Patient den Operationssaal verlässt und in den Aufwachraum verlegt wird, nimmt der Pfleger unter der Aufsicht des Pflegepersonals an der genauen Überwachung der Lebenszeichen teil. Er sorgt dafür, dass der Patient sanft aus der Narkose erwacht, überwacht die Atmung, den Puls und die Sauerstoffsättigung und stellt sicher, dass keine unmittelbaren Komplikationen wie Blutungen oder Atemnot auftreten.

Sobald der Patient stabilisiert ist, wird der Pfleger bei der Rückkehr ins Zimmer tätig. Auch hier stellt er sicher, dass der Patient bequem liegt, ausreichend hydriert ist und keine übermäßigen Schmerzen hat. Das Schmerzmanagement ist eine wesentliche Verantwortung in der postoperativen Phase. Der Pfleger muss regelmäßig die Intensität der vom Patienten empfundenen Schmerzen beurteilen und sicherstellen, dass die Anweisungen des Ärzteteams befolgt werden, um eine wirksame Schmerzlinderung zu erreichen. Der Pfleger achtet auch auf die richtige Positionierung des Patienten im Bett, um Verspannungen oder schmerzhafte Druckpunkte zu vermeiden.

Darüber hinaus ist der Krankenpflegehelfer für die Überwachung der Verbände und Drainagen verantwortlich, die während der Operation angelegt wurden. Er überprüft regelmäßig deren Funktionstüchtigkeit und stellt sicher, dass es keine abnormalen Blutungen oder Anzeichen einer Infektion gibt. Jede Veränderung muss sofort der Krankenschwester oder dem Arzt mitgeteilt werden, da eine schnelle Reaktion entscheidend ist, um Komplikationen zu vermeiden. Der Pfleger ist auch an der Frühmobilisierung des Patienten beteiligt. Dies ist oft schwierig, aber wichtig, um Komplikationen wie tiefe Venenthrombosen oder Druckgeschwüre zu vermeiden.

Schließlich trägt der Pflegehelfer zur allgemeinen Rehabilitation des Patienten bei, indem er seinen Allgemeinzustand sorgfältig überwacht. Er achtet auf die Hydratation und die Ernährung des Patienten und berücksichtigt dabei mögliche postoperative Einschränkungen. Er ermutigt die Patienten auch, ihre Lebensgewohnheiten allmählich wieder aufzunehmen und dabei die ärztlichen Anweisungen zu befolgen. Die Entlassung des Patienten muss in Absprache mit dem Pflegepersonal und dem Chirurgen sorgfältig vorbereitet werden, um sicherzustellen, dass alle Anweisungen für die Genesung zu Hause von dem Patienten und seiner Familie verstanden werden.

- **Die technische Umgebung des Operationssaals und der chirurgischen Abteilung**
  - Verständnis der grundlegenden Ausrüstung (Monitore, Infusionspumpen usw.).

Das Verständnis der Grundausstattung einer chirurgischen Abteilung ist eine wesentliche Fähigkeit für jeden Krankenpflegehelfer, da diese Geräte eine entscheidende Rolle bei der Überwachung und Pflege von Patienten vor, während und nach einer Operation spielen. Diese Geräte ermöglichen es, den Gesundheitszustand des Patienten in Echtzeit zu überwachen, die notwendigen Behandlungen zu verabreichen und schnell auf Komplikationen zu reagieren. Jedes Gerät hat eine spezifische Funktion und ihre korrekte Verwendung erfordert ein fundiertes Wissen, da sie das Herzstück des täglichen Betriebs der Abteilung sind.

Unter den Grundausstattungen sind **Monitore** wahrscheinlich die allgegenwärtigsten und wichtigsten in einer chirurgischen Abteilung. Diese Geräte überwachen kontinuierlich die Vitalfunktionen des Patienten, einschließlich Herzfrequenz, Blutdruck, Sauerstoffsättigung (SpO2) und Atemfrequenz. Der Monitor wird neben dem Bett des Patienten platziert und zeigt diese Daten in Echtzeit an, so dass das Pflegepersonal sofort eingreifen kann, wenn eine Anomalie auftritt. So können beispielsweise ein plötzlicher Abfall der Sauerstoffsättigung oder ein ungewöhnlicher Anstieg der Herzfrequenz auf ein Problem hinweisen, das eine schnelle Reaktion erfordert, wie z.B. Atemnot oder Blutungen. Für die Pflegekraft ist es unerlässlich, diese Basiswerte zu interpretieren und die kritischen Schwellenwerte zu verstehen, die sofort der Pflegekraft oder dem Arzt gemeldet werden müssen. Bei der Verwendung von Monitoren muss auch sichergestellt werden, dass die Elektroden, Sensoren und Blutdruckmanschetten richtig am Patienten angebracht sind und korrekt funktionieren.

Eine weitere wichtige Ausrüstung ist die **Infusionspumpe**, die zur präzisen und kontinuierlichen Verabreichung von Medikamenten, Flüssigkeiten oder Nährstoffen an den Patienten verwendet wird. Diese Pumpen sind besonders nützlich für postoperative Patienten, die häufig über einen längeren Zeitraum intravenöse Infusionen benötigen, wie z.B. Antibiotika, Schmerzmittel oder Feuchtigkeitslösungen. Die Infusionspumpe ermöglicht eine genaue Kontrolle der Infusionsgeschwindigkeit und stellt so sicher, dass der Patient die richtige Menge an Behandlung über einen bestimmten Zeitraum erhält. Der Pfleger muss in der Lage sein, die Infusionen vorzubereiten, die

Schläuche richtig anzuschließen und die Funktion der Pumpe zu überwachen. Es ist auch wichtig zu wissen, wie man auf Fehlfunktionen reagiert, z.B. wenn ein Alarm ausgelöst wird, der eine Verstopfung im Schlauch anzeigt, oder wenn die Infusion aus irgendeinem Grund unterbrochen wird. Eine gute Beherrschung dieser Ausrüstung gewährleistet, dass der Patient seine Behandlung auf optimale und sichere Weise erhält.

**Spritzenpumpen** sind eine Variante der Infusionspumpen, werden aber insbesondere für die Verabreichung von Medikamenten in sehr genauen Dosen über einen bestimmten Zeitraum verwendet. Sie werden häufig für die Infusion von Insulin, Morphin oder anderen Medikamenten verwendet, die eine starke Wirkung haben und eine strenge Überwachung erfordern. Der Pfleger muss in Zusammenarbeit mit dem Krankenpfleger sicherstellen, dass diese Pumpen ordnungsgemäß funktionieren und dass die geplanten Dosen den ärztlichen Anweisungen entsprechen.

Ein weiteres übliches Gerät in einer chirurgischen Abteilung ist das Pulsoximeter, mit dem die Sauerstoffsättigung im Blut gemessen wird. Dieses Gerät, das häufig am Finger des Patienten befestigt wird, misst schnell und nicht invasiv den Sauerstoffgehalt im Körper. Die Sauerstoffsättigung ist ein Schlüsselindikator für die Atemfunktion, und niedrige Werte können auf eine Ateminsuffizienz oder andere postoperative Komplikationen wie eine Lungenembolie hinweisen. Der Pfleger muss in der Lage sein, diesen Wert selbständig zu überwachen und schnell zu reagieren, wenn die Sauerstoffsättigung unter einen kritischen Wert fällt.

**Automatische Blutdruckmessgeräte** werden ebenfalls häufig zur Überwachung des Blutdrucks von Patienten eingesetzt. Obwohl die manuelle Blutdruckmessung eine Grundfertigkeit ist, ermöglicht die Verwendung von automatischen Geräten eine regelmäßigere Überwachung, insbesondere bei Patienten, die nach einer Operation eine ständige Überwachung benötigen. Diese Geräte können so programmiert werden, dass sie den

Blutdruck in regelmäßigen Abständen messen und so einen genauen und konstanten Messwert liefern, ohne dass das Pflegepersonal häufig manuell eingreifen muss. Die Pflegekraft muss jedoch darauf achten, dass die Manschette richtig angelegt ist und dass die Messwerte mit dem Zustand des Patienten übereinstimmen. Im Falle einer abnormalen Abweichung des Blutdrucks, wie z.B. einer schweren Hypotonie, muss er in der Lage sein, schnell zu reagieren und das medizinische Team zu alarmieren.

Ein **elektronisches Thermometer** ist eine weitere Grundausstattung, die häufig zur Überprüfung der Körpertemperatur des Patienten verwendet wird. Nach einer Operation kann Fieber ein frühes Anzeichen für eine Infektion sein und es ist wichtig, dass es regelmäßig überwacht wird. Der Pfleger muss wissen, wie diese Werte zu interpretieren sind, da eine hohe Temperatur eine schnelle medizinische Intervention erfordern kann, um ernsthafte Komplikationen zu vermeiden.

Schließlich ist eine spezielle Ausrüstung für chirurgische Abteilungen die **chirurgische Drainage**, die verwendet wird, um Flüssigkeiten oder Blut, die sich nach einer Operation angesammelt haben, abzulassen. Obwohl es sich hierbei nicht um ein elektronisches Gerät handelt, ist der Umgang mit der Drainage und ihrem Zubehör ein integraler Bestandteil der Fähigkeiten des Krankenpflegehelfers. Er ist dafür verantwortlich, den Durchfluss und das Aussehen der abgeleiteten Flüssigkeit zu überwachen und jede Anomalie zu melden. Eine Fehlfunktion der Drainage oder Anzeichen einer Infektion um die Einstichstelle herum können zu ernsthaften Komplikationen wie einer postoperativen Infektion oder einem Hämatom führen.

○ Verwaltung von chirurgischen Instrumenten und Hygiene im Operationssaal.

Der Umgang mit chirurgischen Instrumenten und die strikte Einhaltung der Hygienevorschriften im Operationssaal sind entscheidend für die Sicherheit der Eingriffe und die Vermeidung von Infektionen. In einer so sensiblen und kontrollierten Umgebung wie dem Operationssaal kommt es auf jedes Detail an und die Arbeit des Krankenpflegers in Zusammenarbeit mit den anderen Teammitgliedern spielt eine Schlüsselrolle bei der Sicherstellung, dass alle Sterilitätsbedingungen eingehalten werden und die verwendeten Instrumente perfekt vorbereitet, gepflegt und gehandhabt werden.

Die **Verwaltung der** chirurgischen **Instrumente** beginnt lange vor der Operation. Die Instrumente müssen entsprechend der Art der durchzuführenden Operation ausgewählt werden. Jede Operation erfordert spezifische Werkzeuge - Skalpelle, Pinzetten, Scheren, Retraktoren und andere medizinische Geräte - die gebrauchsfertig, funktional und in perfektem Zustand der Sauberkeit sein müssen. Der Pfleger, oft in Verbindung mit -OP Schwestern (IBODE), muss sicherstellen, dass alle notwendigen Materialien für eine geplante Operation oder einen Notfalleingriff vorbereitet sind. Er stellt sicher, dass die Instrumente gemäß den geltenden Protokollen sterilisiert und verpackt werden und dass jedes Instrument auf seine Funktionstüchtigkeit hin überprüft wird.

Ein wesentlicher Schritt in diesem Management ist die **Sterilisation der Instrumente**. Das Risiko einer Infektion im Rahmen eines chirurgischen Eingriffs ist hoch, wenn die verwendeten Instrumente nicht vollkommen steril sind. Nach jedem Gebrauch müssen die Instrumente unter strengen Bedingungen gereinigt, desinfiziert und sterilisiert werden. Dieser Prozess wird oft in einer speziellen Sterilisationseinheit durchgeführt, aber der Pfleger und das OP-Team sind dafür verantwortlich, dass die Instrumente unter den besten Bedingungen versandt und wieder abgeholt werden. Die Sterilisation beseitigt alle Formen von Mikroorganismen, ob sichtbar oder unsichtbar, und stellt sicher, dass die Instrumente sicher wiederverwendet werden können.

**Die Aufbewahrung und Vorbereitung der Instrumente im Operationssaal** muss ebenfalls einem strengen Protokoll folgen. Jedes Instrument hat seinen Platz auf dem Sieb-OP, und die Reihenfolge, in der sie angeordnet sind, ermöglicht dem Chirurgen und dem Pflegepersonal einen schnellen und effizienten Zugriff auf die Werkzeuge, die sie während der Operation benötigen. Der Pfleger sorgt in Zusammenarbeit mit der IBODE dafür, dass die Tabletts korrekt aufgestellt werden und dass die spezifischen Werkzeuge verfügbar sind. Eine schlechte Organisation oder das Vergessen von Instrumenten kann den Eingriff stören und das Risiko für den Patienten erhöhen. Darüber hinaus muss der Pfleger sicherstellen, dass Ersatzinstrumente verfügbar sind, falls während der Operation ein unvorhergesehener Bedarf besteht.

Zweitens ist die **Hygiene im Operationssaal** ein grundlegender Aspekt, um die Sicherheit der Patienten zu gewährleisten. Der Operationssaal ist eine Umgebung, in der die Sterilität zu jeder Zeit aufrechterhalten werden muss, da jede Einführung von Mikroorganismen zu schweren Infektionen führen kann. Die Einhaltung der Hygieneprotokolle beginnt bereits beim Betreten des Operationssaals mit strengen Maßnahmen wie dem chirurgischen Händewaschen, dem Tragen von steriler Kleidung, Handschuhen, Masken und Hauben. Jede Fachkraft, auch der Pfleger, muss diese Regeln einhalten, um die Sterilität des OPs nicht zu gefährden. Der geringste Kontakt mit einer nicht sterilen Oberfläche oder eine falsche Handhabung der Instrumente kann zu einer Kontamination führen.

Vor jedem Eingriff ist auch **die Reinigung und Desinfektion des Operationssaals** erforderlich. Das Pflegepersonal hilft bei der Vorbereitung des Raumes, indem es alle Oberflächen, einschließlich der Operationstische, der Geräte und des Bodens, reinigt und desinfiziert, um alle Spuren von Verunreinigungen zu entfernen. Besondere Aufmerksamkeit wird kritischen Bereichen gewidmet, wie z.B. Geräten, in denen sterile Instrumente gehandhabt werden, oder Flächen, auf denen der Patient gelagert wird. Die Desinfektion erfolgt mit geeigneten Produkten, die Bakterien, Viren und Pilze abtöten und so eine möglichst sterile Umgebung gewährleisten.

Während der Operation wird die Hygiene durch einfache, aber wesentliche Maßnahmen aufrechterhalten. Beispielsweise müssen der Pfleger und die anderen Mitglieder des Teams den direkten Kontakt mit nicht sterilen Oberflächen vermeiden und im Zweifelsfall müssen Handschuhe oder Schutztücher gewechselt werden. Die Verwendung steriler Barrieren um die Operationsstelle herum ist eine weitere entscheidende Maßnahme, um das Risiko einer Kontamination zu begrenzen. Der Pfleger stellt sicher, dass alle verwendeten Materialien, einschließlich der Abdecktücher, sorgfältig behandelt und bei Bedarf ausgetauscht werden.

**Nach der Operation** wird die Verwaltung der chirurgischen Instrumente mit ihrer Rücknahme und ihrem Transport in die Dekontaminationszone fortgesetzt. Der Pfleger ist häufig an der Sortierung der benutzten Instrumente beteiligt, wobei er darauf achtet, dass scharfe Gegenstände vorsichtig behandelt werden, um Verletzungen zu vermeiden. Alle Instrumente werden dann zur Sterilisation geschickt, um einen weiteren Desinfektionszyklus zu durchlaufen, bevor sie wieder verwendet werden können. Dieses postoperative Management ist ebenso wichtig, da ein Versäumnis in dieser Phase die Sicherheit zukünftiger Eingriffe gefährden könnte.

Schließlich ist **die vollständige Reinigung des Operationssaals** nach jeder Operation eine entscheidende Aufgabe, um den Raum für die nächste Operation vorzubereiten. Der Pfleger hilft bei der Demontage von Geräten, der Entfernung von gebrauchten Materialien und der Reinigung der Oberflächen. Diese Arbeit muss methodisch, gründlich und protokolliert durchgeführt werden, um sicherzustellen, dass der Operationssaal wieder in einen optimalen sterilen Zustand versetzt wird.

# Kapitel 2

# Der typische Tag des Krankenpflegers in der Chirurgie

- **Begrüßung der Patienten: der erste wichtige Schritt**

  ◦ Die Bedeutung einer klaren und wohlwollenden Kommunikation.

Die Bedeutung einer klaren und wohlwollenden Kommunikation im Rahmen der Pflege und insbesondere in einer chirurgischen Abteilung kann nicht unterschätzt werden. Diese Form der Kommunikation steht im Mittelpunkt der Beziehung zwischen Pflegekräften und Patienten, aber auch zwischen den Mitgliedern des medizinischen Teams. Sie spielt eine grundlegende Rolle für das Wohlbefinden der Patienten, die Qualität der Pflege und die Effizienz der Koordination zwischen den Angehörigen der Gesundheitsberufe. In der Chirurgie, wo jedes Detail zählt und die Patienten oft verletzlich, ängstlich oder schmerzgeplagt sind, ist die Art und Weise der Kommunikation genauso wichtig wie die Pflege selbst.

Für den Patienten ist eine Operation oft mit Stress und Sorgen verbunden. Unabhängig davon, ob es sich um einen kleinen oder großen Eingriff handelt, gibt es immer eine gewisse Unsicherheit in Bezug auf die Operation und ihre Folgen. In diesem Zusammenhang kann eine klare und wohlwollende Kommunikation seitens der Pflegekraft die Ängste des Patienten erheblich lindern und ihn in die Lage versetzen, diese Prüfung mit mehr Gelassenheit zu überstehen. Klarheit ist wichtig, damit der Patient versteht, was auf ihn zukommt. Unverständliche Fachbegriffe oder unvollständige Informationen können den Stress und das Unverständnis des Patienten erhöhen. Daher ist es wichtig, jeden Schritt der Vorbereitung, des Eingriffs und der Nachsorge in einer einfachen und verständlichen Sprache zu erklären und dabei sicherzustellen, dass der Patient das Gesagte verstanden hat. Offene Fragen zu stellen, aktiv zuzuhören und präzise zu antworten, trägt dazu bei, Vertrauen aufzubauen.

Wohlwollen in der Kommunikation geht über Worte hinaus. Sie zeigt sich in der Haltung des Pflegers, im aktiven Zuhören, im Tonfall und in der ausgedrückten Empathie. Ein Patient, der sich angehört, verstanden und respektiert fühlt, ist eher in der Lage, die Herausforderungen eines chirurgischen Eingriffs zu bewältigen. Es ist erwiesen, dass die emotionale Dimension der Pflege, zu der auch die wohlwollende Kommunikation gehört, eine bessere Genesung fördert und die präoperative Angst verringert. Der Pfleger, der oft die meiste Zeit mit dem Patienten verbringt, spielt eine Schlüsselrolle in dieser Beziehungsdynamik. Mit einem Lächeln, einem beruhigenden Wort oder einer beruhigenden Präsenz trägt er dazu bei, die manchmal einschüchternde Umgebung des Krankenhauses menschlicher zu machen.

Eine klare und wohlwollende Kommunikation beschränkt sich nicht auf den Austausch zwischen Patient und Pflegekraft, sondern ist auch innerhalb des medizinischen Teams von entscheidender Bedeutung. In der Chirurgie, wo jedes Teammitglied eine spezifische und komplementäre Funktion hat, ist eine gute Informationsübermittlung unerlässlich. Eine unklare, ungenaue oder unorganisierte Kommunikation kann zu Fehlern führen, die die Sicherheit des Patienten gefährden können. Ob es sich um die Übermittlung klinischer Beobachtungen des Patienten, die Meldung einer Komplikation oder die Gewährleistung der Kontinuität der Pflege zwischen den Teams handelt, Klarheit und Wohlwollen müssen im Mittelpunkt der Interaktion zwischen den Pflegekräften stehen.

Eine **klare Kommunikation** bedeutet, dass jedes Teammitglied die übermittelten Informationen vollständig versteht, ob es sich nun um die Vitalparameter des Patienten, die zu befolgenden Vorschriften oder die nächsten Schritte im Pflegeprozess handelt. Die Standardisierung bestimmter Praktiken, wie die Verwendung etablierter Protokolle oder Checklisten, trägt dazu bei, diese Klarheit zu erhalten, aber es ist auch die Art und Weise, wie diese Informationen weitergegeben werden, die den Unterschied ausmacht. Der Pfleger muss als wichtiger Vermittler bei der Weitergabe von Informationen zwischen den verschiedenen Berufsgruppen darauf achten, dass er die Informationen präzise und prägnant wiedergibt, ohne wichtige Details auszulassen, um eine reibungslose und nahtlose Pflege zu gewährleisten.

**Wohlwollen** im Zusammenhang mit der Kommunikation innerhalb des Teams bedeutet gegenseitigen Respekt und eine konstruktive Haltung. Die Chirurgie ist ein Bereich, in dem der Druck oft hoch ist und Spannungen auftreten können. In solchen Momenten hilft eine wohlwollende Kommunikation, eine ruhige und produktive Arbeitsumgebung aufrechtzuerhalten. Wohlwollend zu sein bedeutet, den Kollegen zuzuhören, ihre Sorgen zu verstehen und mit Respekt und Einfühlungsvermögen zu reagieren. Es bedeutet auch, Kritik oder Beobachtungen zu äußern, ohne zu urteilen und immer im Interesse des Patienten.

In Notsituationen, in denen der Stress besonders groß ist, ist eine klare und wohlwollende Kommunikation noch wichtiger. Unter Druck kann es leicht zu abrupten oder unkoordinierten Reaktionen kommen, aber gerade in solchen Momenten können Klarheit und Freundlichkeit in der Kommunikation den Unterschied ausmachen. Eine klare und ruhige Anweisung, selbst in kritischen Situationen, verhindert Missverständnisse und ermöglicht es dem Team, sich auf das gemeinsame Ziel zu konzentrieren: die Sicherheit und das Wohlergehen des Patienten.

Schließlich erstreckt sich die Fürsorge auch auf die Angehörigen der Patienten. Nach einer Operation sind die Angehörigen oft beunruhigt und verwirrt. Sie müssen wissen, dass ihr Angehöriger in guten Händen ist und dass sein Gesundheitszustand sorgfältig überwacht wird. Der Krankenpfleger spielt eine wichtige Rolle in der Kommunikation mit den Familien, denn er ist die wichtigste Kontaktperson. Indem er die Entwicklung des Zustands des Patienten, die erfolgte Pflege und die nächsten Schritte klar erklärt und ihre Fragen mit Einfühlungsvermögen beantwortet, kann er dazu beitragen, ihre Ängste zu verringern und ihr Vertrauen in das Pflegeteam zu stärken.

◦ Körperliche und geistige Vorbereitung des Patienten auf eine Operation.

Die physische und mentale Vorbereitung des Patienten auf einen chirurgischen Eingriff ist ein grundlegender Schritt im Pflegeprozess. Sie spielt eine entscheidende Rolle für den Erfolg der Operation und die postoperative Erholung. Eine Operation ist eine Herausforderung für Körper und Geist, und eine umfassende Vorbereitung kann das Risiko von Komplikationen verringern und gleichzeitig den Komfort und die Ruhe des Patienten verbessern. Der Krankenpfleger, der eng mit dem Pflegepersonal und den Ärzten zusammenarbeitet, steht im Mittelpunkt dieser Vorbereitung, sowohl auf praktischer als auch auf emotionaler Ebene.

**Die körperliche Vorbereitung des Patienten** beginnt mit einer Reihe von einfachen, aber wesentlichen Maßnahmen, die die Sicherheit des Eingriffs gewährleisten. Eines der ersten Elemente ist die Körperhygiene des Patienten. Vor einer Operation ist oft eine antiseptische Dusche erforderlich, die manchmal wiederholt werden muss, um die Bakterienlast auf der Haut zu reduzieren und so das Infektionsrisiko an der Operationsstelle zu minimieren. Der Pfleger führt den Patienten durch diesen Schritt und achtet darauf, dass alle Anweisungen befolgt werden. Das Duschen ist keine reine Formalität, sondern eine konkrete Möglichkeit, nosokomiale Infektionen zu reduzieren, die eine ständige Gefahr in den chirurgischen Abteilungen darstellen.

In einigen Fällen ist eine **zusätzliche Vorbereitung der Haut** erforderlich, wie z.B. die Rasur des zu operierenden Bereichs. Dies muss mit Vorsicht geschehen, da eine schlecht ausgeführte Rasur zu Mikroverletzungen der Haut führen kann, die das Infektionsrisiko erhöhen. Die Pflegekraft, die in diesen technischen Handgriffen geschult ist, sorgt dafür, dass diese Prozedur unter optimalen Bedingungen durchgeführt wird, indem sie das Unbehagen des Patienten auf ein Minimum reduziert.

Neben der Hygiene gehört zur körperlichen Vorbereitung auch die strikte Einhaltung der präoperativen Anweisungen. So ist beispielsweise das **Fasten** ein wesentlicher Schritt vor jeder Anästhesie. Im Allgemeinen darf der Patient mehrere Stunden vor dem Eingriff weder essen noch trinken, um das Risiko von Atemwegskomplikationen wie die Aspiration von Mageninhalt während der Narkose zu verringern. Der Pfleger stellt sicher, dass der Patient diese Anweisungen verstanden und befolgt hat, beantwortet seine Fragen und nimmt ihm seine Sorgen über den Verlauf der Operation.

Die Überprüfung der körperlichen Vorbereitung beschränkt sich nicht auf diese direkten Maßnahmen. Der Pfleger muss auch sicherstellen, dass der Patient die notwendigen präoperativen Untersuchungen wie Bluttests, Elektrokardiogramme oder Röntgenaufnahmen absolviert hat. Diese Untersuchungen liefern entscheidende Informationen über den Gesundheitszustand des Patienten und helfen dem Operationsteam, mögliche Komplikationen vorherzusehen. Wenn eine dieser Untersuchungen fehlt oder nicht rechtzeitig durchgeführt wird, kann dies die Operation verzögern oder die Sicherheit des Patienten gefährden. Der Krankenpflegehelfer arbeitet mit dem Pflegepersonal und den Ärzten zusammen, um diese Elemente zu überwachen.

Neben diesen physischen Vorbereitungen ist **die mentale Vorbereitung des Patienten** ebenso entscheidend. Der Gedanke an eine Operation, selbst wenn es sich nur um eine kleine Operation handelt, ist oft mit Angst, Furcht und Stress verbunden. Die Ungewissheit darüber, was passieren wird, die Angst vor Schmerzen oder Komplikationen und die Angst vor der Anästhesie sind häufig auftretende Emotionen. Die Rolle der Pflegekraft besteht darin, den Patienten durch diese Emotionen zu begleiten, indem sie psychologische Unterstützung anbietet und dazu beiträgt, Stress abzubauen.

Dies beginnt mit einer klaren und wohlwollenden Kommunikation. Indem der Pfleger mit einfachen Worten erklärt, was passieren wird, die Schritte der Operation und die postoperative Versorgung beschreibt, hilft er dem Patienten, sich besser informiert und damit kontrollierter zu fühlen. Allein die Tatsache, dass der Patient weiß, wie die Operation ablaufen wird, welche Sicherheitsvorkehrungen getroffen wurden und wie mit Schmerzen umgegangen wird, kann die Angst des Patienten erheblich reduzieren.

Der Pfleger spielt auch eine wichtige Rolle, wenn es darum geht, dem Patienten aktiv zuzuhören. Der Patient kann spezifische Fragen oder Sorgen haben, die er nicht immer auszusprechen wagt. Indem er sich die Zeit nimmt, zuzuhören, ohne zu urteilen, ermöglicht der Pfleger dem Patienten, seine Ängste zu verbalisieren. Manchmal kann dies ausreichen, um einen Teil des mit der Operation verbundenen Stresses zu lindern. Emotionale Unterstützung kann auch durch kleine Gesten erfolgen, wie ein Lächeln, eine Hand auf der Schulter oder ein aufmunterndes Wort. Diese einfachen, aber menschlichen Interaktionen erinnern den Patienten daran, dass er nicht allein ist und dass ein Team da ist, um auf ihn aufzupassen.

Die **mentale Vorbereitung** beschränkt sich nicht nur auf den mündlichen Austausch. Bestimmte Entspannungstechniken, wie z.B. tiefes Atmen, können dem Patienten angeboten werden, um ihm zu helfen, sich vor dem Eingriff zu entspannen. Wenn der Patient lernt, seinen Stress durch Atmung oder andere Methoden besser zu bewältigen, kommt er gelassener in den Operationssaal, was sich auch positiv auf seine Genesung auswirken kann.

Schließlich kann der Pfleger auch als Bindeglied zur Familie des Patienten fungieren. Die Angehörigen sind oft genauso ängstlich wie der Patient selbst, und ihre Anwesenheit kann sowohl Trost als auch Sorge bedeuten. Indem der Pfleger der Familie den Ablauf der Operation erklärt und sie über jeden Schritt auf dem Laufenden hält, kann er nicht nur die Angst der Familie verringern, sondern auch eine ruhigere und gelassenere Umgebung für den Patienten schaffen.

- **Präoperative Pflege**

  ◦ Rolle der Pflegekraft bei der physischen Vorbereitung des Patienten: Rasur, antiseptische Dusche, etc.

Die Rolle der Pflegekraft bei der körperlichen Vorbereitung des Patienten vor einem chirurgischen Eingriff ist von entscheidender Bedeutung für die Sicherheit und den Erfolg der Operation. Es geht darum, einfache, aber wichtige Maßnahmen zu ergreifen, um das Risiko von Infektionen und postoperativen Komplikationen zu verringern. Zu diesen Maßnahmen gehören die Rasur und die antiseptische Dusche, bei denen die Pflegekraft in Zusammenarbeit mit dem Pflegeteam häufig die Hauptrolle spielt. Diese Maßnahmen mögen routinemäßig erscheinen, erfordern jedoch große Sorgfalt und Aufmerksamkeit, da sie direkt zum Schutz des Patienten und zur Optimierung der Operationsbedingungen beitragen.

Einer der ersten Schritte der körperlichen Vorbereitung ist die **antiseptische Dusche**, ein notwendiges Verfahren, um die Bakterienlast auf der Hautoberfläche zu minimieren. Der Operationssaal ist eine sterile Umgebung und jede Bakterie auf der Haut des Patienten könnte zu einer Infektion der Operationsstelle führen, was ein großes Risiko bei jeder Operation darstellt. Der Pfleger begleitet den Patienten bei diesem Schritt, indem er ihm die notwendigen antiseptischen Produkte zur Verfügung stellt, die oft auf Chlorhexidin oder anderen antimikrobiellen Lösungen basieren. Der Patient wird angeleitet, wie er diese Produkte anwendet, wobei er darauf achtet, dass alle Körperbereiche gründlich gereinigt werden, mit besonderem Augenmerk auf die Bereiche, die während des Eingriffs exponiert sind.

In einigen Fällen, je nach geplanter Operation, muss diese antiseptische Dusche mehrmals vor der Operation durchgeführt werden, manchmal am Vorabend und am Morgen der Operation. Der Pfleger achtet darauf, dass der Patient diese Anweisungen befolgt und erklärt die Bedeutung dieses Verfahrens für die

Begrenzung des Infektionsrisikos. Wenn der Patient nicht in der Lage ist, sich selbst zu waschen, z.B. aufgrund von Schwäche oder eingeschränkter Mobilität, greift der Pfleger direkt ein, um ihm zu helfen.

Ein weiterer entscheidender Schritt bei der körperlichen Vorbereitung ist die **Rasur des Operationsgebietes**. Je nach Ort des Eingriffs kann der Chirurg verlangen, dass bestimmte Körperteile rasiert werden, um das Risiko einer Kontamination zu verringern. Die Haare können Mikroorganismen einfangen, die selbst bei Verwendung eines Antiseptikums während des Eingriffs in den Körper gelangen können. Die Rasur muss mit Sorgfalt und Präzision durchgeführt werden. Die Pflegekraft, die in dieser Technik ausgebildet ist, stellt sicher, dass der Rasierer steril ist und dass die Haut so vorbereitet ist, dass das Risiko von Mikroverletzungen minimiert wird.

Die Rasur muss unmittelbar vor der Operation durchgeführt werden, um das Nachwachsen der Haare zu begrenzen, und der Pfleger befolgt die spezifischen Protokolle für jede Art von Operation, um zu wissen, welche Bereiche rasiert werden müssen und wie dies zu geschehen hat. Diese Aufgabe erfordert eine große Aufmerksamkeit für Details, da eine schlechte Vorbereitung die Sterilität der Operationsstelle beeinträchtigen kann. Die Pflegekraft muss auch sicherstellen, dass der Patient während des Eingriffs bequem sitzt und sich entspannt, da die Rasur manchmal Unbehagen oder Angst auslösen kann.

Neben diesen beiden wichtigen Schritten ist der Pflegehelfer auch dafür verantwortlich, andere Aspekte der **körperlichen Vorbereitung des Patienten** zu überprüfen, wie das Entfernen von Schmuck, Zahnprothesen, Kontaktlinsen oder anderen Gegenständen, die die Anästhesie oder die Operation beeinträchtigen könnten. Er stellt auch sicher, dass die Fingernägel des Patienten sauber und kurz sind, da sich Bakterien unter den Fingernägeln festsetzen und in den Operationssaal transportiert werden können. Jedes Detail zählt bei der

Vermeidung von Infektionen, und der Pfleger hat bei jedem Schritt eine wachsame Rolle.

Eine weitere wichtige Aufgabe ist die **Vorbereitung des Gefäßzugangs**. Wenn für den Eingriff eine Infusion oder ein zentraler Katheter vorgesehen ist, muss der Pfleger helfen, den Bereich vorzubereiten, in den diese Geräte eingeführt werden. Dies kann eine gründliche Reinigung der Haut und manchmal sogar die Anwendung zusätzlicher antiseptischer Lösungen beinhalten, um die Sterilität der Einstichstellen zu gewährleisten.

Der Pfleger muss auch sicherstellen, dass der Patient die **präoperativen Fastenregeln** einhält, eine entscheidende Maßnahme zur Vermeidung von Komplikationen im Zusammenhang mit der Anästhesie. Der Patient darf mehrere Stunden vor dem Eingriff weder essen noch trinken, um das Risiko einer Lungenaspiration während der Vollnarkose zu vermeiden. Der Pfleger überprüft, ob diese Anweisungen befolgt wurden und erinnert den Patienten bei Bedarf daran.

Neben den technischen Aspekten der körperlichen Vorbereitung muss der Pfleger auch auf das **Wohlbefinden des Patienten** achten. Manchmal kann die körperliche Vorbereitung Angst auslösen, z.B. das Waschen in einer Krankenhausumgebung oder die Rasur. Der Pfleger muss daher Wohlwollen und Einfühlungsvermögen zeigen, die Bedeutung dieser Handlungen erklären und den Patienten beruhigen. Eine ruhige und respektvolle Herangehensweise schafft ein Klima des Vertrauens, das wichtig ist, damit sich der Patient vor der Operation menschlich und aufmerksam betreut fühlt.

      ◦    Überwachung der Vitalparameter und Umgang mit der Angst des Patienten.

Die Überwachung der Vitalparameter und der Umgang mit der Angst des Patienten sind zwei untrennbare Aspekte der Rolle der Pflegekraft in einer chirurgischen Abteilung. Diese Aufgaben sind in jeder Phase des chirurgischen Prozesses von entscheidender

Bedeutung, da sie sowohl die physische Sicherheit des Patienten als auch sein emotionales Wohlbefinden gewährleisten. Durch seine Nähe zum Patienten ist der Pfleger oftmals an vorderster Front, um Anzeichen einer Verschlechterung oder Komplikation zu erkennen und gleichzeitig die Ängste und Befürchtungen des Patienten vor oder nach einem Eingriff zu lindern.

Die **Überwachung der Vitalparameter** ist eine zentrale Aufgabe, da diese Daten unmittelbare und wertvolle Informationen über den Gesundheitszustand des Patienten liefern. Zu den am häufigsten überwachten Vitalparametern gehören die Körpertemperatur, die Herzfrequenz, der Blutdruck, die Atemfrequenz und die Sauerstoffsättigung (SpO2). Jeder dieser Werte ist ein wichtiger Indikator für die Funktion der physiologischen Systeme des Patienten und kann frühe Anomalien wie Infektionen, Blutungen oder Atemnot aufzeigen.

Der Krankenpflegehelfer muss in der Lage sein, **diese Vitalparameter** genau zu messen und **zu interpretieren**. Eine erhöhte Körpertemperatur kann beispielsweise auf eine postoperative Infektion hinweisen, während ein niedriger Blutdruck auf innere Blutungen oder eine Reaktion auf die Anästhesie hinweisen kann. Eine hohe Herzfrequenz in Verbindung mit einer verminderten Sauerstoffsättigung kann auf eine Atemnot hinweisen. Die regelmäßige Überwachung dieser Anzeichen ermöglicht eine schnelle Reaktion des Pflegepersonals, da jede Veränderung sofort der Pflegekraft oder dem Arzt gemeldet werden muss, damit eine angemessene Behandlung erfolgen kann.

Die **Herzfrequenz** ist zum Beispiel ein entscheidender Parameter, der überwacht werden muss, da er den Zustand des Herzens und des Kreislaufsystems widerspiegelt. Eine Tachykardie (hohe Herzfrequenz) kann ein Zeichen für schlecht kontrollierte Schmerzen, Dehydrierung oder eine Stressreaktion sein. Umgekehrt kann eine Bradykardie (zu niedrige Herzfrequenz) unter der Wirkung bestimmter Medikamente auftreten oder ein Zeichen von Komplikationen sein. Auch die **Sauerstoffsättigung**

(SpO2), die mit einem Sättigungsmesser gemessen wird, muss genau überwacht werden, insbesondere bei Patienten mit einer Vorgeschichte von Atemwegserkrankungen oder bei Patienten, die sich einer Vollnarkose unterzogen haben. Ein signifikanter Abfall des Sauerstoffgehalts im Blut kann auf eine Hypoxie hindeuten, einen potenziell gefährlichen Zustand, der eine schnelle Behandlung erfordert.

Neben der Überwachung der Vitalzeichen muss der Pfleger auch auf den **emotionalen Zustand** des Patienten achten, da die Bewältigung von Angst eine Schlüsselrolle bei der Genesung spielt. Angst ist bei Patienten, die wegen eines chirurgischen Eingriffs ins Krankenhaus eingeliefert werden, häufig anzutreffen und kann erhebliche Auswirkungen auf ihren allgemeinen Gesundheitszustand haben. Unkontrollierte Angst kann zu erhöhtem Blutdruck, erhöhter Herzfrequenz und Schlafstörungen führen, was die postoperative Erholung erschwert.

Der Pfleger ist aufgrund seiner ständigen Nähe zum Patienten oft am besten in der Lage, Anzeichen von Stress oder Besorgnis wahrzunehmen. Angst kann sich auf unterschiedliche Weise äußern: durch wiederholte Fragen, langes Schweigen, Unruhe oder körperliche Anzeichen wie Zittern oder schnelle Atmung. Es ist daher wichtig, dass der Pfleger eine wohlwollende Haltung einnimmt und bereit ist, auf die Sorgen des Patienten einzugehen. **Aktives Zuhören** ist oft der erste Schritt, um die Angst zu lindern. Indem der Helfer dem Patienten die Möglichkeit gibt, frei über seine Ängste zu sprechen, trägt er dazu bei, einen Teil der emotionalen Anspannung zu lindern.

Die **Kommunikation** spielt hier eine wesentliche Rolle. Wenn die Schritte des Eingriffs, die postoperative Versorgung und die Maßnahmen zur Sicherheit des Patienten klar dargelegt werden, kann das Unbekannte, das oft die Hauptquelle der Angst ist, reduziert werden. Ein Patient, der weiß, was passieren wird, fühlt sich kontrollierter und kann dem chirurgischen Eingriff gelassener entgegensehen. Der Pfleger muss in der Lage sein, seine Sprache an den jeweiligen Patienten anzupassen, indem er einfache und verständliche Begriffe verwendet und gleichzeitig sicherstellt, dass die Informationen verstanden wurden.

Darüber hinaus können bestimmte **Entspannungstechniken** angeboten werden, die bei der Bewältigung von Angstzuständen helfen. Beispielsweise kann die Ermutigung des Patienten, tief zu atmen oder Muskelentspannungsübungen zu machen, ihm helfen, seinen Stress vor dem Eingriff besser zu bewältigen. Der Pfleger kann auch positive Visualisierungstechniken vorschlagen, bei denen der Patient aufgefordert wird, sich angenehme Situationen vorzustellen, um seine Aufmerksamkeit von den Sorgen im Zusammenhang mit der Operation abzulenken.

Es ist auch wichtig, den Patienten hinsichtlich des **postoperativen Schmerzmanagements** zu beruhigen, da die Erwartung von Schmerzen eine der Hauptursachen für Angst ist. Indem der Pfleger erklärt, dass es Protokolle zur Schmerzbehandlung gibt und dass der Patient genau überwacht wird, um die Behandlung gegebenenfalls anzupassen, trägt er dazu bei, Ängste abzubauen. Allein das Wissen, dass die Schmerzen wirksam kontrolliert werden, hilft dem Patienten oft, sich vor dem Eingriff zu entspannen.

Schließlich muss der Pfleger auch auf die **Angehörigen des Patienten** achten, da deren Ängste ebenfalls den emotionalen Zustand des **Patienten** beeinflussen können. Indem er den Angehörigen den Operationsprozess erklärt, sie auf dem Laufenden hält und beruhigt, trägt er dazu bei, eine beruhigende Umgebung für den Patienten zu schaffen. Die Anwesenheit eines gut informierten und ruhigen Angehörigen kann für den Patienten eine sehr beruhigende Wirkung haben.

- **Begleitung im Operationssaal: Zusammenarbeit und Wachsamkeit**

  ◦ Hilfe beim Tragen und Aufstellen des Operationstisches.

Die **Hilfe beim Tragen und Platzieren auf dem Operationstisch** ist ein wesentlicher Schritt im chirurgischen Behandlungsprozess. Obwohl es sich hierbei um eine rein logistische Aufgabe zu handeln scheint, ist sie sowohl für das physische und emotionale Wohlbefinden des Patienten als auch für die Sicherheit und Effizienz des Eingriffs von entscheidender Bedeutung. Der Pfleger als wichtiges Mitglied des Operationsteams spielt in dieser Phase eine entscheidende Rolle. Er muss nicht nur für die richtige **körperliche Behandlung des Patienten** sorgen, sondern auch für sein emotionales Wohlbefinden, indem er eine beruhigende Verbindung aufrechterhält, insbesondere zu einem Zeitpunkt, an dem der Patient von Angst überwältigt werden kann. In Zusammenarbeit mit dem übrigen medizinischen Team trägt der Pfleger so zu einem reibungslosen Ablauf des Eingriffs von Anfang an bei.

# 1. Das Tragen: eine technische und menschliche Phase

Das Tragen ist der erste Schritt vor einem chirurgischen Eingriff. Dabei wird der Patient mit einer Trage aus dem Bett in den Operationssaal gebracht. Dieser Vorgang muss mit großer Vorsicht durchgeführt werden, um **den Komfort des Patienten** zu gewährleisten und gleichzeitig die strengen Sicherheits- und Hygienevorschriften für **den** OP-Bereich einzuhalten.

**a. Bereiten Sie den Patienten auf den Transport vor**
Vor dem Transfer muss der Helfer sicherstellen, dass der Patient bereit ist, das Bett zu verlassen. Er vergewissert sich, dass alle präoperativen Anweisungen befolgt wurden (z.B. nüchtern sein, Schmuck ablegen usw.) und dass der Patient identifiziert wurde, um Fehler bei der Operation zu vermeiden. Der Pfleger sorgt auch für die **Beruhigung** des Patienten, indem er ihm die

bevorstehenden Schritte erklärt, was dazu beiträgt, die Angst des Patienten zu verringern.

**b. Der sichere Transfer vom Bett zur Trage**
Der Umgang mit dem Patienten, um ihn aus dem Bett auf die Trage zu heben, erfordert eine perfekte Beherrschung der **Transfertechniken**. Der Pfleger muss darauf achten, den Patienten nicht zu drängen, insbesondere wenn er unter posttraumatischen Schmerzen leidet oder in seiner Mobilität eingeschränkt ist. Die Verwendung eines Gleitlakens oder einer **Transferplatte** ermöglicht einen sanften **Transfer** und minimiert die körperliche Anstrengung sowohl für den Patienten als auch für das Pflegepersonal. Während des gesamten Verfahrens muss der Pfleger auf die vorhandenen medizinischen Geräte (Infusionen, Katheter, Sonden) achten, um sicherzustellen, dass sie an ihrem Platz bleiben und die Bewegungen nicht behindern.

**c. Der Weg zum Operationssaal**
Nachdem der Patient auf die Trage gelegt wurde, wird er in den Operationssaal gefahren. Dieser Moment ist zwar kurz, aber für den Patienten oft **emotional belastend** und er kann nervös sein, wenn der Eingriff bevorsteht. Der Pfleger spielt eine Schlüsselrolle, indem er **den Patienten psychologisch begleitet**, indem er beruhigende Worte spricht, seine Fragen beantwortet oder einfach nur da ist, um ihn zu beruhigen. Dieser menschliche Kontakt, auch wenn er diskret ist, kann eine potenziell stressige Erfahrung in einen Moment des **Vertrauens** und der **Gelassenheit** verwandeln.

## 2. Die Positionierung auf dem Operationstisch: ein entscheidender Schritt

Nach der Ankunft im Operationssaal ist die Lagerung des Patienten auf dem Operationstisch ein technischer und heikler Schritt, der eine perfekte Koordination zwischen der Pflegekraft und dem Operationsteam erfordert. Dieser Schritt ist von entscheidender Bedeutung, da er nicht nur den **Komfort des**

**Patienten** während des Eingriffs, sondern auch die Sicherheit **des** chirurgischen Verfahrens beeinflusst.

### a. Der Transfer von der Trage zum Operationstisch

Der Transfer von der Trage auf den **OP-Tisch** ist eine heikle Angelegenheit, die oft mehrere Personen erfordert, um einen reibungslosen und sicheren Transfer zu gewährleisten. Der Pfleger, der von Kollegen oder Krankenschwestern unterstützt wird, muss **sichere Mobilisierungstechniken** anwenden, wie z.B. die Verwendung von Gleitlaken oder Transferbrettern, um plötzliche oder traumatische Bewegungen auf ein Minimum zu reduzieren. Dieser Prozess sollte synchronisiert durchgeführt werden, wobei besonders darauf zu achten ist, dass empfindliche Körperbereiche wie Gelenke oder Einschnittstellen geschützt werden.

### b. Positionierung des Patienten

Nachdem der Patient auf den Operationstisch verlegt wurde, ist es wichtig, dass er entsprechend der Art des Eingriffs **richtig** gelagert wird. Jede Position muss für die geplante Operation geeignet sein (Rückenlage, Seitenlage usw.), und es ist wichtig, dass der Patient sowohl bequem als auch sicher liegt. Der Pfleger arbeitet hier eng mit dem Chirurgen und dem Anästhesisten zusammen, um sicherzustellen, dass der Operationsbereich zugänglich ist und gleichzeitig ein übermäßiger Druck auf bestimmte Körperteile vermieden wird. Zu diesem Zweck werden häufig **spezielle Kissen** oder **Unterlagen** verwendet, um Druckstellen zu schützen und das Auftreten von **Druckgeschwüren** oder Nervenschäden zu verhindern.

### c. Die Sicherung des Patienten

Nach der Installation muss der Helfer sicherstellen, dass der Patient auf dem OP-Tisch **richtig gesichert** ist. Dies beinhaltet die Befestigung von Gurten oder die Verwendung spezieller Stützen, um sicherzustellen, dass der Patient während des Eingriffs nicht verrutscht, selbst wenn die Position des OP-Tisches verändert wird. Dies ist besonders wichtig bei langen

Operationen oder wenn der Patient unter Vollnarkose steht, da eine falsche Lagerung zu Langzeitschäden führen kann.

# 3. Psychologische Begleitung: eine diskrete, aber wesentliche Unterstützung

Abgesehen von den technischen Aspekten wird der Moment, in dem der Patient auf den Operationstisch gesetzt wird, oft als **einschüchternd** oder **beängstigend** empfunden. Die Pflegekraft, die in direktem Kontakt mit dem Patienten steht, spielt eine grundlegende Rolle bei der Bewältigung dieser Emotionen.

### a. Beruhigende Kommunikation
Selbst wenn der Patient kurz vor der Narkose steht, ist Kommunikation ein wirksames Mittel, um ihn **zu beruhigen** und **zu entspannen**. Der Pfleger kann die laufenden Schritte erklären, Fragen des Patienten beantworten oder einfach ein paar wohlwollende Worte wechseln, um die Bedenken zu zerstreuen. Diese Art der Interaktion ist zwar kurz, gibt dem Patienten aber das Gefühl von Vertrauen und menschlicher Zuwendung in einem Moment, in dem er sich oft verletzlich fühlt.

### b. Umgang mit präoperativen Ängsten
In einigen Fällen kann der Patient kurz vor der Anästhesie Anzeichen von **Panik** oder **akuter Angst** zeigen. Der Pfleger, der in der Handhabung von Emotionen in solchen Situationen geschult ist, kann **beruhigende Kommunikationstechniken** oder **geführte Atmung** anwenden, um dem Patienten zu helfen, sich vor dem Eingriff zu beruhigen. Es kann ausreichen, an der Seite des Patienten zu bleiben und Blick- oder Körperkontakt zu halten, wie z.B. eine Hand auf der Schulter, um die Nervosität zu verringern.

◦ Aufrechterhaltung von Hygiene und sterilen Vorsichtsmaßnahmen.

Die **Aufrechterhaltung der Hygiene** und die Einhaltung **steriler Vorsichtsmaßnahmen** sind wesentliche Pfeiler der medizinischen Praxis, insbesondere in der Chirurgie. Diese Praktiken sind das Herzstück der Prävention von nosokomialen Infektionen, die ein großes Risiko für gefährdete Patienten, aber auch für das Gesundheitspersonal darstellen. Das Hauptziel besteht darin, eine Umgebung zu schaffen und zu erhalten, die möglichst frei von pathogenen Mikroorganismen ist, um Patienten vor infektiösen Komplikationen zu schützen und gleichzeitig einen sicheren Arbeitsbereich für das Pflegepersonal zu gewährleisten. Sie sind ein integraler Bestandteil jeder Phase der Pflege, von der Vorbereitung chirurgischer Instrumente über die Gewährleistung einer keimfreien Umgebung bis hin zur Anwendung strenger Praktiken im Alltag.

# 1. Die entscheidende Bedeutung der Hygiene im medizinischen Bereich

In chirurgischen und medizinischen Einrichtungen geht die Hygiene weit über die Grundregeln hinaus. Sie ist Teil eines **umfassenden** Ansatzes **zur Verhütung** von Infektionen, der beim ersten Kontakt mit dem Patienten beginnt und sich über den gesamten Behandlungsverlauf erstreckt. Sie betrifft nicht nur das Pflegepersonal, sondern auch die gesamte Infrastruktur, Ausrüstung und Oberflächen der Krankenhausumgebung.

### a. Händewaschen: eine grundlegende Geste
Das **Händewaschen** ist zweifellos die grundlegendste und gleichzeitig entscheidendste Maßnahme zur Vermeidung von Infektionen. Es ist unerlässlich, dass jeder Pfleger bei jedem Patientenkontakt, vor und nach der Behandlung und insbesondere bei invasiven Eingriffen diese strenge Praxis anwendet. Das Händewaschen kann mit Wasser und Seife oder zunehmend mit einer hydroalkoholischen Lösung erfolgen, die den Vorteil hat,

dass sie schnell und ohne Zugang zu einem Waschbecken verwendet werden kann.

Die **Technik** des Händewaschens muss mehrere Schritte durchlaufen, um wirksam zu sein: Schrubben der Handfläche, des Handrückens, der Fingerzwischenräume, der Fingernägel und der Handgelenke. Dies mag zwar einfach erscheinen, ist aber die **erste Barriere** gegen die Übertragung von Krankheitserregern.

**b. Tragen von persönlicher Schutzausrüstung (PSA)**
Die **persönliche Schutzausrüstung** (PSA) besteht aus Handschuhen, Masken, Schutzbrillen, Kitteln und manchmal auch aus Überschuhen. Diese Schutzausrüstung muss systematisch bei allen Verfahren getragen werden, bei denen Körperflüssigkeiten, Aerosole oder Mikroorganismen freigesetzt werden können. Das Tragen von Handschuhen ist besonders wichtig bei invasiven Behandlungen (Einsetzen von Kathetern, chirurgische Verbände), aber es ist auch wichtig, dass sie nach jedem Gebrauch ausgezogen und die Hände richtig gewaschen werden, um eine Kreuzkontamination zu vermeiden.

Das **Tragen einer Maske** und einer Brille ist im Operationssaal und in sterilen Bereichen von entscheidender Bedeutung, um sowohl den Patienten als auch das Pflegepersonal vor Spritzern und der Übertragung von Mikroorganismen über die Luft zu schützen. In der Chirurgie muss die Maske so angepasst werden, dass sie Nase und Mund vollständig bedeckt und darf nach dem Anlegen nicht berührt werden.

**c. Desinfektion von Oberflächen und Geräten**
Hygiene betrifft nicht nur das Pflegepersonal selbst, sondern auch die gesamte Umgebung, in der die Pflege stattfindet. Die **regelmäßige** Reinigung und **Desinfektion der Oberflächen** in der chirurgischen Umgebung (Tische, Wagen, Geräte) ist unerlässlich, um die Vermehrung von Bakterien, Viren oder Pilzen zu verhindern. Medizinische Geräte müssen nach jedem Gebrauch desinfiziert oder sterilisiert werden, je nach Grad des Kontaminationsrisikos.

Zum Beispiel müssen **Stethoskope**, **Thermometer** und **Überwachungsgeräte**, die in direktem Kontakt mit dem Patienten stehen, nach jedem Gebrauch desinfiziert werden, um die Übertragung von Keimen von einem Patienten auf einen anderen zu verhindern. Darüber hinaus müssen Oberflächen, die häufig in Kontakt kommen, wie Türgriffe oder Aufzugsknöpfe, in Krankenhausumgebungen regelmäßig desinfiziert werden.

## 2. Sterilisation: ein Muss für chirurgische Instrumente und Materialien

Die **Sterilisation** ist ein entscheidender Schritt, um sicherzustellen, dass das Material, das im Operationssaal oder bei der invasiven Pflege verwendet wird, frei von Mikroorganismen ist. Sie umfasst einen strengen Prozess, der darauf abzielt, **alle Krankheitserreger** auf Instrumenten und medizinischen Geräten zu **beseitigen**.

**a. Sterilisationsmethoden**
Es gibt verschiedene **Sterilisationsmethoden**, die je nach Art des zu behandelnden Materials geeignet sind. Die in Krankenhäusern am häufigsten angewandte Methode ist die Verwendung von **Hitze unter Druck** über Autoklaven, in denen die Instrumente Dampf bei hoher Temperatur (121 bis 134°C) und unter Druck ausgesetzt werden. Diese Methode ist wirksam bei der Abtötung aller Formen von mikrobiellem Leben, einschließlich Sporen.

Andere Methoden umfassen die **Sterilisation mit Ethylenoxid**, die für hitzeempfindliche Geräte verwendet wird, und die **Sterilisation durch Strahlung** (Gammastrahlen) für bestimmte Arten von Geräten. Die Verwendung von **chemischen Desinfektionsmitteln** wird manchmal für Geräte empfohlen, die nicht autoklavierbar sind, obwohl diese Methode keine vollständige Sterilisation garantiert.

**b. Verpackung und Verwaltung von sterilem Material**
Nach der Sterilisation müssen die Instrumente sorgfältig in sterilen Verpackungen **verpackt** werden, um ihre Sterilität bis

zum Gebrauch zu erhalten. Es ist wichtig, dass das Material vorsichtig gehandhabt wird, um eine Kontamination zu vermeiden, bevor es in der Chirurgie verwendet wird.

Der Pfleger muss sicherstellen, dass die Protokolle über das Öffnen der sterilen Packungen im Operationssaal strikt eingehalten werden, indem er dafür sorgt, dass nur steril gekleidete Mitglieder des Operationsteams die Instrumente vor dem Eingriff handhaben. Darüber hinaus ist es wichtig, **sterile Bereiche** (Operationsfeld, Instrumententisch) von **nicht sterilen Bereichen** zu unterscheiden, um eine versehentliche Kontamination zu vermeiden.

# 3. Einhaltung der sterilen Protokolle im Operationssaal

Im Operationssaal ist die Einhaltung **steriler Vorsichtsmaßnahmen** von grundlegender Bedeutung, um den Patienten, der während eines chirurgischen Eingriffs besonders gefährdet ist, vor schweren Infektionen zu schützen, die den Erfolg des Verfahrens gefährden können. Dies erfordert eine strenge Disziplin des gesamten Operationsteams, einschließlich der Helfer, Krankenschwestern und Chirurgen.

**a. Sterile Vorbereitung des Operationsteams**
Bevor sie den Operationssaal betreten, müssen sich alle Mitglieder des Teams einer **chirurgischen Handwäsche** unterziehen, die gründlicher als eine einfache Wäsche ist. Diese Waschung muss mit einer sterilen Bürste durchgeführt werden, um die Fingernägel, die Zehenzwischenräume und die Unterarme gründlich zu reinigen.

Danach zieht sich das Team **sterile Kleidung an**, die aus einem sterilen Kittel, einer Maske, einer Haube und sterilen Handschuhen besteht. Die Handschuhe müssen während des Eingriffs regelmäßig gewechselt werden, wenn es zu einem versehentlichen Kontakt mit einer nicht sterilen Oberfläche kommt.

**b. Verwaltung des Operationsfeldes**

Das Operationsfeld ist der sterile Raum, der den Ort des Eingriffs umgibt. Es wird durch sterile Tücher abgegrenzt, die so platziert werden, dass der Operationsbereich vollständig vom Rest des Körpers des Patienten und von nicht sterilen Oberflächen isoliert wird.

Die Pflegekraft ist zwar nicht immer direkt an der Operation beteiligt, muss aber darauf achten, dass **diese sterile Zone nicht unterbrochen** wird, indem sie es vermeidet, sterile Oberflächen zu berühren oder zu beeinträchtigen. Alle Materialien, die dem Operationsfeld hinzugefügt werden, wie Instrumente oder Kompressen, müssen mit **strikten Vorsichtsmaßnahmen** gehandhabt werden, um eine Kontamination zu vermeiden.

- **Unmittelbare postoperative Pflege**

  ○ Verlegung in den Aufwachraum: Überwachung und Kontinuität der Pflege.

Die Verlegung in den Aufwachraum ist ein entscheidender Schritt in der postoperativen Phase des Patienten. Nach einem chirurgischen Eingriff ist der Patient besonders verletzlich, und diese Übergangsphase erfordert eine strenge Überwachung und eine nahtlose Kontinuität der Pflege. Der Aufwachraum, auch postinterventioneller Überwachungsraum (PICS) genannt, ist ein Ort, an dem sich die Pflege auf die unmittelbare Erholung des Patienten von der Anästhesie und die Früherkennung von Komplikationen konzentriert. Der Pfleger spielt hier eine wichtige Rolle, indem er zusammen mit dem Pflegeteam die Vitalparameter genau überwacht und dazu beiträgt, den Komfort und die Sicherheit des Patienten wiederherzustellen.

Sobald der Patient den Operationssaal verlässt, hilft der Pfleger bei der **physischen Verlegung** des Patienten in den Aufwachraum und sorgt dafür, dass diese Verlegung sicher und komfortabel erfolgt. Das Tragen ist ein heikler Moment, da der Patient noch unter der Wirkung der Vollnarkose oder Regionalanästhesie steht und jede Manipulation sorgfältig durchgeführt werden muss, um zu vermeiden, dass medizinische Geräte wie Drainagen, Infusionen oder Katheter, die sich in Position befinden, gestört werden. Der Pfleger sorgt in Zusammenarbeit mit den Krankenpflegern und dem Anästhesisten dafür, dass der Patient in ein geeignetes Bett gelegt wird.

Sobald der Patient im Aufwachraum untergebracht ist, wird die **Überwachung der Vitalparameter** zu einer der obersten Prioritäten. Die Rolle des Krankenpflegers besteht darin, bei dieser Überwachung mitzuwirken und das Fachpersonal zu unterstützen. Zu den wichtigsten Parametern, die überwacht werden, gehören die Herzfrequenz, der Blutdruck, die Sauerstoffsättigung und die Atemfrequenz. Diese Messungen werden kontinuierlich mit Hilfe von Monitoren durchgeführt, da jede Abweichung auf postanästhetische Komplikationen wie Atemstörungen, Blutungen oder hämodynamische Schocks hinweisen kann. Der Pfleger muss diese Daten besonders aufmerksam verfolgen und Veränderungen schnell an das Pflegeteam melden, da eine schnelle Reaktion eine Verschlechterung verhindern kann.

Eines der größten Risiken in der postoperativen Phase ist die **Atemnot**, die als Folge der Anästhesie auftreten kann. Die Patienten verlassen den Operationssaal oft mit einer Atmung, die noch von den verabreichten Beruhigungsmitteln beeinträchtigt ist, und manche haben Schwierigkeiten, eine optimale Spontanatmung wiederzuerlangen. In diesen Momenten hilft der Pfleger bei der Überwachung der Atmung des Patienten und stellt sicher, dass der Sauerstofffluss bei Bedarf angepasst wird. Er achtet auch auf Brustbewegungen und Atemgeräusche und erkennt so frühzeitig Anzeichen einer Notlage. Bei einem Abfall der Sauerstoffsättigung oder bei Atembeschwerden alarmiert der Pfleger sofort das Pflegepersonal, das dann zusätzlichen Sauerstoff verabreichen oder andere Maßnahmen in Betracht ziehen kann.

Eine weitere wichtige Verantwortung ist das **Schmerzmanagement**. Der Aufwachraum ist der erste Ort, an dem die postoperative Schmerzintensität des Patienten wirklich beurteilt wird. Obwohl der Patient noch unter dem Einfluss der Anästhesie steht, können Schmerzen auftreten, sobald die Wirkung der Beruhigungsmittel nachlässt. Der Pfleger muss auf Anzeichen von Schmerzen beim Patienten achten, auch wenn dieser noch teilweise schläft. Nonverbale Zeichen, wie Grimassen, Unruhe oder eine erhöhte Herzfrequenz, sind Indikatoren dafür, dass der Patient Schmerzen hat. Indem er diese Zeichen dem Pflegeteam mitteilt, trägt der Pfleger dazu bei, dass dem Patienten schnell Schmerzmittel verabreicht werden können, um ihm eine wirksame Linderung zu verschaffen, bevor er bei vollem Bewusstsein ist.

Die **Verwaltung von medizinischen** Geräten gehört ebenfalls zu den Aufgaben des Pflegers im Aufwachraum. Patienten werden oft mit intravenösen Infusionen, Kathetern oder chirurgischen Drainagen aus dem Operationssaal entlassen. Es ist wichtig, regelmäßig zu überprüfen, ob diese Geräte richtig funktionieren und ob es Anzeichen von Komplikationen wie Lecks, Verstopfungen oder Blutungen gibt. Der Krankenpflegehelfer hilft bei Bedarf bei der Neupositionierung oder Anpassung dieser Geräte, immer in Verbindung mit dem Pflegepersonal. Ebenso überprüft er, ob die Infusionen richtig eingestellt sind, damit der Patient die verschriebenen Flüssigkeiten oder Medikamente mit einer angemessenen Durchflussrate erhält.

Gleichzeitig trägt der Pfleger dazu bei, **den Patienten** während des Aufwachens **zu beruhigen**. Die Wiedererlangung des Bewusstseins nach einer Anästhesie kann verwirrend sein, und es ist nicht ungewöhnlich, dass Patienten verwirrt oder besorgt aufwachen. Die erste Interaktion mit dem Pflegepersonal ist für ihr psychologisches Wohlbefinden von entscheidender Bedeutung. Der Pfleger spielt durch seine wohlwollende Haltung, seine Ruhe und seine beruhigenden Erklärungen eine Schlüsselrolle bei diesem Übergang. Er beantwortet die ersten Fragen des Patienten, informiert ihn, dass die Operation beendet ist und alles gut verlaufen ist und stellt sicher, dass er sich sicher fühlt. Dieser einfache, aber grundlegende menschliche Kontakt hilft, die Angst zu lindern und das Aufwachen weniger schmerzhaft zu machen.

Die **Kontinuität** der **Pflege** ist ebenfalls ein wesentlicher Aspekt der Betreuung des Patienten im Aufwachraum. Jeder Patient hat spezifische Bedürfnisse, die vor und während der Operation festgestellt wurden, und diese Bedürfnisse müssen auch im Aufwachraum ohne Unterbrechung erfüllt werden. Beispielsweise muss bei einem Diabetiker der Blutzuckerspiegel besonders überwacht werden, während bei einem Patienten mit Bluthochdruck eine erhöhte Aufmerksamkeit auf den Blutdruck gerichtet werden muss. Der Pfleger sorgt in Zusammenarbeit mit dem medizinischen Team dafür, dass diese Aspekte berücksichtigt werden und dass alle notwendigen Pflegemaßnahmen nach der Operation fortgesetzt werden.

Wenn sich der Zustand des Patienten stabilisiert hat und er ausreichend wach ist, hilft der Pfleger bei der **Verlegung in sein Zimmer**. Dieser Transfer erfolgt, nachdem das medizinische Team bestätigt hat, dass der Patient den Aufwachraum sicher verlassen kann. Der Pfleger sorgt dafür, dass der Patient bequem in seinem Bett liegt, dass seine medizinischen Geräte angebracht sind und dass die Überwachung der Vitalparameter regelmäßig fortgesetzt wird. Er übermittelt dann die wichtigsten Informationen über den Zustand des Patienten an das Team auf der Station und sorgt so für eine optimale Kontinuität der Pflege.

      ∘    Schmerzmanagement und Überwachung von unmittelbaren Komplikationen.

Die Schmerzbehandlung und die Überwachung der unmittelbaren Komplikationen nach einem chirurgischen Eingriff sind wesentliche Aufgaben, um die Sicherheit und den Komfort des Patienten zu gewährleisten. Wenn der Patient aus dem Operationssaal entlassen wird, befindet er sich in einem Zustand physischer und emotionaler Zerbrechlichkeit. Die Pflege in dieser kritischen Phase spielt eine entscheidende Rolle bei der Genesung, und der Pfleger steht in Zusammenarbeit mit dem Pflegepersonal und dem medizinischen Team im Mittelpunkt dieses Prozesses. Schmerzen und postoperative Komplikationen müssen antizipiert, überwacht und proaktiv behandelt werden, um eine Verschlechterung des Zustands des Patienten zu vermeiden.

**Die** Schmerzbehandlung ist eine unmittelbare Priorität, sobald der Patient aus dem Operationssaal entlassen wird. Sowohl kleine als auch große chirurgische Eingriffe sind häufig mit postoperativen Schmerzen verbunden, die, wenn sie nicht angemessen behandelt werden, zu körperlichen Leiden führen und die Genesung verlangsamen können. Der Pfleger spielt durch seine ständige Anwesenheit beim Patienten eine Schlüsselrolle bei der Beurteilung der Schmerzen. Selbst wenn im Operationssaal Schmerzmittel verabreicht wurden, können Schmerzen auftreten, sobald die Wirkung der Anästhetika nachlässt. Der Patient, der noch unter der Wirkung der Beruhigungsmittel steht, ist möglicherweise nicht in der Lage, sein Unbehagen klar auszudrücken. Der Pfleger sollte daher auf **nicht-verbale Anzeichen** von Schmerzen achten, wie z.B. Grimassenschneiden, Stöhnen, Unruhe oder unregelmäßige Atmung. Ein Anstieg der Herzfrequenz oder des Blutdrucks kann ebenfalls ein Anzeichen für Schmerzen sein.

Wenn Schmerzen festgestellt werden, informiert der Pfleger den Krankenpfleger, der dann die Schmerzbehandlung entsprechend den ärztlichen Verordnungen anpassen kann. Die Schmerzbehandlung kann die Verabreichung von Schmerzmitteln umfassen, die oral, intravenös oder über eine Infusionspumpe verabreicht werden, wie vom Arzt verordnet. Der Pfleger sorgt dafür, dass diese Behandlungen rechtzeitig verabreicht werden und die gewünschte Wirkung erzielen. Die Schmerzbehandlung ist jedoch nicht nur auf Medikamente angewiesen. Der Pfleger kann auch pharmakologische-nicht Methoden anwenden, um den Patienten zu entlasten, wie z.B. **die Neueinstellung der Position** im Bett, um Verspannungen zu vermeiden, die Anwendung von kalten oder warmen Kompressen, wenn dies angebracht ist, oder

Entspannungstechniken, die helfen, Stress und damit die Wahrnehmung von Schmerzen zu reduzieren.

**Die Überwachung der unmittelbaren Komplikationen** ist ein weiterer wichtiger Aspekt der postoperativen Behandlung. Nach einer Operation ist das Risiko von Komplikationen hoch, und diese Komplikationen können plötzlich auftreten. Der Pfleger muss in Zusammenarbeit mit dem Krankenpfleger äußerst wachsam sein und in der Lage sein, die Vorzeichen dieser Komplikationen zu erkennen, um schnell handeln zu können.

Eine der **häufigsten Komplikationen** ist die postoperative Blutung. Sie kann sich durch eine sichtbare Blutung aus der Wunde oder durch eine Blutansammlung in den chirurgischen Drainagen äußern. Einige Blutungen sind jedoch innerlich und daher schwerer zu erkennen. Ein schneller Abfall des Blutdrucks, der mit Blässe, übermäßigem Schwitzen oder Unruhe einhergeht, kann ein Zeichen für innere Blutungen sein. Der Pfleger sollte diese Symptome sofort dem medizinischen Team melden, damit eine schnelle Intervention erfolgen kann. Eine plötzliche Zunahme der Flüssigkeitsmenge oder eine Veränderung der Farbe kann auf ein Blutungsproblem hinweisen.

Atemwegskomplikationen wie Hypoventilation oder Hypoxie sind nach einer Vollnarkose ebenfalls häufig. Der Patient kann Schwierigkeiten haben, die normale Atmung wieder aufzunehmen, aufgrund der Restwirkungen der Beruhigungsmittel oder der postoperativen Brustschmerzen. Der Pfleger überwacht sorgfältig die Atemfrequenz und die Sauerstoffsättigung mit Hilfe des Sättigungsmessers. Wenn die Sättigung unter einen bestimmten Wert absinkt oder der Patient Anzeichen von Atemnot zeigt, wie flache Atmung oder Zyanose (Blaufärbung der Lippen und Nägel), ist eine schnelle Intervention erforderlich. Die Verabreichung von zusätzlichem Sauerstoff oder Atemübungen können angezeigt sein, um dem Patienten zu helfen, wieder eine effektive Beatmung zu erreichen.

Eine weitere Komplikation, auf **die** geachtet werden muss, ist **der Bewusstseinszustand** des Patienten. Nach einer Anästhesie kann es einige Zeit dauern, bis der Patient wieder bei vollem Bewusstsein ist, und es ist wichtig, sicherzustellen, dass der Patient angemessen auf Reize reagiert. Übermäßige Schläfrigkeit, anhaltende Verwirrung oder die Unfähigkeit, Fragen zu beantworten, können Anzeichen für neurologische Komplikationen oder eine unzureichende Ausscheidung von Anästhetika sein. Der Pfleger steht an erster Stelle bei der Beurteilung der Fähigkeit des Patienten, das Bewusstsein auf normale Weise wiederzuerlangen, und bei der Meldung von Verzögerungen oder anormalem Verhalten an das Pflegeteam.

Schließlich ist **die Infektion** eine gefürchtete Komplikation nach jedem chirurgischen Eingriff. Obwohl es mehrere Tage dauern kann, bis die Anzeichen einer Infektion sichtbar werden, ist eine sorgfältige Überwachung in den ersten Stunden nach der Operation von entscheidender Bedeutung. Der Pfleger sollte regelmäßig die Temperatur des Patienten überprüfen, da Fieber nach der Operation ein frühes Anzeichen für eine Infektion sein kann. Er sollte auch das Aussehen der Operationswunde beobachten und auf Anzeichen von Rötung, Schwellung, Wärme oder abnormalen Ausfluss achten. Infektionen können auch durch medizinische Geräte wie Katheter oder Drainagen verursacht werden. Eine sorgfältige Überwachung dieser Geräte ist daher unerlässlich, um eine Ansteckung zu vermeiden.

- **Das Ende des Tages: Abschließen und vorausschauen**

  ∘ Reinigung und Desinfektion von Ausrüstungen.
Die Reinigung und Desinfektion von Ausrüstungen ist ein wesentlicher Schritt, um die Sicherheit der Patienten und den reibungslosen Betrieb einer chirurgischen Abteilung zu gewährleisten. Diese Maßnahmen spielen eine entscheidende Rolle bei der Prävention von nosokomialen Infektionen, die eines

der größten Risiken in jeder medizinischen Umgebung darstellen. Der Krankenpflegehelfer ist in Zusammenarbeit mit den anderen Mitgliedern des Pflegeteams dafür verantwortlich, dass alle Geräte, die für die Pflege verwendet werden, nicht nur ordnungsgemäß gereinigt, sondern auch gründlich desinfiziert werden. Dies gewährleistet eine sterile Umgebung, die für die Gesundheit und Sicherheit der Patienten sowie für die Wirksamkeit der chirurgischen Eingriffe von entscheidender Bedeutung ist.

**Die Reinigung der Ausrüstung** ist der erste Schritt in diesem Prozess. Dabei werden alle sichtbaren Verschmutzungen wie organische Rückstände, Blut oder Körperflüssigkeiten entfernt, die nach dem Gebrauch auf den Instrumenten und Geräten zurückbleiben können. Diese erste Reinigung ist von grundlegender Bedeutung, da das Vorhandensein von organischem Material die Wirksamkeit der nachfolgenden Desinfektion beeinträchtigen kann. Der Pfleger muss daher sicherstellen, dass jedes Instrument oder Gerät gründlich mit geeigneten Produkten gereinigt wird, häufig mit speziellen Reinigungslösungen für medizinische Geräte. Dieser Schritt muss gemäß den geltenden Protokollen erfolgen, die die Reinigungsmethoden, die zu verwendenden Produkte und die empfohlenen Reinigungszeiten festlegen.

Einige Geräte, wie wiederverwendbare Instrumente aus Metall oder Kunststoff, werden häufig in Reinigungslösungen eingetaucht oder autoklaviert, während andere eine schonendere manuelle Reinigung erfordern. Die Pflegekraft muss die genauen Anweisungen für jede Art von Instrumenten befolgen und sicherstellen, dass alle Ecken und Kanten, auch die schwer zugänglichen, gründlich gereinigt werden. Jeder noch so kleine Rückstand kann zu einem Kontaminationsvektor für nachfolgende Patienten werden.

Nachdem die Reinigung abgeschlossen ist, ist die **Desinfektion** der zweite entscheidende Schritt in diesem Prozess. Im Gegensatz zur einfachen Reinigung zielt die Desinfektion darauf ab, pathogene Mikroorganismen zu entfernen oder zu inaktivieren, die nach dem Gebrauch auf der Ausrüstung verbleiben können. Dies ist ein entscheidender Schritt, um sicherzustellen, dass alle wiederverwendeten Geräte sicher und frei von Bakterien, Viren oder Pilzen sind. Der Pfleger verwendet dazu spezielle Desinfektionsmittel, die je nach Art der Ausrüstung und ihrer Verwendung variieren. Beispielsweise erfordern einige chirurgische Instrumente starke Desinfektionsmittel, die bakterielle Sporen abtöten können, während andere, empfindlichere Geräte weniger aggressive Produkte erfordern.

Die **Desinfektion von Geräten** kann auf unterschiedliche Weise erfolgen, abhängig von den verwendeten Geräten. Einige Geräte werden durch Eintauchen in antiseptische Lösungen für eine bestimmte Zeit desinfiziert, während andere ein gründliches Abwischen mit Desinfektionstüchern erfordern. Der Pfleger muss sich strikt an die Desinfektionsprotokolle halten, die nicht nur die zu verwendenden Produkte, sondern auch die für eine wirksame Desinfektion erforderlichen Einwirkzeiten festlegen. Eine zu schnelle oder schlecht durchgeführte Desinfektion kann überlebende Keime hinterlassen, was die Sicherheit der Pflege gefährdet.

**Sterilisierbare Ausrüstungen**, wie z.B. chirurgische Instrumente aus Metall, werden nach der Desinfektion häufig einer Sterilisation unterzogen. Dieser Schritt geht über die herkömmliche Desinfektion hinaus, da er alle Formen des mikrobiellen Lebens, einschließlich Sporen, abtötet. Der Autoklav ist eines der am häufigsten verwendeten Geräte für diese Sterilisation, bei der Dampf unter hohem Druck angewendet wird. Der Pfleger stellt sicher, dass die Instrumente korrekt in den Autoklaven gelegt werden und dass die Sterilisationszyklen gemäß den Empfehlungen durchgeführt werden.

Neben den Instrumenten erfordern auch **Überwachungsgeräte** wie Monitore, Blutdruckmessgeräte, Infusionspumpen und Oximeter besondere Aufmerksamkeit. Diese Geräte sind zwar weniger direkt an den chirurgischen Verfahren beteiligt, kommen aber mit den Patienten in Kontakt und können daher potenzielle Kontaminationsquellen sein. Der Pfleger muss sie regelmäßig desinfizieren, insbesondere die Teile, die direkt mit der Haut oder den Schleimhäuten des Patienten in Berührung kommen, wie die Manschetten des Blutdruckmessgeräts oder die Sensoren des Oximeters. Dieser Desinfektionsprozess wird häufig mit Desinfektionslösungen oder -tüchern auf der Basis von Alkohol oder anderen antimikrobiellen Wirkstoffen durchgeführt, die Mikroorganismen schnell abtöten, ohne die Geräte zu beschädigen.

**Medizinisches Mobiliar**, wie Betten, Tragen oder Untersuchungstische, ist ebenfalls Teil der Ausrüstung, die regelmäßig desinfiziert werden muss. Nach jedem Gebrauch müssen diese Oberflächen gereinigt und dann mit speziellen Produkten desinfiziert werden, um Keime zu entfernen und das Risiko der Übertragung von Infektionen zu verringern. Der Pfleger stellt sicher, dass jedes Bett zwischen zwei Patienten desinfiziert wird, ebenso wie die Gitter, Griffe und alle anderen Gegenstände, die der Patient oder das Pflegepersonal berührt haben könnten. Dies umfasst auch die Desinfektion von Instrumentenwagen oder Beistelltischen, die im Operationssaal oder in den Patientenzimmern verwendet werden.

Schließlich ist ein wesentlicher Aspekt des Desinfektionsmanagements **die Rückverfolgbarkeit der Ausrüstung**. In chirurgischen Abteilungen, in denen das Infektionsrisiko hoch ist, ist es unerlässlich, genaue Aufzeichnungen über die durchgeführten Reinigungs- und Desinfektionsmaßnahmen zu führen. Dadurch wird nicht nur sichergestellt, dass jedes Material gemäß den Protokollen behandelt wurde, sondern auch, dass im Falle einer Kontrolle oder eines Zwischenfalls alle Vorsichtsmaßnahmen ergriffen wurden. Sie stellen sicher, dass die Reinigungs- und Desinfektionszyklen korrekt durchgeführt wurden, und melden alle Fehlfunktionen oder nicht konformes Material.

- Berichterstattung und Übergabe an das nächste Team.

Die Berichterstattung und die Übergabe an das nächste Team sind wesentliche Momente in der Kontinuität der Pflege, insbesondere in einer chirurgischen Abteilung, in der die Behandlung der Patienten eine ständige und rigorose Aufmerksamkeit erfordert. Diese Phase der Informationsweitergabe ist entscheidend für die Sicherheit der Patienten und den reibungslosen Ablauf der Arbeit innerhalb des Pflegeteams. Der Pfleger spielt in diesem Prozess eine Schlüsselrolle, da er oft die meiste Zeit am Bett des Patienten verbringt und in der Lage ist, genaue und detaillierte Informationen über den Gesundheitszustand des Patienten zu liefern.

Der **Bericht** ist das Ergebnis der sorgfältigen Überwachung der klinischen Parameter, der Pflege und der Beobachtungen, die im Laufe des Tages oder der Nacht gemacht wurden. Er ermöglicht es, dem Team, das die Pflege übernimmt, alle notwendigen Informationen zu übermitteln, damit die Pflege ohne Unterbrechung oder Fehler fortgesetzt werden kann. Es handelt sich hierbei nicht um einen einfachen Austausch von Aufgaben, sondern um einen echten Austausch kritischer Informationen, die sich direkt auf die Sicherheit und Qualität der Patientenversorgung auswirken können.

Ein effektiver Bericht beginnt mit einer **klaren und prägnanten Zusammenfassung** des allgemeinen Zustands des Patienten. Der Pfleger sollte alle relevanten Daten wie Vitalparameter (Herzfrequenz, Blutdruck, Temperatur, Sauerstoffsättigung), Veränderungen, die er während seiner Schicht beobachtet hat, sowie die durchgeführte Pflege dokumentieren. Wenn ein Patient einen Blutdruckabfall, einen Fieberanstieg oder eine Veränderung seines Bewusstseinszustandes hatte, muss dies genau gemeldet werden, damit das nachfolgende Team besonders aufmerksam auf diese Elemente achten kann. Dasselbe gilt für die Schmerzbehandlung: Wenn Schmerzmittel verabreicht wurden, ist es wichtig, dass angegeben wird, wann, mit welcher Wirkung und wann eine neue Dosis erforderlich ist, um eine optimale Schmerzbehandlung ohne Verzögerungen zu gewährleisten.

Die **Überwachung von Behandlungen** gehört ebenfalls zu den wesentlichen Informationen, die weitergegeben werden müssen. Laufende Infusionen, verabreichte Antibiotika oder Verbandswechsel müssen gemeldet werden, zusammen mit klaren Angaben zu den nächsten Maßnahmen, die durchgeführt werden müssen. Wenn ein Patient beispielsweise ein Medikament zu einer bestimmten Zeit erhalten soll oder wenn in den nächsten Stunden eine Drainage gezogen werden soll, müssen diese Informationen genau mitgeteilt werden, um Vergessen oder Verwirrung zu vermeiden. Auch spezielle Anweisungen des Chirurgen, wie die Überwachung einer Operationswunde oder die regelmäßige Beurteilung einer Drainage, sollten in Erinnerung gerufen werden, um sicherzustellen, dass diese Aspekte nicht vernachlässigt werden.

Der Bericht sollte auch **Beobachtungen des Verhaltens oder der Psychologie** des Patienten enthalten. Der Pfleger ist aufgrund seiner Nähe zum Patienten oft derjenige, der Stimmungsschwankungen, Anzeichen von Angst, Verwirrung oder psychologischer Not bemerkt. Wenn ein Patient besonders unruhig oder besorgt erscheint, muss dies gemeldet werden, damit das nachfolgende Team mit einer angemessenen Haltung auf den Patienten zugehen und die notwendige emotionale und psychologische Betreuung fortsetzen kann. Es ist auch wichtig zu erwähnen, ob Angehörige zu Besuch waren, ob der Patient besondere Bedürfnisse oder Sorgen geäußert hat, die eine weitere Betreuung erfordern.

Darüber hinaus enthält der Bericht auch Informationen über die vorhandenen **medizinischen Geräte** wie Drainagen, Sonden, Katheter oder Verbände. Der Pfleger muss darüber berichten, ob diese Geräte funktionieren, ob sie ausgetauscht oder besonders überwacht werden müssen oder ob Anomalien festgestellt wurden, wie z.B. eine undichte Drainage oder eine Rötung um einen Katheter. Das nachfolgende Team muss in der Lage sein, mit genauer Kenntnis des Zustands und der Funktion dieser Geräte zu übernehmen, da ein Vergessen oder eine schlechte Überwachung zu Komplikationen führen kann.

Die eigentliche Übergabe erfolgt häufig mündlich während einer Teamsitzung oder einer individuellen Übergabe. Dieser Moment ist entscheidend, um alles zu klären, was beobachtet wurde, und es ist wichtig, dass der Pfleger sich die Zeit nimmt, um sicherzustellen, dass die Informationen von seinen Kollegen richtig verstanden wurden. Fragen oder Missverständnisse sollten sofort angesprochen werden, um Fehler oder Auslassungen zu vermeiden. Dies ist ein Moment des Austauschs, in dem das nachfolgende Team Fragen stellen, um Klärung bitten oder bestimmte Punkte anhand der gemachten Beobachtungen überprüfen kann.

Neben den Informationen über den Zustand der Patienten kann die Übergabe auch **logistische Details** über den Dienst selbst beinhalten. Wenn beispielsweise bestimmte Ausrüstungsgegenstände oder Medikamente fehlen, technische Probleme mit medizinischen Geräten aufgetreten sind oder administrative Aufgaben noch ausstehen, müssen auch diese Elemente übermittelt werden, damit das nachfolgende Team sie beheben oder die notwendigen Maßnahmen ergreifen kann.

Schließlich ist das **schriftliche Protokoll** ebenso wichtig wie die mündliche Überlieferung. Die Pflegedokumentation muss vollständig und genau ausgefüllt werden, da sie nicht nur dem nachfolgenden Team als Referenz dient, sondern auch den Ärzten und anderen Pflegekräften, die an der Pflege des Patienten beteiligt sind. Jede Pflegemaßnahme, jedes verabreichte Medikament und jede Beobachtung muss in der Patientenakte dokumentiert werden, damit das gesamte Team einen klaren und vollständigen Überblick über die Entwicklung des Patienten hat. Der Pflegehelfer muss sicherstellen, dass diese Akte auf dem neuesten Stand ist, bevor er seinen Dienst beendet, denn sie ist ein unverzichtbares Instrument, um die Kontinuität der Pflege zu gewährleisten.

# Kapitel 3

# Die Betreuung des operierten Patienten - Eine qualitativ hochwertige Krankenpflege

- **Erste Hilfe nach der Operation: Beobachtung und Wachsamkeit**

  ○ Erkennen Sie die Anzeichen einer Infektion, Blutung oder Atemnot.

Das Erkennen von Anzeichen einer Infektion, Blutung oder Atemnot ist eine entscheidende Fähigkeit in der postoperativen Pflege, insbesondere für die Pflegekraft, die oft an vorderster Front bei der Überwachung der Patienten steht. Die Fähigkeit, diese Anzeichen schnell zu erkennen, ermöglicht ein frühzeitiges Eingreifen und die Vermeidung von schwerwiegenden Komplikationen. Diese klinischen Manifestationen sind manchmal subtil, aber ihre schnelle Erkennung kann einen großen Unterschied in der Pflege des Patienten und in der Entwicklung seines Gesundheitszustandes nach einer Operation machen.

**Die Anzeichen einer Infektion** gehören zu den am meisten gefürchteten Komplikationen nach einer Operation. Obwohl Infektionen in verschiedenen Formen auftreten können, gibt es bestimmte klinische Anzeichen, die den Pfleger alarmieren sollten. Einer der ersten Indikatoren ist **Fieber**. Ein Anstieg der Körpertemperatur, insbesondere über 38°C, kann ein frühes Anzeichen für eine Infektion sein. Es ist jedoch wichtig zu wissen, dass Fieber nicht immer unmittelbar nach der Operation auftritt, sondern auch einige Tage später, weshalb eine regelmäßige Überwachung der Temperatur wichtig ist. Zusätzlich zum Fieber muss der Pfleger auf **lokale Anzeichen einer Infektion** an der Operationswunde achten. Eine Rötung um die Wunde herum, eine Schwellung, lokale Wärme oder eitriger Ausfluss sind deutliche Anzeichen einer sich entwickelnden Infektion. Wenn diese Symptome auftreten, ist es wichtig, das Pflegepersonal sofort zu informieren, damit Maßnahmen ergriffen werden können, wie die Entnahme einer Probe und die Einleitung einer Antibiotikabehandlung.

Neben den sichtbaren Zeichen an der Wunde können einige Patienten auch **allgemeine Symptome** einer Infektion aufweisen, wie z.B. Unwohlsein, Schüttelfrost, starke Müdigkeit oder

Verwirrung bei älteren Patienten. Obwohl diese Symptome banal erscheinen mögen, sind sie oft die ersten Anzeichen einer systemischen Infektion, wie z.B. einer Sepsis, die eine dringende medizinische Behandlung erfordert. Der Pfleger muss daher eine ganzheitliche Sicht auf den Patienten haben, indem er die Beobachtung lokaler Zeichen und allgemeiner Symptome kombiniert, um eine Infektion so früh wie möglich zu erkennen.

**Blutungen** sind eine weitere Komplikation, auf die Sie besonders in den ersten Stunden nach einer Operation achten sollten. Eine postoperative Blutung kann eine externe Blutung sein, die an der Wunde sichtbar ist, oder eine interne Blutung, die schwerer zu erkennen ist. Bei einer externen Blutung kann der Pfleger eine **erhöhte Blutmenge** an Verbänden oder chirurgischen Drainagen feststellen. Wenn der Verband schnell nach dem Eingriff blutdurchtränkt ist oder die Drainage plötzlich stärker und hellrot wird, kann dies ein Hinweis auf eine laufende Blutung sein. In diesen Fällen müssen Sie schnell handeln und das medizinische Team alarmieren, damit die Blutung gestoppt werden kann.

**Innere Blutungen** sind zwar weniger sichtbar, können aber ebenso gefährlich sein. Der Helfer muss besonders auf indirekte Anzeichen einer Blutung achten, wie z.B. einen **schnellen Abfall des Blutdrucks**, einen **Anstieg der Herzfrequenz** (Tachykardie) oder **Anzeichen von Blässe** und kaltem Schweiß. Diese Symptome, zusammen mit Unruhe oder Unwohlsein beim Patienten, können darauf hinweisen, dass eine innere Blutung auftritt. In solchen Situationen ist eine sofortige Reaktion erforderlich, da eine unbehandelte Blutung schnell tödlich sein kann. Der Pfleger muss diese subtilen Anzeichen erkennen können, um eine schnelle und effektive Behandlung zu ermöglichen.

Schließlich ist **Atemnot** ein medizinischer Notfall, der sofort erkannt und behandelt werden muss. Nach einer Vollnarkose oder einem schweren Eingriff kann es für manche Patienten schwierig sein, wieder eine normale Beatmung zu erreichen. Eines der ersten Anzeichen für Atemnot ist eine **erschwerte Atmung** oder eine **schnelle und flache Atmung**. Der Patient kann darüber klagen, dass er nicht zu Atem kommt, oder der Pfleger kann abnormale Atembewegungen beobachten, wie ein Ziehen im Brustkorb oder in der supraklavikulären Vertiefung. Eine **niedrige Sauerstoffsättigung** (gemessen mit einem Sättigungsmessgerät) ist ebenfalls ein wichtiger Indikator für Atemnot. Wenn die Sättigung unter 90% fällt, ist dies ein Warnsignal, das ein sofortiges Eingreifen erfordert, wie z.B. die Verabreichung von Sauerstoff oder eine erneute medizinische Beurteilung.

Ein weiteres charakteristisches Zeichen für Atemnot ist die **Zyanose**, d.h. eine bläuliche Verfärbung der Lippen, Nägel oder der Haut, die darauf hinweist, dass das Blut nicht mehr ausreichend mit Sauerstoff versorgt wird. Dieses Symptom tritt zwar erst spät im Verlauf der Atemnot auf, ist aber ein Hinweis auf einen ernsthaften Sauerstoffmangel. Parallel dazu können auch **abnormale Atemgeräusche**, wie Pfeifen oder Rasseln, den Pfleger alarmieren. Diese Anzeichen müssen sofort dem Pflege- und Ärzteteam gemeldet werden, damit eine schnelle Behandlung erfolgen kann, da eine unbehandelte Atemnot schnell zu einer Ateminsuffizienz führen kann.

Neben diesen offensichtlichen Zeichen muss der Pfleger auch auf **Veränderungen im Verhalten** des Patienten achten, die frühe Anzeichen einer Notlage sein können. Plötzliche Verwirrung, unerklärliche Unruhe oder übermäßige Schläfrigkeit können auf Sauerstoffmangel oder eine unerkannte Blutung hinweisen. Diese Anzeichen können subtil sein, sind aber oft die ersten Hinweise auf eine schwere Dekompensation und erfordern eine sofortige Reaktion.

- ◦ Überwachung von Drainagen, Verbänden und Infusionen.

Die Überwachung von Drainagen, Verbänden und Infusionen ist ein wesentlicher Bestandteil der postoperativen Pflege. Jedes dieser Geräte spielt eine spezifische Rolle bei der Genesung des Patienten nach einem chirurgischen Eingriff. Ihre strenge

Überwachung gewährleistet eine komplikationslose Genesung und verhindert das Risiko von Infektionen, Blutungen oder anderen Problemen, die mit der Operation verbunden sind. Der Pfleger, der eng mit dem Pflege- und Ärzteteam zusammenarbeitet, steht oft an vorderster Front, wenn es darum geht, diese Geräte zu überwachen.

**Die Überwachung der Drainagen** ist von entscheidender Bedeutung, da diese zur Ableitung von Flüssigkeiten (Blut, Sekrete oder Eiter) verwendet werden, die sich im Operationsgebiet ansammeln können. Drainagen helfen, Infektionen zu verhindern und die Bildung von Hämatomen oder Flüssigkeitsansammlungen unter der Haut zu vermeiden. Es gibt verschiedene Arten von Drainagen, einschließlich passiver und aktiver Drainagen, die mit oder ohne Saugsystem funktionieren. Der Pfleger muss zunächst sicherstellen, dass die Drainage richtig positioniert und sicher befestigt ist, ohne dass sie undicht ist oder sich verschiebt.

Ein wesentlicher Teil der Überwachung von Drainagen ist die **Beobachtung der Menge und der Art der** abgelassenen **Flüssigkeit**. Der Pfleger sollte regelmäßig die Menge der Flüssigkeit im Reservoir der Drainage notieren und das Pflegepersonal oder den Arzt informieren, wenn die Menge ungewöhnlich stark ansteigt oder die Flüssigkeit hellrot wird, was auf eine aktive Blutung hindeuten könnte. Ebenso kann das Auftreten von Eiter oder abnormalen Sekreten in der Drainage auf eine Infektion hinweisen, die sofort behandelt werden muss. Es ist auch wichtig zu überprüfen, ob die Drainage verstopft oder geknickt ist, da dies den Abfluss von Flüssigkeiten behindern und zu Komplikationen führen kann. Wenn ein Problem auftritt, muss der Pfleger die Anomalie umgehend dem Krankenpfleger melden, damit Maßnahmen ergriffen werden können, wie die Neupositionierung der Drainage oder ihr Austausch.

**Die Überwachung der Verbände** ist eine weitere entscheidende Aufgabe in der postoperativen Pflege. Verbände haben eine Schutzfunktion, indem sie die Operationswunde sauber halten und die Wundheilung fördern. Der Pfleger muss sicherstellen, dass die Verbände intakt, sauber und gut befestigt sind, ohne dass Flüssigkeit austritt oder Blutungen auftreten, die den Verband beschädigen oder die Wunde einer Infektion aussetzen könnten. Es ist wichtig, den Zustand des Verbandes regelmäßig zu überprüfen, insbesondere die Sättigung mit Blut oder Serositäten. Wenn der Verband gesättigt ist, muss er von der Pflegekraft ersetzt oder verstärkt werden.

Die **visuelle Kontrolle der Wunde** ist ebenfalls von entscheidender Bedeutung. Auch wenn der Pfleger nicht immer für den Verbandwechsel verantwortlich ist, sollte er offensichtliche Abweichungen wie Rötung, Schwellung oder verdächtigen Ausfluss melden, die auf eine Infektion hindeuten könnten. In einigen Fällen kann sich der Verband teilweise lösen und der Pfleger muss ihn vorübergehend neu positionieren oder die Pflegekraft alarmieren, um einen vollständigen Verbandwechsel zu veranlassen. Anzeichen von Unbehagen des Patienten, wie z.B. verstärkte Schmerzen um die Wunde herum, sollten ebenfalls beachtet werden, da sie ein früher Indikator für eine Wundheilungsstörung oder eine Infektion sein können.

**Infusionen** sind ein weiterer wichtiger Bestandteil der postoperativen Pflege, da sie die Verabreichung von Flüssigkeiten, Medikamenten oder Nährstoffen direkt in den Blutkreislauf des Patienten ermöglichen. Die Überwachung der Infusionen umfasst mehrere Aspekte, von der Überwachung des Flüssigkeitsflusses bis zum Zustand der Einstichstelle des Katheters. Der Pfleger muss sicherstellen, dass die Infusion richtig funktioniert, ohne Verstopfung oder Leckage, und dass die Durchflussrate den medizinischen Anweisungen entspricht.

Es ist wichtig, **den Zustand der Einstichstelle** des Katheters regelmäßig auf Anzeichen von Komplikationen zu überprüfen, wie z.B. Rötung, Schwellung oder lokale Schmerzen, die auf eine Infektion oder Phlebitis hinweisen könnten. Eine falsch platzierte Infusion oder ein verstopfter Katheter kann zu Schwellungen des Arms oder der Hand, Schmerzen oder Flüssigkeitsaustritt führen.

Wenn der Pfleger eines dieser Anzeichen feststellt, sollte er sofort den Krankenpfleger alarmieren, damit Maßnahmen ergriffen werden können, wie z.B. der Austausch des Katheters oder die Neueinstellung der Infusion.

Neben der Überwachung der Einstichstelle muss der Pfleger auch sicherstellen, dass **die Infusionsrate** gleichmäßig und entsprechend der ärztlichen Anweisung ist. Eine zu schnelle oder zu langsame Infusion kann schwerwiegende Folgen für den Gesundheitszustand des Patienten haben. Wenn die Flussrate anormal erscheint oder die Alarme der Infusionspumpe ausgelöst werden, muss der Pfleger das Gerät überprüfen und sicherstellen, dass alles ordnungsgemäß funktioniert. Wenn ein Problem auftritt, ist es entscheidend, dass der Pfleger umgehend informiert wird, um die Durchflussrate anzupassen oder die Fehlfunktion zu beheben.

Darüber hinaus ist es wichtig, **das** in den Beuteln oder Flaschen verbleibende **Infusionsvolumen zu überwachen**. Wenn ein Infusionsbeutel fast leer ist, muss der Pfleger sicherstellen, dass er ausgetauscht wird, bevor Luft in den Schlauch gelangt, was zu ernsthaften Komplikationen führen könnte. Er muss auch sicherstellen, dass die Beutel korrekt beschriftet sind, um eine Verwechslung von Medikamenten oder Dosierungen zu vermeiden.

- **Vermeidung von postoperativen Komplikationen**

  ◦ Komplikationen, auf die Sie achten sollten: Embolie, Phlebitis, Dekubitus, etc.

In einem postoperativen Kontext ist die Überwachung von Komplikationen eine absolute Priorität, um die Sicherheit und das Wohlbefinden des Patienten zu gewährleisten. Einige Komplikationen, wie Embolie, Phlebitis oder Dekubitus, können trotz sorgfältigster Pflege auftreten und müssen so früh wie möglich erkannt werden, um schwerwiegende Folgen zu vermeiden. Der Pfleger spielt durch seinen ständigen Kontakt mit dem Patienten eine Schlüsselrolle bei der Früherkennung dieser Probleme. Eine erhöhte Wachsamkeit und aufmerksame Beobachtung sind wichtig, um schnell eingreifen zu können und eine Verschlimmerung dieser Komplikationen zu verhindern.

**Die Lungenembolie**, auch Embolie genannt, ist eine der am meisten gefürchteten Komplikationen, insbesondere bei Patienten, die nach einer Operation bettlägerig sind. Sie tritt auf, wenn ein Blutgerinnsel (Thrombus), das sich häufig in einer tiefen Vene der unteren Gliedmaßen gebildet hat, sich verschiebt und eine Arterie in der Lunge blockiert. Diese Blockade behindert den Blutfluss und kann zu einer lebensbedrohlichen Ateminsuffizienz führen. Die Warnzeichen einer Lungenembolie sind nicht immer offensichtlich, aber es gibt einige Symptome, die den Pfleger sofort alarmieren sollten. Zu diesen Anzeichen gehören **plötzliche Atemnot**, **akute Brustschmerzen**, eine **schnelle Herzfrequenz** (Tachykardie) oder **Zyanose**, die sich in einer bläulichen Verfärbung der Lippen und Nägel äußert, was auf eine schlechte Sauerstoffversorgung des Blutes hinweist.

Der Pfleger muss bei Patienten mit Risikofaktoren für eine Embolie, wie z.B. längerer Immobilität, Fettleibigkeit oder einer Vorgeschichte von Gerinnungsstörungen, besonders vorsichtig sein. Jede Beschwerde über Brustschmerzen oder Atembeschwerden muss sehr ernst genommen werden. Wenn diese Symptome auftreten, ist es unbedingt erforderlich, sofort das medizinische Team zu alarmieren, damit Untersuchungen wie eine Lungenbildgebung oder Bluttests durchgeführt werden können, um die Diagnose zu bestätigen und gegebenenfalls eine gerinnungshemmende Behandlung einzuleiten.

**Die Phlebitis** oder tiefe Venenthrombose (DVT) ist eng mit dem Risiko einer Embolie verbunden. Sie äußert sich durch die Bildung eines Gerinnsels in einer tiefen Vene, meist in den Beinen. Wenn sich dieses Gerinnsel löst, kann es in die Lunge wandern und eine Lungenembolie verursachen. Der

Krankenpflegehelfer muss daher bei postoperativen Patienten, insbesondere bei Patienten, die lange Zeit im Bett bleiben müssen, sorgfältig auf Anzeichen einer Phlebitis achten.

Zu den klassischen Anzeichen einer Phlebitis gehören **Schmerzen in der Wade oder im Oberschenkel**, die oft als ziehend oder krampfartig beschrieben werden, sowie eine **Schwellung** des Beines, **lokale Wärme** und eine sichtbare **Rötung** der Haut. Wenn diese Symptome auftreten, ist es wichtig, sofort das Pflegepersonal oder den Arzt zu alarmieren, da eine blutverdünnende Behandlung schnell eingeleitet werden muss, um eine Lungenembolie zu verhindern. Die Pflegekraft kann auch zur Vorbeugung von Phlebitis beitragen, indem sie eine frühzeitige Mobilisierung der Patienten fördert, Kompressionsstrümpfe anlegt oder bei der Durchführung von Beinbeuge- und -streckübungen hilft, um die Blutzirkulation zu fördern.

Druckgeschwüre sind eine weitere häufige Komplikation bei Patienten, die nach einer Operation bettlägerig oder in ihrer Mobilität eingeschränkt sind. Sie entstehen, wenn anhaltender Druck auf bestimmte Körperbereiche wie Fersen, Kreuzbein oder Ellbogen die Blutzirkulation behindert und die Haut und das darunter liegende Gewebe schädigt. Ein Dekubitus kann sich schnell von einer einfachen Rötung zu einer tiefen, infizierten Wunde entwickeln, wenn er nicht rechtzeitig überwacht und behandelt wird.

Der Pfleger muss besonders auf die gefährdeten Bereiche achten und die Haut des Patienten regelmäßig inspizieren, insbesondere bei Patienten, die nicht in der Lage sind, sich selbst zu mobilisieren. Eines der ersten Anzeichen für einen sich bildenden Dekubitus ist eine **anhaltende Rötung** an einer Druckstelle, die auch dann nicht verschwindet, wenn der Druck nachlässt. Wenn diese Rötung nicht behandelt wird, kann sich die Haut verschlechtern und **Phlyken** (Blasen) bilden, die zu tieferen Geschwüren führen. Die Vermeidung von Druckgeschwüren erfordert eine **regelmäßige Neupositionierung** des Patienten, etwa alle zwei Stunden, sowie die Verwendung von speziellen Matratzen und Kissen, um den Druck auf die empfindlichen Stellen zu verringern. Der Pfleger kann auch schützende Cremes auftragen, um die Haut mit Feuchtigkeit zu versorgen und Mazeration zu vermeiden.

Neben diesen drei Hauptkomplikationen gibt es noch weitere Situationen, die postoperativ genau überwacht werden müssen. Eine **Infektion der Operationswunde** ist zum Beispiel eine häufige Komplikation, die die Heilung verlangsamen und Schmerzen oder Fieber verursachen kann. Anzeichen einer Infektion wie **Rötung, Schwellung, eitriger Ausfluss** oder **starke Schmerzen** im Bereich der Wunde müssen sofort gemeldet werden. Eine erhöhte Körpertemperatur ist oft ein frühes Anzeichen für eine Infektion und erfordert eine schnelle Behandlung, um eine Ausbreitung oder systemische Infektion zu verhindern.

Schließlich ist es wichtig, auf Anzeichen von **Atemwegskomplikationen** zu achten, insbesondere nach einer Vollnarkose. Die Atemkapazität kann nach einem chirurgischen Eingriff vermindert sein, insbesondere bei Patienten mit einer Vorgeschichte von Atemwegserkrankungen wie Asthma oder chronisch obstruktiver Lungenerkrankung (COPD). Schweres Atmen, eine ungewöhnlich hohe Atemfrequenz oder Atemgeräusche wie Rasselgeräusche können auf eine **Lungenentzündung** oder **Atelektase** hinweisen, eine Komplikation, die mit dem teilweisen Kollaps der Lunge verbunden ist. Der Pfleger sollte den Patienten zu Atemübungen ermutigen, wie z.B. die Verwendung eines Spirometers, um die Lungenexpansion zu fördern und diesen Komplikationen vorzubeugen.

∘ Techniken zur Mobilisierung bettlägeriger Patienten: Passive Mobilisierung und Unterstützung beim Gehen.

Die Mobilisierung bettlägeriger Patienten ist eine wesentliche Aufgabe im Rahmen der postoperativen Pflege oder der Langzeitpflege, da eine längere Immobilität das Risiko schwerwiegender Komplikationen wie Dekubitus, Phlebitis, Muskelatrophie oder Atembeschwerden mit sich bringt. Der Pfleger spielt eine Schlüsselrolle bei der Mobilisierung der Patienten entsprechend ihrem Gesundheitszustand und ihrer Bewegungsfähigkeit. Es ist wichtig, zwischen zwei Arten der Mobilisierung zu unterscheiden: der **passiven Mobilisierung** und der **Unterstützung beim Gehen**. Diese Techniken werden auf die Bedürfnisse des Patienten und den Grad seiner Selbständigkeit abgestimmt, wobei auf Komfort und Sicherheit geachtet wird.

Die **passive Mobilisierung** ist eine Technik, die bei Patienten angewendet wird, die sich nicht selbst bewegen können, entweder aufgrund ihres postoperativen Zustands oder aufgrund eines medizinischen Zustands, der ihre Mobilität einschränkt. Bei dieser Methode werden für den Patienten Gelenk- und Muskelbewegungen ausgeführt, um die Beweglichkeit der Gelenke zu erhalten, die Durchblutung anzuregen und der Bildung von Kontrakturen oder Druckgeschwüren vorzubeugen. Obwohl es sich um Bewegungen handelt, die von der Pflegekraft ausgeführt werden, haben sie für den Patienten viele Vorteile.

Bei der passiven Mobilisierung sollte der Helfer sanfte und progressive Bewegungen durchführen, ohne die Gelenke zu belasten. Es ist wichtig, den Rhythmus und die Fähigkeiten des Patienten zu respektieren und auf seine Reaktionen zu achten. Die Übungen umfassen **Streck- und Beugebewegungen** der Gliedmaßen, **Drehungen** von Gelenken (wie Schultern oder Hüften) sowie Abduktions- und Adduktionsbewegungen von Armen und Beinen. Bei einem bettlägerigen Patienten kann der Helfer beispielsweise damit beginnen, das Bein des Patienten sanft anzuheben, das Knie zu beugen und zu strecken und dann sanfte Drehungen im Knöchelbereich durchzuführen. Diese

Bewegungen sollten an jeder Gliedmaße ausgeführt werden, um alle Hauptgelenke des Körpers zu stimulieren.

Ein weiterer Aspekt der passiven Mobilisierung besteht darin, **die Position** des Patienten im Bett **regelmäßig zu verändern**. Je nach Toleranz des Patienten wird empfohlen, ihn alle zwei Stunden neu zu lagern, um einen längeren Druck auf bestimmte Körperbereiche zu vermeiden, der zu Druckgeschwüren führen kann. Der Pfleger kann Kissen verwenden, um bestimmte Körperteile zu stützen und den Patienten in einer bequemen und sicheren Position zu halten. Neben der Vermeidung von Dekubitus verbessern diese Positionsänderungen die Blutzirkulation und fördern die Atmung, indem sie komprimierte Bereiche der Lunge befreien.

Die passive Mobilisierung beschränkt sich nicht auf die oberen und unteren Gliedmaßen. Der **Oberkörper** sollte ebenfalls mobilisiert werden, insbesondere indem der Patient dabei unterstützt wird, seinen Rumpf leicht aufzurichten, wenn sein Zustand dies zulässt. Dies kann sanfte Bewegungen des Kopfes und des Nackens sowie Atemübungen beinhalten, um eine bessere Lungenexpansion zu fördern und Komplikationen wie Atelektase zu verhindern. Auch tiefe Atemübungen und kontrollierte Hustentechniken werden empfohlen, um die Atemwege zu befreien und die Ansammlung von Sekreten zu verhindern.

Zusätzlich zur passiven Mobilisierung kann der Pflegehelfer, wenn der Zustand des Patienten es zulässt, die **Unterstützung beim Gehen** übernehmen. Diese Methode wird bei Patienten angewendet, die zwar stehen und gehen können, aber aufgrund von Schwäche oder Koordinationsverlust Hilfe benötigen, z.B. nach einer größeren Operation oder nach einer längeren Phase der Immobilisierung. Das Ziel der Gehhilfe ist es, dem Patienten zu ermöglichen, seine Selbständigkeit allmählich wiederzuerlangen und Komplikationen zu vermeiden, die mit der Immobilität verbunden sind, wie Thrombosen oder Muskelschwund.

Vor Beginn der Gehhilfe muss der Helfer **den Patienten vorbereiten** und sicherstellen, dass er sicher im Bett oder im Stuhl sitzt. Der Patient sollte ermutigt werden, sich Zeit zu lassen und sich langsam aufzurichten, um Schwindel zu vermeiden, insbesondere nach einer längeren Ruhephase. Der Pfleger kann dem Patienten helfen, sich auf die Bettkante zu setzen, wobei er darauf achten sollte, dass seine Füße auf dem Boden bleiben und sein Rücken gestützt wird. Dieser Moment ist entscheidend, um den Zustand des Patienten zu beurteilen und sicherzustellen, dass er bereit ist, aufzustehen. Der Patient kann ermutigt werden, einfache Bewegungen wie das Heben der Arme oder das Beugen der Beine auszuführen, um die Muskeln sanft zu wecken.

Wenn der Pflegebedürftige bereit ist aufzustehen, sollte der Helfer ihn vorsichtig begleiten und sicherstellen, dass er **stabil steht**. Es ist wichtig, die Füße des Pflegebedürftigen richtig zu positionieren und sicherzustellen, dass er sich nicht unausgewogen nach vorne oder hinten lehnt. Der Helfer kann den Patienten unter dem Arm unterstützen, während er gleichzeitig eine Hand bereithält, um die Taille oder den Rücken zu stabilisieren, falls dies erforderlich ist. Die Verwendung von Hilfsmitteln wie einem **Gehgürtel** oder einer **Gehhilfe** kann ebenfalls sehr hilfreich sein, um dem Patienten mehr Sicherheit zu bieten. Diese Hilfsmittel verringern den Druck auf die Beine und erleichtern die ersten Schritte.

Bei der Unterstützung des Gehens ist es wichtig, dass der Helfer den Patienten ermutigt, **kleine Schritte** in seinem eigenen Tempo zu **machen** und sich zu vergewissern, dass jeder Fuß fest auf dem Boden steht, bevor er weitergeht. Die angebotene Unterstützung sollte an die Fähigkeiten des Patienten angepasst werden: Manche Patienten benötigen nur eine leichte Führung, während andere eine festere Unterstützung benötigen, um aufrecht stehen zu können. Der Helfer sollte auch auf Anzeichen von Müdigkeit oder Unwohlsein achten, wie z.B. schnelle Atmung, Zittern oder Blässe. Wenn der Patient Anzeichen von Schwäche zeigt, ist es wichtig, dass er sich schnell hinsetzt, um einen Sturz zu vermeiden.

Schließlich ist die Rehabilitation durch Gehen ein schrittweiser Prozess. Es ist wichtig, den Patienten bei den ersten Gehversuchen nicht zu überfordern. Der Pfleger sollte den Fortschritt fördern, auch wenn die zurückgelegten Strecken zunächst kurz sind. Ziel ist es, das Vertrauen des Patienten in seine körperlichen Fähigkeiten zu stärken und seine Muskeln und Gelenke allmählich zu reaktivieren. Jede Geheinheit muss an den Zustand des Patienten angepasst werden und es ist wichtig, seine Reaktionen zu beobachten, um die Intensität der Übung anzupassen.

- **Postoperative Schmerzbehandlung**

  ○ Verstehen Sie die verschiedenen Schmerzstufen und wie man sie lindern kann.

Die verschiedenen Schmerzstufen zu verstehen und zu wissen, wie sie gelindert werden können, ist eine entscheidende Fähigkeit bei der Behandlung von Patienten, insbesondere in einem chirurgischen oder postoperativen Umfeld. Schmerz ist eine subjektive, komplexe und multidimensionale Erfahrung, die in ihrer Intensität, Dauer und Qualität variieren kann. Es ist wichtig, den Schmerz richtig einzuschätzen, um wirksame und für jeden Patienten geeignete Lösungen zur Linderung anbieten zu können. Der Pfleger, der in erster Linie für die Überwachung und Begleitung der Patienten zuständig ist, spielt bei dieser Beurteilung und der Umsetzung von Maßnahmen zur Schmerzlinderung eine wesentliche Rolle.

Schmerzen werden in der Regel in verschiedene **Intensitätsstufen** eingeteilt, die von leicht über mäßig bis hin zu schwer oder unerträglich reichen. Die genaue Einschätzung der Intensität ist entscheidend für die Auswahl der am besten geeigneten Methoden zur Schmerzlinderung. In Krankenhäusern werden verschiedene Instrumente zur Bewertung von Schmerzen eingesetzt. Das gebräuchlichste ist die **numerische**

**Schmerzskala**, bei der der Patient aufgefordert wird, seinen Schmerz auf einer Skala von 0 bis 10 zu quantifizieren, wobei 0 für völlige Schmerzfreiheit und 10 für den stärksten vorstellbaren Schmerz steht. Diese einfache Methode ermöglicht es dem Patienten, dem Pflegeteam einen klaren Anhaltspunkt zu geben. Andere Skalen, wie die **visuelle Analogskala (VAS)** oder die **einfache verbale Skala**, werden ebenfalls verwendet, insbesondere bei Patienten, die Schwierigkeiten haben, ihre Empfindungen auszudrücken.

Zusätzlich zu diesen Skalen sollte der Pfleger auf **nonverbale Anzeichen** von Schmerzen achten, insbesondere bei Patienten, die nicht effektiv kommunizieren können. Ungewöhnliche Unruhe, Grimassen, Stöhnen, schnelle Atmung oder Muskelverspannungen sind alles Anzeichen dafür, dass der Patient Schmerzen hat, auch wenn er sie nicht direkt ausdrückt. Bei älteren oder kognitiv beeinträchtigten Patienten sind diese Indikatoren für das Verständnis der Schmerzen von entscheidender Bedeutung.

Sobald der Schmerz bewertet wurde, ist es wichtig, die Strategien zur **Schmerzlinderung** an die Intensität und die Eigenschaften des Schmerzes anzupassen. Leichte bis mittelschwere Schmerzen können beispielsweise mit nicht-pharmakologischen Methoden und leichteren medizinischen Behandlungen gelindert werden, während starke oder chronische Schmerzen oftmals eine stärkere medikamentöse Behandlung erfordern.

**Leichte bis mäßige Schmerzen** können oft mit Schmerzmitteln der Stufe 1 wie Paracetamol **oder nichtsteroidalen** Antirheumatika **(NSAR)** wie Ibuprofen gelindert werden. Diese Medikamente sind in der Regel wirksam bei Schmerzen im Zusammenhang mit kleineren Operationen oder oberflächlichen Verletzungen. Sie können auch als Ergänzung zu anderen Behandlungen bei stärkeren Schmerzen eingesetzt werden, aber immer unter Einhaltung der vorgeschriebenen Höchstdosen, um Nebenwirkungen wie Lebertoxizität bei Paracetamol oder Magenkomplikationen bei NSAR zu vermeiden.

Zusätzlich zu den Medikamenten können auch nicht-pharmakologische Techniken zur Schmerzlinderung beitragen. **Die Anwendung von Wärme** oder Kälte auf den schmerzenden Bereich ist eine einfache, aber oft wirksame Methode, um lokale Schmerzen zu lindern. Eine warme Kompresse kann beispielsweise helfen, die Muskeln zu entspannen und Verspannungen abzubauen, während eine kalte Kompresse Entzündungen und Schwellungen nach einer Verletzung oder einer Operation reduzieren kann. Der Pfleger kann den Patienten auch zu **Entspannungsübungen** oder tiefen Atemtechniken ermutigen, um Stress abzubauen und eine bessere Schmerzbewältigung zu ermöglichen. Diese Methoden können besonders bei Angstpatienten oder bei Patienten mit chronischen Schmerzen hilfreich sein.

Bei mittelstarken **bis starken Schmerzen** sind oft stärkere Schmerzmittel erforderlich. Dazu gehören Medikamente der **Stufe 2** wie **Codein, Tramadol** oder andere leichte Opioide, die häufig in Kombination mit Paracetamol verwendet werden. Diese Medikamente sind wirksam bei der Linderung von stärkeren postoperativen Schmerzen, sollten aber wegen ihrer möglichen Nebenwirkungen wie Schläfrigkeit, Übelkeit oder Verstopfung mit Vorsicht verabreicht werden.

Wenn die Schmerzen stark oder unerträglich werden, müssen **starke Opioide** eingesetzt werden, die als Medikamente der **Stufe 3** eingestuft werden. Diese Analgetika wie **Morphin**, **Oxycodon** oder **Fentanyl** werden nur bei starken Schmerzen eingesetzt, die häufig nach Operationen oder bei chronischen Krankheiten wie Krebs auftreten. Diese Behandlungen sind sehr wirksam bei der Schmerzkontrolle, aber sie erfordern eine enge Überwachung, um Komplikationen wie Atemdepression, Verwirrung oder Sucht zu vermeiden. Der Pfleger muss besonders aufmerksam auf die Reaktionen des Patienten unter Opioidtherapie achten, auf Nebenwirkungen achten und jede Abweichung dem Pfleger oder dem Arzt melden.

Neben der medikamentösen Behandlung ist **die psychologische Begleitung** und die emotionale Betreuung des Patienten für eine bessere Schmerzbewältigung unerlässlich. Starke Schmerzen können durch Angst, Furcht oder Stress verstärkt werden, und der Pfleger kann durch sein Zuhören und seine Präsenz viel dazu beitragen, diese Emotionen zu lindern. Eine klare Erklärung der Behandlungen, die Beruhigung über die Wirksamkeit der Medikamente und ein wohlwollendes Zuhören sind Mittel, um die Angst des Patienten zu reduzieren, was indirekt auch die Schmerzwahrnehmung verringern kann.

In einigen Fällen können **physiotherapeutische Techniken** oder **leichte Massagen** empfohlen werden, um Muskel- oder Gelenkschmerzen zu lindern. Der Pfleger kann auch dabei helfen, den Patienten neu zu positionieren, um den Druck auf bestimmte empfindliche Bereiche zu verringern, und sicherstellen, dass der Patient bequem liegt, sei es im Bett oder in einem Sessel.

Bei Patienten mit **chronischen** oder hartnäckigen **Schmerzen** kann die Behandlung auch spezifischere Behandlungen umfassen, wie z.B. Infiltrationen von Kortikoiden, Neurostimulation oder multimodale Ansätze, bei denen verschiedene Techniken kombiniert werden, um eine umfassende Linderung zu erreichen. Der Pfleger ist zwar nicht direkt an diesen spezialisierten Behandlungen beteiligt, muss aber die Entwicklung der Schmerzen des Patienten aufmerksam verfolgen und jede Unwirksamkeit der laufenden Behandlungen melden, damit das medizinische Team die Behandlung anpassen kann.

  ◦ Nichtmedikamentöse Techniken zur Linderung: Lagerung, Entspannung.

Nichtmedikamentöse Verfahren zur Schmerzlinderung spielen eine wichtige ergänzende Rolle zur pharmakologischen Behandlung. Sie sind besonders wirksam bei der Linderung leichter bis mäßiger Schmerzen, können aber auch die Wirkung von Medikamenten bei stärkeren Schmerzen verstärken. Diese Methoden, zu denen auch die **richtige Lagerung** und **Entspannung** gehören, sind nicht invasiv, einfach anzuwenden und können den Komfort des Patienten erheblich verbessern. Der Pfleger ist durch seine Nähe zum Patienten in einer idealen Position, um diese Methoden in der täglichen Praxis anzuwenden und zu einer umfassenden Schmerzlinderung beizutragen.

Die **Lagerung** des Patienten ist eine grundlegende Technik zur Linderung von Schmerzen, insbesondere bei bettlägerigen Patienten oder Patienten, die sich einem chirurgischen Eingriff unterzogen haben. Die richtige Lagerung reduziert den Druck auf bestimmte Körperbereiche, verbessert die Blutzirkulation, fördert die Atmung und entspannt verspannte Muskeln. Eine falsche Lagerung hingegen kann die Schmerzen durch Muskelverspannungen, Nervenkompressionen oder Durchblutungsstörungen verstärken.

Der Pfleger kann Schmerzen wirksam lindern, indem er **Positionen** einnimmt, **die der Art der Schmerzen** des Patienten **entsprechen**. Wenn ein Patient beispielsweise nach einer Operation **unter** Bauch- oder Brustschmerzen leidet, ist es oft ratsam, ihn in eine **halb sitzende** Position zu bringen, wobei der Oberkörper mit Hilfe von Kissen oder einem Gelenkbett leicht angehoben wird. Diese Position reduziert den Druck auf das Operationsgebiet und erleichtert die Atmung. Bei Rücken- oder Kreuzschmerzen kann eine Seitenlage mit einem Kissen zwischen den Knien, um die Wirbelsäule auszurichten, sofortige Erleichterung bringen.

Neben der anfänglichen Positionierung ist es wichtig, **die Position** des Patienten **regelmäßig** zu **ändern**, um das Auftreten von Schmerzen aufgrund längerer Immobilität **zu** vermeiden. Bei bettlägerigen Patienten, insbesondere bei solchen mit Dekubitusrisiko, wird eine Umlagerung alle zwei Stunden empfohlen. Diese Umlagerungen sollten sanft durchgeführt werden, wobei darauf zu achten ist, dass der Komfort des Patienten erhalten bleibt und übermäßige Verdrehungen oder Zug vermieden werden. Die Verwendung von **Stützkissen** unter den Knien, Knöcheln oder Armen hilft, Druckstellen zu reduzieren und eine stabile und bequeme Position beizubehalten.

Die **Lagerung der Gliedmaßen** ist in einigen Fällen ebenfalls von entscheidender Bedeutung, insbesondere nach Knochenbrüchen oder orthopädischen Operationen. Der Pfleger kann Schienen oder Kissen verwenden, um die Gliedmaßen hochzulagern, wodurch Schwellungen und Schmerzen reduziert werden, da der venöse Rückfluss erleichtert wird. Das Hochlagern eines Beines nach einer Knie- oder Hüftoperation verringert beispielsweise den Druck auf den operierten Bereich und fördert die Heilung.

Neben der Lagerung ist die **Entspannung** eine weitere nicht-medikamentöse Technik, die zur Schmerzlinderung beiträgt, indem sie auf Körper und Geist einwirkt. Schmerzen werden oft durch Stress, Angst und Muskelverspannungen verschlimmert. Indem man dem Patienten hilft, sich zu entspannen, kann man die wahrgenommene Intensität der Schmerzen reduzieren und das allgemeine Wohlbefinden verbessern.

Eine der einfachsten und effektivsten Entspannungsmethoden ist das **tiefe Atmen**. Diese Technik hilft, Ängste abzubauen und verspannte Muskeln zu entspannen. Der Pfleger kann den Patienten ermutigen, tief zu atmen, indem er langsam durch die Nase einatmet, die Luft einige Sekunden anhält und dann langsam durch den Mund ausatmet. Diese langsamen und kontrollierten Atemzüge helfen, den Körper mit Sauerstoff zu versorgen, Spannungen abzubauen und den Geist zu beruhigen. Bei operierten Patienten kann diese tiefe Atemtechnik auch die Atemfunktion verbessern und Komplikationen wie Atelektase (teilweiser Zusammenbruch der Lunge) verhindern.

Die **progressive Muskelentspannung** ist eine weitere Technik, die der Pfleger anbieten kann. Sie besteht darin, verschiedene Muskelgruppen schrittweise anzuspannen und wieder zu entspannen, beginnend mit den Füßen und allmählich zum Kopf hinauf. Dieser Wechsel zwischen Anspannung und Entspannung ermöglicht es dem Patienten, sich der Spannungsbereiche in seinem Körper bewusst zu werden und sie zu lockern, was den Muskelschmerz reduziert. Diese Methode ist besonders nützlich für Patienten mit chronischen Schmerzen oder Schmerzen, die mit Muskelverspannungen verbunden sind.

Ergänzend können Techniken wie **positive Visualisierung** oder **geführte Meditation** eingesetzt werden, um dem Patienten zu helfen, seine Aufmerksamkeit von den Schmerzen abzulenken und sich auf angenehme Gedanken oder Bilder zu konzentrieren. Der Pfleger kann den Patienten beispielsweise ermutigen, sich einen ruhigen und beruhigenden Ort vorzustellen, wie einen Strand oder einen Garten, und sich auf die angenehmen Gefühle zu konzentrieren, die dieser Ort hervorruft. Wenn der Patient auf diese Weise seinen Fokus verlagert, kann er Schmerzen besser ertragen und seinen Stresspegel senken.

**Sanfte Massagen** und **lokale** Wärme- oder Kälteanwendungen sind weitere Entspannungstechniken, die hilfreich sein können. Eine leichte Massage der Schultern, des Rückens oder der Gliedmaßen kann helfen, Muskelverspannungen zu lösen und die Blutzirkulation zu fördern. Die Anwendung von Wärme mit einer warmen Kompresse kann die Muskeln entspannen und Schmerzen bei Verspannungen oder Krämpfen lindern. Umgekehrt kann die Anwendung von Kälte nützlich sein, um Entzündungen und Schwellungen nach einer Operation oder einem Trauma zu reduzieren.

Schließlich ist einer der wichtigsten Aspekte der Entspannung die **Anwesenheit und das Zuhören** des Pflegepersonals. Durch psychologische Unterstützung und eine wohlwollende Haltung schafft der Pfleger eine beruhigende Umgebung, in der sich der Patient leichter entspannen kann. Allein das Gefühl, dass seine Schmerzen wahrgenommen werden und er persönliche Aufmerksamkeit erhält, hilft dem Patienten oft, Beschwerden besser zu tolerieren und eine gewisse Gelassenheit zu erlangen.

# Kapitel 4

# Hygiene, Asepsis und Infektionsprävention

- **Hygienestandards in einer chirurgischen Abteilung**

  ◦ Händewaschen, Tragen von Handschuhen und Masken.

**Händewaschen**, das **Tragen** von **Handschuhen** und das **Tragen von Masken** sind wesentliche Praktiken im medizinischen Bereich, die eine grundlegende Rolle bei der Prävention von Infektionen und dem Schutz von Patienten und Pflegepersonal spielen. Diese Hygienemaßnahmen sind unerlässlich, um die Übertragung von Mikroorganismen zu begrenzen, sei es von einem Pfleger auf einen Patienten, von einem Patienten auf einen Pfleger oder zwischen Patienten. Aufgrund ihres direkten Kontakts mit den Patienten und ihrer Rolle innerhalb des Pflegeteams müssen Pflegehelfer diese Techniken perfekt beherrschen, um eine sichere und geschützte Umgebung zu gewährleisten.

**Das Händewaschen** ist wahrscheinlich die wichtigste Hygienemaßnahme. Die Hände sind einer der Hauptübertragungswege für Infektionen, da sie in ständigem Kontakt mit dem Patienten, den umgebenden Oberflächen und den medizinischen Instrumenten stehen. Das Händewaschen entfernt Mikroorganismen von der Haut und verhindert ihre Ausbreitung. Es sollte zu mehreren wichtigen Zeitpunkten durchgeführt werden, insbesondere vor und nach jedem Patientenkontakt, vor jeder Pflegemaßnahme, nach dem Ausziehen der Handschuhe, nach dem Berühren kontaminierter Oberflächen und nach dem Toilettengang.

Es gibt zwei Arten des Händewaschens: das Waschen mit Wasser und Seife und das Einreiben mit einer hydroalkoholischen Lösung. Das Waschen mit Wasser und Seife wird empfohlen, wenn die Hände sichtbar schmutzig oder mit Körperflüssigkeiten verunreinigt sind. Dies muss nach einem genauen Verfahren erfolgen: Hände anfeuchten, eine ausreichende Menge Seife auftragen, alle Oberflächen der Hände einschließlich der Handflächen, Finger, Fingerzwischenräume, Handrücken und Fingernägel mindestens 30 Sekunden lang schrubben.

Anschließend sollten die Hände unter fließendem Wasser gründlich abgespült und mit einem Einweghandtuch oder einer Trockenvorrichtung abgetrocknet werden. Schließlich ist es wichtig, dass Sie den Wasserhahn mit einem Papier oder einem Ellenbogen schließen, um eine erneute Kontamination der Hände zu vermeiden.

Wenn die Hände nicht sichtbar schmutzig sind, ist die Verwendung von **hydroalkoholischen Lösungen** eine schnelle und wirksame Alternative. Reiben Sie eine Dosis der hydroalkoholischen Lösung auf die gesamten Hände, bis sie trocken sind, wobei Sie die gleichen Bereiche wie beim Waschen mit Wasser und Seife beachten sollten. Diese Lösungen sind wirksam gegen ein breites Spektrum von Mikroorganismen, einschließlich Bakterien, Viren und Pilzen, und sie ermöglichen eine schnelle Desinfektion, ohne dass ein Waschbecken erforderlich ist.

Das **Tragen von Handschuhen** ist eine weitere entscheidende Schutzmaßnahme, ersetzt aber keinesfalls das Händewaschen. Handschuhe sind eine Schutzbarriere, die den direkten Kontakt zwischen der Haut des Pflegepersonals und Körperflüssigkeiten oder potenziell kontaminierten Oberflächen verhindert. Sie müssen immer dann getragen werden, wenn eine Pflegekraft mit Blut, Sekreten, Schleimhäuten, Wunden oder verschmutzten Gegenständen in Berührung kommt. In der Chirurgie oder in Situationen, die eine maximale Sterilität erfordern, sind sterile Handschuhe unerlässlich, um den Patienten vor Kontamination zu schützen.

Die Pflegekraft muss darauf achten, dass die Handschuhe richtig angezogen werden und dass sie nicht zerrissen oder durchstochen werden. Sobald die Handschuhe angezogen sind, ist es wichtig, das Berühren von nicht sterilen Gegenständen, wie Türklinken oder umliegende Oberflächen, zu vermeiden, um die Handschuhe nicht zu kontaminieren. Das Ausziehen der Handschuhe muss sorgfältig durchgeführt werden, um den Kontakt mit der äußeren Oberfläche der Handschuhe zu vermeiden, die kontaminiert sein könnte. Dies wird erreicht, indem man die Außenseite eines Handschuhs am Handgelenk einklemmt und den Handschuh umdreht und dann den ausgezogenen Handschuh verwendet, um den zweiten Handschuh zu umwickeln, bevor er entsorgt wird. Nach dem Ausziehen der Handschuhe ist immer eine Handwäsche oder -desinfektion erforderlich, da Handschuhe keinen 100%igen Schutz vor mikrobieller Kontamination bieten.

Das **Tragen einer Maske** ist eine weitere wichtige Schutzbarriere, insbesondere zur Verhinderung der Übertragung von Atemwegsinfektionen. Die Maske schützt den Patienten und den Pfleger, indem sie potenziell infektiöse Tröpfchen, die beim Sprechen, Husten oder Niesen freigesetzt werden, herausfiltert. Es gibt verschiedene Arten von Masken, darunter chirurgische Masken und Masken des Typs FFP2, die einen höheren Filtrationsgrad bieten. Die Wahl der Maske hängt von der Situation ab: In einem chirurgischen Umfeld oder bei Patienten mit durch die Luft übertragbaren Infektionen, wie Tuberkulose oder COVID-19, ist oft das Tragen von FFP2-Masken erforderlich.

Die Maske muss richtig positioniert sein, um ihre Wirksamkeit zu gewährleisten. Sie sollte sowohl die Nase als auch den Mund bedecken und eng am Gesicht anliegen, um ein Austreten von Luft zu verhindern. Der Helfer sollte es vermeiden, die Vorderseite der Maske während des Tragens zu berühren, da diese Oberfläche kontaminiert sein kann. Wenn die Maske feucht wird, muss sie sofort ausgetauscht werden, da ihre Wirksamkeit dann beeinträchtigt ist. Beim Abnehmen ist es wichtig, dass die Maske nur an den Gummibändern oder Bändern angefasst wird, um den Kontakt mit der Vorderseite zu vermeiden. Nach dem Abnehmen sollte die Maske in einem geeigneten Abfallbehälter entsorgt werden.

- Desinfektion der Räumlichkeiten und des chirurgischen Materials.

Die Desinfektion von chirurgischen Räumlichkeiten und Materialien ist eine grundlegende Säule der Infektionsprävention im medizinischen Bereich, insbesondere in chirurgischen Abteilungen, in denen das Risiko einer Kontamination hoch ist. Diese strengen Hygienemaßnahmen zielen darauf ab, potenziell pathogene Mikroorganismen auf Oberflächen, Instrumenten und in der chirurgischen Umgebung zu beseitigen, um Patienten und Pflegepersonal vor nosokomialen Infektionen zu schützen. Sie tragen dazu bei, eine keimfreie und sichere Umgebung zu schaffen, die den Standards der Gesundheitssicherstellung entspricht.

**Die Desinfektion von Räumen** ist ein wichtiger Schritt zur Aufrechterhaltung einer sterilen Umgebung, insbesondere in Operationssälen, Aufwachräumen und Intensivstationen. Diese Bereiche, in denen komplexe medizinische und chirurgische Eingriffe durchgeführt werden, müssen regelmäßig gründlich gereinigt und desinfiziert werden, um das Vorhandensein von Bakterien, Viren und anderen Krankheitserregern zu reduzieren. Der Desinfektionsprozess umfasst mehrere Phasen, die von der anfänglichen Reinigung bis zur chemischen oder physikalischen Behandlung der Oberflächen reichen.

Der erste Schritt bei der Desinfektion von Räumen ist die **Reinigung**. Bei der Reinigung werden sichtbare Verschmutzungen wie Staub, Flüssigkeiten oder biologische Rückstände entfernt. Dies ist notwendig, da diese Verunreinigungen die Wirksamkeit der Desinfektionsmittel, die später verwendet werden, beeinträchtigen können. Das Personal, einschließlich der Pflegekräfte, sollte geeignete Reinigungsmittel und Einwegtücher oder Wischtücher verwenden, um die Verbreitung von Mikroorganismen von einer Oberfläche zur anderen zu vermeiden.

Nach der Reinigung folgt der entscheidende Schritt der **Desinfektion**. Dabei werden spezielle Desinfektionsmittel auf alle Oberflächen aufgetragen, die regelmäßig berührt werden oder mit Patienten oder chirurgischem Material in Kontakt kommen. Die verwendeten Desinfektionsmittel basieren häufig auf aktiven Verbindungen wie Chlor, Alkohol oder quaternären Ammoniumverbindungen, die eine breite Palette von Mikroorganismen, einschließlich Bakterien, Viren und Pilzen, wirksam abtöten. Häufig berührte Oberflächen wie Türgriffe, Lichtschalter, Krankenhausbetten und Operationstische müssen regelmäßiger desinfiziert werden. Das Personal muss besonders auf diese Berührungspunkte achten, da sie ein Risiko der Kreuzübertragung zwischen Patienten und Pflegepersonal darstellen.

In Operationssälen, wo Sterilität eine absolute Priorität ist, muss die Desinfektion noch rigoroser sein. Die **Operationssäle** müssen nach jedem Eingriff desinfiziert werden, wobei allen Oberflächen, die direkt oder indirekt mit den chirurgischen Geräten oder dem Personal in Berührung gekommen sind, besondere Aufmerksamkeit gewidmet wird. Dies umfasst nicht nur die Operationstische, sondern auch die angrenzenden Geräte, die Instrumentenwagen und die Beleuchtung. Am Ende des Tages ist eine gründliche Reinigung und Desinfektion des gesamten Operationssaals erforderlich, um eine maximale Asepsis für die Eingriffe am nächsten Tag zu gewährleisten.

Neben der Desinfektion der Räumlichkeiten ist die **Desinfektion des chirurgischen Materials** ein ebenso wichtiger Prozess. Chirurgische Instrumente müssen nach jedem Gebrauch gründlich gereinigt, desinfiziert und in den meisten Fällen sterilisiert werden. Dieser Prozess beginnt mit einer **sofortigen Vorreinigung** nach dem Ende des Eingriffs. Dort werden sie in spezielle Detergenslösungen eingetaucht, um biologische Rückstände wie Blut oder Gewebe zu entfernen.

Nach dieser Vorreinigung werden die Instrumente einer gründlicheren **mechanischen** oder manuellen **Reinigung** unterzogen, bei der alle Spuren von organischem Material entfernt werden. Bürsten, Hochdruckwasserstrahlen und

Ultraschall können verwendet werden, um die Instrumente zu reinigen, wobei sichergestellt wird, dass alle Teile, einschließlich schwer zugänglicher Bereiche wie Scharniere oder Löcher, gründlich gereinigt werden. Diese Reinigung ist unerlässlich, da Rückstände auf den Instrumenten die Wirksamkeit der anschließenden Desinfektion und Sterilisation beeinträchtigen können.

Die **Desinfektion** des chirurgischen Materials ist der nächste Schritt, um die meisten der nach der Reinigung verbleibenden Mikroorganismen zu beseitigen. Diese Desinfektion wird in der Regel mit starken Chemikalien oder mit speziellen Geräten wie Reinigungs- und Desinfektionsgeräten durchgeführt, die Reinigungszyklen bei hohen Temperaturen mit der Anwendung von Desinfektionslösungen kombinieren. Diese Maschinen stellen sicher, dass die Instrumente gleichmäßig und wirksam desinfiziert werden, während das Risiko einer Kreuzkontamination minimiert wird.

Bei Instrumenten, die in direkten Kontakt mit dem inneren Gewebe des Patienten kommen, wie Skalpelle oder chirurgische Pinzetten, reicht eine einfache Desinfektion jedoch nicht aus. Sie müssen vor jeder neuen Verwendung **sterilisiert** werden, um alle Mikroorganismen, einschließlich der widerstandsfähigeren Sporen, zu beseitigen. Die gängigste Sterilisationsmethode ist die **Dampfsterilisation**, die in einem Autoklaven durchgeführt wird. Bei diesem Verfahren wird Dampf unter hohem Druck verwendet, um alle auf den Instrumenten vorhandenen Keime abzutöten. Die Instrumente werden dann steril verpackt, bis sie im Operationssaal verwendet werden.

Hitzeempfindlichere Instrumente, wie einige Endoskope oder elektromedizinische Geräte, erfordern andere Sterilisationsmethoden, wie die **Sterilisation mit Ethylenoxid** oder die **Plasmasterilisation**, die schonendere, aber ebenso wirksame Alternativen sind.

Schließlich hängt ein wichtiger Teil der Desinfektion von Räumlichkeiten und Material von der **Rückverfolgbarkeit** und der Einhaltung von Protokollen ab. Jedes desinfizierte oder sterilisierte Instrument muss deutlich mit dem Datum und den Informationen über das Desinfektionsverfahren etikettiert werden. Dadurch wird sichergestellt, dass das Material, das bei Eingriffen verwendet wird, vollkommen keimfrei und gebrauchsfertig ist. Der Pfleger muss in Zusammenarbeit mit dem Sterilisationsteam sicherstellen, dass jeder Schritt des Prozesses genauestens eingehalten wird, um Fehler zu vermeiden, die die Sicherheit des Patienten gefährden könnten.

- **Asepsis und sterile Techniken**

    ◦ Vorbereitung von sterilem Material vor einer Operation.

Die **Vorbereitung von sterilem Material vor einer Operation** ist ein entscheidender Schritt, um die Sicherheit des Patienten und den Erfolg des chirurgischen Eingriffs zu gewährleisten. Jedes Detail muss beachtet werden, um eine Kontamination zu vermeiden, da eine sterile Umgebung für die Vermeidung von nosokomialen Infektionen, die schwerwiegende Folgen für die Gesundheit des Patienten haben können, von entscheidender Bedeutung ist. Der Pfleger spielt in Zusammenarbeit mit den OP-Schwestern und dem medizinischen Team eine wesentliche Rolle in diesem Prozess, indem er sicherstellt, dass alle notwendigen Materialien sorgfältig vorbereitet, steril und einsatzbereit sind.

Die Vorbereitung des sterilen Materials beginnt lange vor dem eigentlichen Eingriff mit einer **Planungs-** und Organisationsphase. Es ist wichtig, die Art der durchzuführenden Operation zu kennen, da jeder Eingriff ein spezifisches Material erfordert, das an die Art der Operation angepasst ist (orthopädisch, Verdauungstrakt, Gefäßchirurgie usw.). Der Pfleger geht in Verbindung mit dem Team-OP die Liste der Instrumente und Ausrüstungen durch, die für den Eingriff erforderlich sind, um sicherzustellen, dass alles vorhanden und bereit ist. Diese Liste umfasst nicht nur chirurgische Instrumente wie Skalpelle, Pinzetten, Scheren oder Retraktoren, sondern auch Hilfsmittel wie OP-Abdeckungen, Handschuhe, sterile Kompressen und Nahtmaterial.

Nachdem das Material identifiziert wurde, ist einer der ersten Schritte die **Überprüfung der Sterilität der Instrumente**. Wiederverwendbare chirurgische Instrumente durchlaufen nach gründlicher Reinigung und Desinfektion einen Sterilisationszyklus in Autoklaven oder durch andere geeignete Methoden. Jedes Instrument oder Materialpaket muss mit dem Sterilisationsdatum, den Zyklusinformationen und einer visuellen Bestätigung, dass die Sterilisation durchgeführt wurde, etikettiert werden. Der Pfleger überprüft diese Etiketten, bevor er mit der Vorbereitung beginnt. Wenn eine Verpackung beschädigt oder geöffnet ist oder wenn die Unversehrtheit des Materials gefährdet erscheint, muss das Material beiseite gelegt und durch geeignetes steriles Material ersetzt werden.

Zweitens ist es wichtig, dass **das sterile Material** unter streng aseptischen Bedingungen **gehandhabt** wird. Sterile Instrumente und Zubehör dürfen erst kurz vor dem Eingriff in einer kontrollierten und sterilen Umgebung geöffnet und vorbereitet werden. Das Pflegepersonal und alle Mitglieder des Teams-OP, die an der Vorbereitung beteiligt sind, müssen strenge Hygienevorschriften einhalten, einschließlich Händewaschen, Tragen von sterilen Handschuhen, Masken und sterilen Kitteln. Jede Verletzung der Sterilität, wie z.B. ein versehentlicher Kontakt mit einer nicht sterilen Oberfläche, erfordert den sofortigen Austausch des betreffenden Materials.

Die **Einrichtung des Operationssaals** wird ebenfalls sorgfältig vorbereitet. Der Krankenpfleger hilft beim Einrichten des Operationstisches und stellt sicher, dass die Oberflächen vor dem Öffnen der sterilen Instrumente gründlich desinfiziert werden. Die sterilen OP-Tücher werden um den OP-Bereich gelegt, um eine

Schutzbarriere zu schaffen, die das Kontaminationsrisiko begrenzt. Sobald der sterile Bereich eingerichtet ist, dürfen nur noch sterile Instrumente und Materialien in den Bereich eingeführt werden. Der Pfleger arbeitet eng mit der OP-Schwester zusammen, um die Instrumente organisiert auf dem Sieb-OP zu platzieren, wobei die Logik des Eingriffs beachtet wird, so dass jedes Werkzeug für den Chirurgen während der Operation leicht zugänglich ist.

Die **Auswahl und Anordnung der Instrumente** auf dem Operationstisch muss methodisch und gründlich erfolgen. Jedes Instrument hat seinen festen Platz, um sicherzustellen, dass der Chirurg schnell darauf zugreifen kann, ohne dass es zu Verwirrung kommt. Scharfe Instrumente wie Skalpelle und Scheren werden zuerst platziert, gefolgt von Pinzetten, Retraktoren und Nahtmaterial. Der Pfleger stellt sicher, dass Hilfsgeräte wie Klemmen, Drainagen, zusätzliche Tücher und Kompressen ebenfalls griffbereit sind. Diese straffe Organisation spart Zeit während der Operation und sorgt für einen reibungslosen Ablauf für den Chirurgen und sein Team.

Neben den Instrumenten ist es auch wichtig, **die sterilen Flüssigkeiten** wie Salzlösungen, Antiseptika und andere Flüssigkeiten vorzubereiten, die für die Operation benötigt werden. Diese Flüssigkeiten werden häufig verwendet, um den Operationsbereich zu reinigen, Wunden zu spülen oder bestimmte Medikamente zu verdünnen. Der Pfleger überprüft das Verfallsdatum der Lösungen und stellt sicher, dass die Flaschen steril geöffnet werden. Alle Flüssigkeiten oder Lösungen müssen mit äußerster Vorsicht gehandhabt werden, um sicherzustellen, dass sie nicht mit einer nicht sterilen Oberfläche in Berührung kommen.

Das **Tragen von sterilen Handschuhen** ist ein entscheidender Schritt bei der Handhabung von chirurgischen Instrumenten. Die Pflegekraft muss sicherstellen, dass sie die Handschuhe anzieht, ohne die Außenseite der Handschuhe zu berühren, und dabei eine spezielle sterile Technik anwenden, die das Risiko einer

Kontamination minimiert. Sobald die Handschuhe angezogen sind, ist es wichtig, nur sterile Oberflächen zu berühren und daran zu denken, dass jeder Kontakt mit einem nicht sterilen Gegenstand einen sofortigen Handschuhwechsel erfordert.

Schließlich muss der Pfleger während der gesamten Vorbereitungsphase ein **hohes Maß an Wachsamkeit** aufrechterhalten und sicherstellen, dass alle Sterilitätsregeln eingehalten werden, nicht nur von ihm selbst, sondern auch von allen anderen im Operationssaal anwesenden Personen. Jeder Fehler, wie das Einbringen eines nicht sterilen Gegenstandes in den Operationsbereich oder das Durchtrennen eines sterilen Tuchs, kann die Sicherheit des Eingriffs gefährden und den Patienten einem Infektionsrisiko aussetzen.

- Die Rolle des Pflegers bei der Verwaltung von sterilen Bereichen und Isolationsbarrieren.

Die Rolle des Pflegepersonals bei der Verwaltung von **sterilen Bereichen** und **Isolationsbarrieren** ist entscheidend für die Sicherheit des Patienten und die Vermeidung von Infektionen, insbesondere im Zusammenhang mit chirurgischen Eingriffen oder der Intensivpflege. Die Integrität der sterilen Bereiche hat höchste Priorität, da eine Kontamination den Patienten dem Risiko einer nosokomialen Infektion aussetzen kann, die seine Genesung gefährden oder zu schwerwiegenden Komplikationen führen kann. Die Pflegekraft muss daher in Zusammenarbeit mit dem Pflegeteam und anderen Gesundheitsfachkräften wachsam sein und die Sterilitätsprotokolle strikt einhalten.

**Sterile Bereiche**, insbesondere in Operationssälen, sind Bereiche, in denen die Einführung von Mikroorganismen verhindert werden muss. Zu diesen Bereichen gehören der Operationstisch, die chirurgischen Instrumente, die sterilen Tücher, die den Patienten umgeben, sowie alle Materialien, die direkt während des Eingriffs verwendet werden. Der Pfleger spielt eine entscheidende Rolle bei der Vorbereitung, Aufrechterhaltung und Überwachung dieser sterilen Bereiche. Zu Beginn des Eingriffs muss er sicherstellen, dass alle **sterilen Barrieren** korrekt installiert sind. Dazu gehört das Anlegen steriler Felder um den Operationsbereich und die Verwaltung steriler Materialien, die mit Vorsicht gehandhabt werden müssen, um eine Kontamination zu vermeiden.

Eine der ersten Aufgaben der Pflegekraft besteht darin, **die Regeln der Asepsis einzuhalten**, sobald sie einen sterilen Bereich betritt. Dies beginnt mit einer strikten Hygiene, einschließlich antiseptischem Händewaschen, dem Anlegen der sterilen Kleidung (Kittel, Handschuhe und Maske) und der Einhaltung der Regeln für die Bewegung in dem Raum. Beim Betreten eines sterilen Bereichs muss der Helfer den Kontakt mit nicht sterilen Oberflächen vermeiden und seine Bewegungsfreiheit einschränken, um das Risiko einer Kontamination zu verringern. Jeder Handgriff muss berechnet und präzise sein, um nur Instrumente oder Oberflächen zu berühren, die unter sterilen Bedingungen vorbereitet wurden.

Der Umgang mit **sterilen chirurgischen Instrumenten** gehört ebenfalls zu den Aufgaben des Krankenpflegehelfers. Vor und während des Eingriffs muss er dafür sorgen, dass diese Instrumente unter aseptischen Bedingungen gehandhabt werden. Es ist entscheidend, die Instrumentensiebe steril zu öffnen, die Instrumente nicht mit unsterilen Händen oder Handschuhen zu berühren und jede Verletzung der Sterilität sofort zu melden. Wenn ein nicht steriler Gegenstand versehentlich in den Operationsbereich gelangt, muss der Pfleger schnell reagieren, indem er das Material austauscht oder den kontaminierten Gegenstand entfernt, um eine Gefährdung des Patienten zu vermeiden. Diese ständige Wachsamkeit ermöglicht es, die Operationsumgebung so sicher wie möglich zu halten.

Ein weiterer wichtiger Aspekt der Rolle des Krankenpflegers ist die Verwaltung von **Isolationsbarrieren**, die häufig zum Schutz gefährdeter Patienten oder zur Verhinderung der Ausbreitung von Infektionserregern in Krankenhausabteilungen eingesetzt werden. Diese Isolationsbarrieren, ob es sich nun um spezielle Zimmer oder geschützte Bereiche auf den Stationen handelt, sind entscheidend für die Verhinderung der Übertragung von Infektionen, insbesondere bei immunsupprimierten Patienten oder Patienten mit ansteckenden Infektionen. Der Pfleger ist dafür verantwortlich, diese Barrieren einzurichten und aufrechtzuerhalten, wobei er sich strikt an die Isolationsprotokolle halten muss.

Es gibt verschiedene Arten der Isolierung in Krankenhäusern, jede mit spezifischen Anforderungen. **Die** Schutzisolierung dient dem Schutz von Patienten mit einem geschwächten Immunsystem, wie z.b. Transplantationspatienten oder Patienten, die eine Chemotherapie erhalten. In diesem Fall muss der Pfleger sicherstellen, dass alle Personen, die das Patientenzimmer betreten, sterile Kleidung tragen, einschließlich Kittel, Handschuhe und Masken. Er muss auch sicherstellen, dass die Desinfektionsmaßnahmen für Oberflächen und medizinisches Material strikt eingehalten werden. Alle Materialien, die in das Zimmer gelangen, müssen steril sein und die geringste Nichteinhaltung dieser Vorsichtsmaßnahmen kann den Patienten dem Risiko einer schweren Infektion aussetzen.

Im Rahmen der Standard- oder **Kontaktisolierung**, die die Ausbreitung von übertragbaren Infektionen wie antibiotikaresistenten Bakterien oder bestimmten Virusinfektionen verhindern soll, muss der Pfleger physische Barrieren errichten, um den Erreger einzudämmen. Dies beinhaltet das Tragen von Handschuhen und Kitteln, um den direkten Kontakt mit Körpersekreten oder kontaminierten Oberflächen zu vermeiden. Der Pfleger muss auch sicherstellen, dass die **Anweisungen zur Desinfektion** der Ausrüstung und der Räumlichkeiten nach jeder Pflege oder Handhabung befolgt werden. Beispielsweise müssen Oberflächen, die mit dem Patienten in Berührung kommen, Türgriffe und medizinische Geräte gründlich gereinigt und desinfiziert werden, um eine Kreuzübertragung zu vermeiden. Der Pfleger spielt hier eine zentrale Rolle bei der Koordination dieser Maßnahmen und der Anwendung der Protokolle, die für jede Art von Isolierung spezifisch sind.

Im Falle eines **Bruchs der sterilen Barriere** oder einer Nichteinhaltung der Isolationsmaßnahmen muss der Pfleger sofort reagieren. Wenn ein steriler Bereich während einer Operation kontaminiert wird, muss er das Team unverzüglich darüber informieren, damit Korrekturmaßnahmen ergriffen werden können. Dies kann den Austausch steriler Tücher, die Sterilisation von Instrumenten oder sogar die vorübergehende Unterbrechung des Eingriffs beinhalten, wenn dies erforderlich ist. Auch wenn in einem isolierten Umfeld Regeln verletzt werden (z.B. wenn ein Mitarbeiter oder ein Besucher nicht die richtige Kleidung trägt), muss der Pfleger eingreifen, um die Situation zu korrigieren und die Bedeutung von Hygienemaßnahmen in Erinnerung zu rufen.

Schließlich hat der Pflegehelfer auch eine **pädagogische** Rolle gegenüber anderen Teammitgliedern und Besuchern. Es kann erforderlich sein, die Bedeutung der Einhaltung von sterilen Zonen und Isolationsbarrieren zu erklären, sicherzustellen, dass jeder die Protokolle versteht, die zu befolgen sind, und regelmäßig an die Regeln der guten Praxis zu erinnern. Dies ist besonders wichtig in Hochrisikobereichen wie chirurgischen Abteilungen oder Intensivstationen, wo die Nichteinhaltung dieser Regeln unmittelbare Folgen für die Gesundheit der Patienten haben kann.

- **Verhütung von nosokomialen Infektionen**

  ◦ Identifizierung von Risikofaktoren.

Die **Identifizierung von Risikofaktoren** ist ein wesentlicher Schritt bei der Behandlung von Patienten im medizinischen Bereich, insbesondere in der Chirurgie und auf der Intensivstation. Die Erkennung dieser Faktoren ermöglicht es, potenziellen Komplikationen vorzubeugen, die Pflege zu personalisieren und die Maßnahmen auf die spezifischen Bedürfnisse des Patienten abzustimmen. Die Risikofaktoren können unterschiedlicher Natur sein: medizinische, umweltbedingte, psychologische oder auf den Lebensstil bezogene Faktoren. Der Pfleger spielt bei dieser Identifizierung eine entscheidende Rolle, indem er mit Krankenschwestern und Ärzten zusammenarbeitet, um diese Risiken zu überwachen, zu melden und beim Umgang mit ihnen zu helfen.

Ein **Risikofaktor** ist ein Element oder eine Bedingung, die die Wahrscheinlichkeit erhöht, dass ein Patient eine Komplikation oder Krankheit entwickelt. Diese Risiken können schon vorher bestanden haben, mit chronischen Krankheiten verbunden sein oder nach einem chirurgischen Eingriff oder einem Krankenhausaufenthalt auftreten. Die genaue Bewertung der Risikofaktoren bei der Aufnahme ermöglicht es, einen individuellen Pflegeplan für jeden Patienten zu erstellen und dabei mögliche Komplikationen zu antizipieren.

Eine der ersten Arten von Risikofaktoren, die es zu identifizieren gilt, ist das **medizinische Risiko,** das mit der Krankengeschichte des Patienten verbunden ist. Die medizinische und chirurgische Vorgeschichte muss sorgfältig ausgewertet werden, da bestimmte chronische Erkrankungen das Risiko von postoperativen Komplikationen oder einer Verschlechterung des Zustands des Patienten erhöhen. Beispielsweise haben Patienten mit **Diabetes** ein höheres Risiko für Infektionen, verzögerte Wundheilung und kardiovaskuläre Komplikationen. Diabetes beeinträchtigt die Fähigkeit des Körpers, schnell zu heilen, und die kleinste Wunde, insbesondere nach einem chirurgischen Eingriff, kann zu einer Eintrittspforte für eine Infektion werden. Die Pflegekraft kann diese Komplikationen verhindern, indem sie den Zustand der Wunden sorgfältig überwacht und die Desinfektionsprotokolle strikt einhält.

Auch Patienten mit einer **kardiovaskulären Vorgeschichte**, wie Bluthochdruck, Herzinsuffizienz oder Herzinfarkt in der Vorgeschichte, haben ein erhöhtes Risiko für Komplikationen, die mit dem Blutkreislauf zusammenhängen, wie Lungenembolie oder Phlebitis. Diese Patienten benötigen eine regelmäßige Überwachung ihrer Vitalzeichen, insbesondere des Blutdrucks und der Herzfrequenz, um Anzeichen einer Dekompensation zu erkennen. Wenn diese Faktoren frühzeitig erkannt werden, können vorbeugende Maßnahmen ergriffen werden, wie die Verschreibung von Antikoagulantien oder die Verwendung von Kompressionsstrümpfen zur Förderung der Durchblutung.

Auch die **altersbedingten Risikofaktoren** sind wichtig zu berücksichtigen. Ältere Menschen sind aufgrund ihres schwächeren Gesundheitszustands anfälliger für postoperative Komplikationen wie Infektionen, Druckgeschwüre oder Atemstörungen. Hohes Alter ist oft mit einer Abnahme der physiologischen Fähigkeiten verbunden, was die Fähigkeit des Körpers, sich nach einem chirurgischen Eingriff zu erholen, beeinträchtigt. Der Pfleger muss diese Patienten sorgfältig überwachen und sicherstellen, dass sie regelmäßig mobilisiert werden, um Komplikationen zu vermeiden, die mit Immobilität verbunden sind, wie z.B. Druckgeschwüre oder Lungenentzündung.

**Risikofaktoren**, die **mit dem Lebensstil zusammenhängen**, wie Rauchen, übermäßiger Alkoholkonsum oder Fettleibigkeit, sind ebenfalls zu berücksichtigen. Raucher haben beispielsweise eine geringere Lungenkapazität, was das Risiko von Atemwegskomplikationen nach einer Vollnarkose oder einer Thoraxoperation erhöht. Sie sind auch anfälliger für Infektionen der Atemwege und haben eine langsamere Wundheilung. Fettleibigkeit wiederum wird mit einem erhöhten Risiko für chirurgische Komplikationen wie Wundinfektionen, tiefe Venenthrombosen und Atemprobleme in Verbindung gebracht. Eine gute Identifizierung dieser Faktoren ermöglicht es, die postoperative Pflege anzupassen, wie z.B. eine verstärkte Überwachung der Atmung oder Maßnahmen zur Förderung der Mobilisierung.

**Psychologische und soziale Faktoren** dürfen bei der Identifizierung von Risiken nicht vernachlässigt werden. Ein Patient**, der unter Stress, Angstzuständen oder Depressionen** leidet, kann eine schwächere physiologische Reaktion auf die

Behandlung und die Genesung haben. Beispielsweise kann ein gestresster Patient eine geschwächte Immunantwort haben, was das Infektionsrisiko erhöht und die Wundheilung verlangsamt. Der Pfleger kann eine Schlüsselrolle spielen, indem er dem Patienten emotionale Unterstützung bietet, eine klare und beruhigende Kommunikation fördert und das Pflegeteam alarmiert, wenn Anzeichen einer psychischen Notlage auftreten.

Schließlich ist es wichtig, die **umweltbedingten Risikofaktoren** zu berücksichtigen. Die Bedingungen, unter denen der Patient betreut wird, können bei der Entwicklung von Komplikationen eine Rolle spielen. Risiken, die mit der Krankenhausumgebung verbunden sind, wie das Vorhandensein von antibiotikaresistenten Krankheitserregern, müssen genau überwacht werden. Die Pflegekraft trägt durch die richtige Anwendung von Hygienemaßnahmen, wie Händewaschen, Flächendesinfektion und die Einhaltung von Isolationsmaßnahmen für infektiöse Patienten, zur Reduzierung dieser Risiken bei.

Die Identifizierung von Risikofaktoren ist daher ein umfassender Prozess, der sowohl die medizinischen, physischen und psychologischen Aspekte als auch die Umwelt des Patienten berücksichtigt. Der Pfleger ist durch seine ständige Beobachtung und seine tägliche Interaktion mit dem Patienten in einer idealen Position, um die ersten Anzeichen eines Risikos zu erkennen und das Pflegeteam darüber zu informieren. Durch eine genaue Beurteilung und eine angemessene Behandlung können Risikofaktoren proaktiv behandelt werden, was zu einer höheren Sicherheit für den Patienten und einer Reduzierung von Komplikationen nach der Operation oder während des Krankenhausaufenthalts führt.

- ◦ Techniken zur Reduzierung von Infektionen im Zusammenhang mit der Pflege (Katheter, Drainagen usw.).

Die Reduzierung von therapieassoziierten Infektionen, insbesondere von Infektionen, die mit der Verwendung von

**Kathetern**, **Drainagen** oder anderen invasiven Instrumenten verbunden sind, ist eine absolute Priorität in Krankenhäusern. Diese Infektionen können schwerwiegende Folgen für die Patienten haben, zu schweren Komplikationen führen und die Dauer des Krankenhausaufenthalts verlängern. Der Pfleger spielt in Zusammenarbeit mit dem Pflegeteam eine Schlüsselrolle bei der Prävention dieser Infektionen, indem er die Pflegeprotokolle genauestens befolgt, den Zustand der Geräte überwacht und strenge Hygienepraktiken anwendet.

**Katheterinfektionen** (Venen- oder Harnwegskatheter) gehören zu den häufigsten **Infektionen**. Um diese Infektionen zu verhindern, ist die erste Maßnahme die Anwendung strenger aseptischer Protokolle ab dem Zeitpunkt der Einführung und während der gesamten Dauer der Verwendung des Katheters. Jeder Schritt, von der Vorbereitung der Einführstelle bis zur täglichen Pflege des Katheters, muss unter streng sterilen Bedingungen durchgeführt werden.

### 1. Anlage und Verwaltung von Venenkathetern :

Die erste Technik zur Verringerung des Infektionsrisikos ist die **sorgfältige Vorbereitung der Einstichstelle**. Vor der Einführung eines Venenkatheters muss die Einführungsstelle (normalerweise der Arm, die Hand oder der Bereich unterhalb des Schlüsselbeins) mit einer antiseptischen Lösung wie Chlorhexidin gereinigt werden. Die Pflegekraft muss sicherstellen, dass dieser Vorgang steril durchgeführt wird, indem sie sterile Handschuhe verwendet und den Kontakt mit nicht sterilen Oberflächen vermeidet. Die Handhabung des Katheters selbst muss mit sterilen Techniken erfolgen, wobei Unterbrechungen des Infusionskreislaufs auf ein Minimum zu beschränken sind.

Die **tägliche Pflege der Einstichstelle** ist ebenfalls **von** entscheidender Bedeutung. Der Pfleger muss die Stelle regelmäßig auf Anzeichen einer Infektion wie Rötung, Schwellung oder eitrigen Ausfluss untersuchen. Der Verband, der die Kathetereinführung bedeckt, muss sauber und trocken gehalten werden und regelmäßig oder bei Verschmutzung ausgetauscht werden. Die Verwendung von transparenten okklusiven Verbänden ermöglicht die Überwachung der Stelle, ohne dass der Verband entfernt werden muss, und minimiert so das Risiko einer Kontamination.

Es ist auch wichtig, **unnötige Manipulationen** am Katheter **zu vermeiden**. Jede Manipulation erhöht das Risiko, Mikroorganismen in das System einzuschleusen. Der Pfleger muss sicherstellen, dass die Infusionsschläuche richtig angeschlossen sind und dass die Infusionswechsel mit strengen aseptischen Techniken durchgeführt werden. Wenn ein Katheter nicht mehr benötigt wird, muss er schnell entfernt werden, um das Risiko einer Infektion zu verringern.

**2. Prävention von katheterbedingten Harnwegsinfektionen :**

**Harnkatheter** sind häufig für nosokomiale Harnwegsinfektionen verantwortlich. Um diesen Infektionen vorzubeugen, ist die erste Regel, den Gebrauch von Harnkathetern auf das absolut Notwendige zu beschränken und sie so schnell wie möglich zu entfernen. Wenn die Verwendung von Kathetern unerlässlich ist, müssen verschiedene Maßnahmen zur Risikominderung ergriffen werden.

Die **Einführung des Harnkatheters** muss unter streng aseptischen Bedingungen erfolgen, wobei sterile Techniken verwendet und Antiseptika auf die Einführungsstelle (den Meatus urinarius) aufgetragen werden müssen. Nach der Platzierung des Katheters ist es wichtig, **einen geschlossenen Kreislauf aufrechtzuerhalten**, d.h. es muss sichergestellt werden, dass der Sammelbeutel ohne Unterbrechung mit dem Katheter verbunden bleibt.

Der Pfleger muss sicherstellen, dass der **Urindrainagesack** unterhalb der Blasenhöhe platziert wird, um einen Rückfluss des Urins zu verhindern, der ein Hauptrisikofaktor für Infektionen ist. Der Beutel muss auch regelmäßig entleert werden, um eine

Ansammlung von Urin zu vermeiden, aber dies muss unter Einhaltung strenger Hygieneverfahren erfolgen, ohne die inneren Teile des Drainagesystems zu berühren. Schließlich muss der Pfleger auf Anzeichen einer Harnwegsinfektion wie Fieber, Schmerzen oder Veränderungen des Urins (Geruch, Farbe) achten und verdächtige Veränderungen dem Pflegepersonal melden.

### 3. Umgang mit chirurgischen Drainagen :

**Chirurgische Drainagen** werden verwendet, um die nach einem Eingriff angesammelte Flüssigkeit abfließen zu lassen und Infektionen oder Hämatome zu verhindern. Sie können jedoch auch zu Eintrittspforten für Bakterien werden, wenn sie nicht richtig behandelt werden. Die Vermeidung von Infektionen durch Drainagen erfordert eine sorgfältige Pflege und Überwachung.

Der Pfleger muss **den Zustand der Drainage regelmäßig überprüfen** und dabei auf die Menge und die Art der abgeleiteten Flüssigkeit achten. Eine plötzliche Veränderung der Farbe (von einer klaren zu einer eitrigen Flüssigkeit) oder ein plötzlicher Anstieg der Flüssigkeitsmenge kann auf eine Infektion hinweisen. Es ist auch wichtig, den Bereich um die Einführungsstelle der Drainage sauber und trocken zu halten und gegebenenfalls die Verbände zu wechseln. Wie bei Kathetern muss die Handhabung der Drainage mit sterilen Handschuhen und unter Einhaltung strenger aseptischer Techniken erfolgen.

Der Drainagekreislauf muss geschlossen und hermetisch gehalten werden, um zu verhindern, dass Bakterien von außen eindringen. Wenn ein Wechsel oder eine Manipulation der Drainage erforderlich ist, muss dies unter sterilen Bedingungen erfolgen. Wie bei Harnwegskathetern muss das Drainagesystem unterhalb des Niveaus der Operationsstelle platziert werden, um einen effizienten Abfluss zu ermöglichen und einen Rückfluss zu vermeiden.

## 4. Überwachung und Handhygiene :

Eine der einfachsten und effektivsten Methoden zur Reduzierung von Infektionen im Zusammenhang mit der Pflege ist das **Händewaschen**. Der Pfleger sollte sich vor und nach dem Kontakt mit dem Patienten die Hände waschen oder eine hydroalkoholische Lösung verwenden, insbesondere vor dem Umgang mit invasiven Produkten wie Kathetern oder Drainagen. Die Hände sollten systematisch gewaschen werden, bevor ein Pflegebereich betreten wird und nach jedem Umgang mit medizinischen Geräten.

Der Pfleger spielt auch eine Rolle bei der **Aufklärung des Patienten**. Er kann dem Patienten erklären, wie er vermeiden kann, medizinische Geräte wie Katheter oder Drainagen zu berühren oder zu handhaben, und ihn über die Anzeichen einer Infektion informieren, auf die er achten sollte. Diese Aufklärung ermöglicht es dem Patienten, aktiv an der Prävention von Infektionen teilzunehmen und im Falle von Komplikationen schneller zu alarmieren.

## 5. Überwachung von Infektionen :

Schließlich ist die **aktive Überwachung** von Infektionen im Zusammenhang mit der Pflege unerlässlich. Der Pfleger muss jedes frühe Anzeichen einer Infektion sofort melden, sei es eine Rötung, verstärkte Schmerzen, ungewöhnlicher Ausfluss oder unerklärliches Fieber. Durch die enge Zusammenarbeit mit dem Pflegepersonal und den Ärzten trägt er dazu bei, dass Infektionen schnell und effektiv behandelt werden können, wodurch die Ausbreitung und die Folgen von Infektionen begrenzt werden.

# Kapitel 5

# Besondere Situationen und besondere Fürsorge

- **Die Behandlung von Patienten mit Polytrauma oder in kritischem Zustand**

  ◦ Spezifischer Ansatz für die Intensivpflege in der Chirurgie.

Der **spezifische Ansatz der chirurgischen Intensivpflege** beruht auf den Prinzipien der verstärkten Überwachung, der sofortigen Reaktion und der multidisziplinären Behandlung, um die Sicherheit und Stabilisierung von Patienten mit komplexen und potenziell instabilen Zuständen zu gewährleisten. Diese Pflege ist für Patienten gedacht, die sich gerade einem größeren chirurgischen Eingriff unterzogen haben oder bei denen postoperative Komplikationen auftreten, die eine kontinuierliche Überwachung und Intensivpflege erfordern, um Organversagen zu verhindern oder zu behandeln.

Patienten auf der chirurgischen Intensivstation befinden sich oft in einem kritischen und gefährdeten Zustand, der eine hochspezialisierte Betreuung erfordert, die sowohl technisch als auch menschlich ist. Der Pfleger spielt in enger Zusammenarbeit mit Krankenpflegern, Anästhesisten, Chirurgen und anderen Gesundheitsfachkräften eine Schlüsselrolle bei der täglichen Überwachung und Unterstützung der Patienten und stellt sicher, dass die Pflege mit Präzision und Wachsamkeit durchgeführt wird.

**1. Enge Überwachung der Vitalparameter :**

Eines der Hauptmerkmale der Intensivpflege ist die **kontinuierliche Überwachung der Vitalparameter**. Patienten, die sich unmittelbar nach einer Operation befinden oder an chirurgischen Komplikationen leiden, müssen ständig ihre Herzfrequenz, ihren Blutdruck, ihre Atemfrequenz und ihre Sauerstoffsättigung überwachen. Jede Veränderung dieser Parameter kann auf eine Verschlechterung des Zustands des Patienten hinweisen und muss dem medizinischen Team sofort mitgeteilt werden.

Der Pfleger ist in Zusammenarbeit mit dem Pflegepersonal dafür verantwortlich, **diese Parameter regelmäßig** mit Hilfe von Monitoren und Überwachungsgeräten zu **überprüfen**. Ein plötzlicher Abfall des Blutdrucks kann beispielsweise auf innere Blutungen oder einen septischen Schock hindeuten, während eine Sauerstoffentsättigung auf eine respiratorische Komplikation wie eine Lungenembolie oder eine Lungenentzündung hindeuten kann. Diese strenge Überwachung ermöglicht es, schnell auf Anzeichen einer Dekompensation zu reagieren und die notwendigen Maßnahmen zur Stabilisierung des Patienten einzuleiten.

**2. Verwaltung komplexer medizinischer Geräte :**

Patienten auf der chirurgischen Intensivstation sind oft mit **komplexen medizinischen Geräten** ausgestattet, die einer sorgfältigen Behandlung bedürfen. Dazu gehören Zentralkatheter, Magensonden, chirurgische Drainagen, mehrfache intravenöse Infusionen oder Beatmungsgeräte. Die Aufgabe der Pflegekraft ist es, diese Geräte regelmäßig zu überprüfen, um sicherzustellen, dass sie ordnungsgemäß funktionieren und dass es keine Komplikationen im Zusammenhang mit ihrer Verwendung gibt, wie z.b. Infektionen oder Verschiebungen.

**Zentrale Venenkatheter** und hämodynamische Überwachungsgeräte müssen beispielsweise mit äußerster Vorsicht gehandhabt werden, da eine Infektion oder falsche Handhabung zu ernsthaften Komplikationen führen kann. Intravenöse Infusionen, die häufig zur Verabreichung von Medikamenten, Flüssigkeiten und Nährstoffen verwendet werden, müssen überwacht werden, um sicherzustellen, dass die Flussraten korrekt sind und die Infusionsbeutel rechtzeitig gewechselt werden. Der Pfleger sollte auch den Zustand der Verbände überwachen und sicherstellen, dass die Einstichstellen von Kathetern oder Drainagen sauber und frei von Anzeichen einer Infektion sind.

### 3. Vermeidung von postoperativen Komplikationen :

Eines der Hauptziele der chirurgischen Intensivpflege ist die **Vermeidung von postoperativen Komplikationen**, zu denen Infektionen, Blutungen, Thrombosen, Atemnot oder Organversagen gehören können. Diese Komplikationen sind oft unvorhersehbar und können sich schnell entwickeln, weshalb eine ständige Wachsamkeit wichtig ist.

Der Krankenpflegehelfer trägt durch verschiedene Maßnahmen aktiv zur Prävention dieser Komplikationen bei. Um beispielsweise **Infektionen** durch medizinische Geräte zu verhindern, sorgt er dafür, dass alle aseptischen Verfahren strikt eingehalten werden, sei es bei der Handhabung von Kathetern, Drainagen oder Sonden. Er trägt auch zur Prävention von **tiefen Venenthrombosen** bei, indem er bei der frühzeitigen Mobilisierung der Patienten hilft, wenn dies möglich ist, oder indem er Kompressionsstrümpfe anlegt und die Verwendung von Geräten mit intermittierender pneumatischer Kompression zur Verbesserung der Blutzirkulation fördert.

Die **Vermeidung von Atemwegskomplikationen** ist ebenfalls eine Priorität in der Intensivpflege. Nach einer Vollnarkose oder einer schweren Operation sind die Patienten häufig gefährdet, Atemwegskomplikationen wie Atelektase (teilweiser Lungenkollaps) oder Lungenentzündung zu entwickeln. Der Pfleger hilft dem Patienten bei der Durchführung von tiefen Atemübungen oder der Verwendung von Spirometern, um eine gute Lungenexpansion aufrechtzuerhalten und die Stauung von Sekreten in der Lunge zu verhindern. Bei intubierten oder beatmeten Patienten überwacht er das Beatmungsgerät, um sicherzustellen, dass die Einstellungen korrekt sind und die Atemwege frei bleiben.

### 4. Schmerzmanagement und Patientenkomfort :

Die **Schmerzbehandlung** ist ein weiterer grundlegender Aspekt der chirurgischen Intensivpflege. Patienten, die sich einem größeren chirurgischen Eingriff unterzogen haben, leiden häufig unter starken postoperativen Schmerzen, die ihre Genesung beeinträchtigen können. Unzureichend kontrollierte Schmerzen können zu zusätzlichem physiologischen Stress führen, die Atmung beeinträchtigen, das Risiko von Herz-Kreislauf-Komplikationen erhöhen und die Genesung verlangsamen.

Der Pfleger spielt eine wichtige Rolle bei der Bewertung und Behandlung von Schmerzen, indem er das Verhalten des Patienten beobachtet und Skalen zur Bewertung von Schmerzen verwendet. Er stellt sicher, dass die verschriebenen Schmerzmittel regelmäßig und unter den richtigen Bedingungen verabreicht werden. Neben Medikamenten können auch medikamentöse-nicht Schmerzbehandlungstechniken wie Neupositionierung des Patienten, Wärme- oder Kälteanwendung oder Entspannung eingesetzt werden, um das Wohlbefinden des Patienten zu verbessern.

**5. Kommunikation mit dem Patienten und der Familie :**

**Kommunikation** ist ein zentrales Element in der Pflege auf der Intensivstation, wo die Patienten besonders ängstlich und verletzlich sein können. Der Pfleger muss nicht nur den körperlichen Zustand des Patienten überwachen, sondern auch auf sein emotionales und psychologisches Wohlbefinden achten. Patienten in der Intensivpflege sind häufig mit stressigen Situationen konfrontiert, und es ist wichtig, ihnen neben der medizinischen Versorgung auch moralische Unterstützung zu bieten.

Wenn der Patient bei Bewusstsein und in der Lage ist zu kommunizieren, kann der Pfleger seine Fragen beantworten, die Pflege erklären und ihm helfen zu verstehen, was um ihn herum geschieht. Die **Familie** spielt ebenfalls eine entscheidende Rolle bei der Unterstützung des Patienten und der Pfleger kann als Bindeglied zwischen dem medizinischen Team und den Angehörigen fungieren, indem er ihre Fragen beantwortet und ihnen klare Erklärungen über den Gesundheitszustand des Patienten gibt.

## 6. Multidisziplinäre Zusammenarbeit :

Die chirurgische Intensivpflege beruht auf einer **engen**, **multidisziplinären Zusammenarbeit** zwischen den verschiedenen Mitgliedern des Pflegeteams, zu denen Chirurgen, Anästhesisten, Fachkrankenschwestern, Physiotherapeuten und Pfleger gehören. Jedes Teammitglied hat eine komplementäre Rolle bei der Betreuung des Patienten, und der Pfleger ist oft der erste, der subtile Veränderungen im Zustand des Patienten beobachtet, die ein sofortiges Eingreifen erfordern können. Er muss daher in der Lage sein, effektiv mit anderen Pflegekräften zu kommunizieren, alle Alarmzeichen zu melden und aktiv an Pflegeentscheidungen teilzunehmen.

- ∘ Umgang mit komplexen Wunden, multiplen Frakturen und Polytrauma.

Die **Behandlung komplexer Wunden, multipler Frakturen und Polytraumata** ist ein anspruchsvoller Bereich der Patientenversorgung, der besondere Fachkenntnisse, eine enge Koordination zwischen den verschiedenen Pflegekräften und eine ständige Wachsamkeit erfordert. Diese Situationen, die in der Traumatologie oder der orthopädischen Chirurgie häufig auftreten, erfordern eine intensive und spezialisierte Pflege, um Komplikationen vorzubeugen, eine optimale Heilung zu fördern und den Komfort des Patienten während seiner gesamten Genesung zu gewährleisten. Der Pfleger, der in direkter Verbindung mit Krankenschwestern, Chirurgen und Physiotherapeuten steht, spielt eine Schlüsselrolle bei der täglichen Betreuung dieser Patienten, indem er auf die Unversehrtheit der Wunden, die allmähliche Mobilisierung und die Überwachung der Anzeichen von Komplikationen achtet.

# 1. Umgang mit komplexen Wunden :

Zu den **komplexen Wunden** gehören schwierige chirurgische Wunden, chronische Wunden, großflächige traumatische Wunden und Wunden, die aufgrund von Grunderkrankungen wie Diabetes oder Gefäßerkrankungen schlecht heilen. Ihre Behandlung erfordert eine sorgfältige, präzise und kontinuierliche Pflege, um Infektionen zu vermeiden, die Wundheilung zu fördern und die Schmerzen zu minimieren.

Der erste Schritt bei der Behandlung komplexer Wunden ist die **gründliche Beurteilung** der Wunde. Der Pfleger überwacht in Zusammenarbeit mit dem Pflegepersonal den Zustand der Wunde bei jedem Verbandwechsel. Er beobachtet die Farbe der Wunde, die Menge und Art des Exsudats und den Zustand des umgebenden Gewebes. Eine komplexe Wunde kann nekrotische Bereiche, devitalisiertes Gewebe oder Anzeichen einer Infektion wie Rötung, lokale Wärme oder eitrigen Ausfluss aufweisen. Diese Anzeichen müssen dem Pflegepersonal umgehend mitgeteilt werden, damit eine angemessene Behandlung wie die Verabreichung von Antibiotika oder ein Debridement der Wunde eingeleitet werden kann.

Einer der wichtigsten Aspekte bei der Behandlung komplexer Wunden ist die **Wahl des richtigen Verbandes**. Es gibt verschiedene Arten von Verbänden, die auf die Art und das Stadium der Wunde abgestimmt sind. Beispielsweise können Hydrokolloid- oder Hydrogelverbände verwendet werden, um eine feuchte Umgebung aufrechtzuerhalten, die die Wundheilung fördert, während antiseptische Silberverbände für infizierte Wunden empfohlen werden. Der Pfleger hilft beim Anlegen dieser Verbände und hält sich dabei strikt an die aseptischen Techniken, um eine Kontamination zu vermeiden. Er muss auch dafür sorgen, dass der Verband an Ort und Stelle bleibt, sauber ist und regelmäßig gemäß den medizinischen Empfehlungen gewechselt wird.

Bei **Wunden mit Drainagen** oder solchen, die eine Unterdruckbehandlung erfordern, muss der Pfleger besonders auf die Unversehrtheit der Geräte, den ordnungsgemäßen Abfluss von Sekreten und die korrekte Befestigung der Geräte achten. Unterdruckgeräte können beispielsweise die Wundheilung fördern, indem sie einen kontinuierlichen Sog erzeugen, der Exsudat entfernt und die Bildung von neuem Gewebe fördert. Der Pfleger überwacht das Gerät regelmäßig, um sicherzustellen, dass es ordnungsgemäß funktioniert, und meldet etwaige Probleme dem Pflegepersonal.

### 2. Behandlung von Mehrfachfrakturen :

**Multiple Frakturen**, die häufig nach einem schweren Unfall oder Sturz auftreten, erfordern einen multidisziplinären Ansatz, um eine angemessene Immobilisierung, eine korrekte Reposition der Frakturen und die Vermeidung von Komplikationen wie Infektionen, Embolien oder Organversagen zu gewährleisten. Der Pfleger spielt eine entscheidende Rolle bei der täglichen Unterstützung des Patienten, indem er bei der Schmerzbehandlung, der schrittweisen Mobilisierung und der Überwachung der Immobilisierungshilfen wie Gipsverbände, Schienen oder externe Fixierungen hilft.

Der erste Schritt bei der Behandlung von multiplen Frakturen ist die **Ruhigstellung** der gebrochenen Segmente. Der Pfleger muss darauf achten, dass die Gipsverbände oder Schienen richtig angepasst sind und dem Patienten keine übermäßigen Beschwerden oder Schmerzen bereiten. Eine falsche Anbringung oder Anpassung der Immobilisierungshilfen kann zu Komplikationen wie Nervenkompressionen, Druckgeschwüren oder Durchblutungsstörungen führen. Der Pfleger sollte die Extremitäten (Hände, Füße) regelmäßig auf Anzeichen von Kompressionen wie Zyanose, Ödeme oder Taubheit überprüfen und dem medizinischen Team jede Anomalie melden.

Ein weiterer wichtiger Aspekt bei der Behandlung von Mehrfachfrakturen ist die **Vermeidung von Komplikationen**, die

**mit der Immobilisation verbunden sind**, wie Dekubitus oder tiefe Venenthrombosen. Der Pfleger sollte passive oder aktive Mobilisierungsübungen der nicht gebrochenen Gliedmaßen fördern und, wenn der Zustand des Patienten es zulässt, eine frühe Mobilisierung unterstützen, um die Blutzirkulation anzuregen und Komplikationen durch Immobilität zu verhindern. Das Anlegen von Kompressionsstrümpfen und die Verwendung von Geräten zur intermittierenden pneumatischen Kompression sind ebenfalls wirksame Maßnahmen zur Verringerung des Thromboserisikos.

Die **Schmerzbehandlung** ist bei Patienten mit multiplen Frakturen besonders wichtig. Diese Patienten können unter starken und lang anhaltenden Schmerzen leiden, die eine multidimensionale Behandlung erfordern. Der Pfleger nimmt an der regelmäßigen Schmerzbewertung teil, indem er Bewertungsskalen verwendet und auf Anzeichen von nonverbalem Schmerz achtet. Er stellt sicher, dass die Schmerzmittel gemäß den ärztlichen Verordnungen verabreicht werden und bietet nicht-pharmakologische Techniken an, wie z.B. Positionswechsel, Eisanwendung (in den ersten Phasen) oder Entspannungsmethoden.

### 3. Management von Polytrauma :

**Polytrauma** ist eine Situation, in der ein Patient mehrere schwere Verletzungen aufweist, oft nach einem Unfall oder einem schweren Trauma, die verschiedene Körpersysteme betreffen (Muskelskelett, Herz-Kreislauf, Atmung usw.). Die Behandlung von Polytraumata ist äußerst komplex, da sie eine schnelle Stabilisierung, eine intensive Überwachung und eine umfassende Behandlung der verschiedenen Verletzungen erfordert.

Bei einem Polytrauma besteht das Hauptziel darin, **den Patienten zu stabilisieren** und eine Verschlimmerung der bestehenden Verletzungen zu verhindern. Der Pfleger überwacht als Teil des Intensivpflege- oder Reanimationsteams die Vitalparameter des Patienten, insbesondere die Herzfrequenz, die Sauerstoffsättigung, den Blutdruck und die Atmung. Es ist wichtig, dass Anzeichen einer Dekompensation wie Blutdruckabfall oder Atemnot schnell erkannt werden, die auf innere Blutungen, Lungenembolie oder Atemversagen hinweisen können.

Die Behandlung von Polytrauma erfordert auch eine **genaue Überwachung der medizinischen Geräte** wie Drainagen, Sonden und Katheter. Diese Geräte sind oft notwendig, um die hämodynamische Stabilität aufrechtzuerhalten, Flüssigkeiten abzuleiten oder intravenöse Behandlungen zu verabreichen, aber sie müssen regelmäßig überwacht werden, um Komplikationen wie Infektionen oder Verstopfungen zu vermeiden. Der Pfleger stellt in Zusammenarbeit mit dem Pflegepersonal und den Ärzten sicher, dass diese Geräte ordnungsgemäß funktionieren und alarmiert das Pflegeteam sofort, wenn eine Anomalie auftritt.

Die **schrittweise Mobilisierung** polytraumatisierter Patienten ist ebenfalls eine große Herausforderung. Nach der Stabilisierungsphase müssen Rehabilitation und Mobilisierung für jeden Patienten entsprechend der Schwere seiner Verletzungen angepasst werden. Der Pfleger hilft dem Patienten in Zusammenarbeit mit den Physiotherapeuten, progressive Bewegungen auszuführen, um Komplikationen durch Immobilität zu verhindern, wobei die durch Frakturen, Muskelverletzungen oder innere Verletzungen gesetzten Grenzen beachtet werden müssen.

**4. Kommunikation und psychologische Unterstützung :**

Schließlich ist es wichtig, die Bedeutung der **psychologischen Unterstützung** und **Kommunikation** bei der Behandlung komplexer Wunden, multipler Frakturen und Polytraumata zu betonen. Diese traumatischen Situationen führen häufig zu Stress, Angst und Verzweiflung bei den Patienten, die mit starken Schmerzen, plötzlichen körperlichen Einschränkungen und Ungewissheit über ihre Genesung konfrontiert sind. Der Pfleger spielt eine Schlüsselrolle, indem er den Patienten und ihren Familien aufmerksam zuhört und sie moralisch unterstützt, ihnen die Pflege erklärt und sie über die Schritte ihrer Genesung beruhigt.

- **Pflege von gefährdeten Patienten: Pädiatrie, Geriatrie und Behinderung**

  ○ Anpassung der chirurgischen Versorgung an Kinder: Besonderheiten und psychologischer Ansatz.

Die Anpassung der chirurgischen Versorgung an Kinder ist eine schwierige Aufgabe, bei der sowohl die **physiologischen Besonderheiten** als auch die **psychologischen Bedürfnisse** der jungen Patienten berücksichtigt werden müssen. Kinder reagieren je nach Alter, Entwicklung und Verständnis unterschiedlich auf chirurgische Eingriffe und postoperative Pflege. Der Krankenpfleger spielt neben dem medizinischen Team eine entscheidende Rolle bei dieser Behandlung, indem er dafür sorgt, dass die Pflege angemessen ist und das Kind in einer sicheren und wohlwollenden Atmosphäre betreut wird. Der spezielle Ansatz der Kinderchirurgie erfordert eine besondere Aufmerksamkeit für die körperlichen und emotionalen Bedürfnisse der Kinder, wobei die Eltern aktiv in den Pflegeprozess einbezogen werden.

**1. Physiologische Besonderheiten von Kindern in der Chirurgie :**

Kinder sind keine "kleinen Erwachsenen", sondern weisen einzigartige **physiologische Eigenschaften** auf, die bei einem chirurgischen Eingriff berücksichtigt werden müssen. Ihr Immunsystem, ihre Herzfunktion, ihr Stoffwechsel und ihre Fähigkeit, die Temperatur zu regulieren, unterscheiden sich von denen Erwachsener, was Anpassungen der Operationstechniken, der Medikamentendosierung und der postoperativen Überwachung erfordert.

Einer der wichtigsten Aspekte, die es zu berücksichtigen gilt, ist die **physiologische Anfälligkeit** von Kindern, insbesondere von Säuglingen und Kleinkindern. Kinder sind beispielsweise während und nach einer Operation anfälliger für Hypothermie, da ihr Wärmeregulationssystem noch nicht ausgereift ist. Daher ist es wichtig, im Operationssaal eine angemessene Umgebungstemperatur aufrechtzuerhalten und das Kind während und nach der Operation mit Heizdecken oder aktiven Wärmegeräten zu wärmen.

Bei der Anästhesie von Kindern ist eine genaue Anpassung der Dosis an ihr Gewicht, ihr Alter und ihren Allgemeinzustand erforderlich. Sie haben auch engere Atemwege und eine andere Lungenventilation, was während der Vollnarkose besondere Aufmerksamkeit erfordert. Der Pfleger muss in Zusammenarbeit mit dem Anästhesiepfleger dafür sorgen, dass das Kind richtig gelagert und überwacht wird, um Komplikationen bei der Atmung zu vermeiden.

**Die Schmerzbehandlung** ist ein weiterer entscheidender Aspekt bei der chirurgischen Behandlung von Kindern. Kinder haben oft Schwierigkeiten, ihre Schmerzen in Worte zu fassen, insbesondere wenn sie noch sehr jung sind. Der Pfleger sollte geeignete Hilfsmittel zur Schmerzeinschätzung verwenden, wie z.B. visuelle Skalen, Zeichnungen oder Gesichtsausdrücke. Es ist wichtig, auf **nicht-verbale Anzeichen** von Schmerzen zu achten, wie z.B. Weinen, Unruhe oder die Weigerung, sich zu bewegen. Eine schnelle Schmerzbehandlung mit Schmerzmitteln, die dem Alter und Gewicht des Kindes angepasst sind, lindert nicht nur die Beschwerden des Kindes, sondern trägt auch zu einer schnelleren Genesung bei.

Die postoperative Pflege, wie die Verwaltung von Infusionen, Drainagen oder Verbänden, muss ebenfalls an die **geringe Körpergröße** und die **Hautempfindlichkeit** der Kinder angepasst werden. So muss beispielsweise bei der Wahl der Verbände die Empfindlichkeit der Haut berücksichtigt werden, und die medizinischen Geräte müssen mit minimaler Belastung für das Kind gesichert werden, damit es sich nicht eingeschränkt fühlt und sie nicht aus Versehen herausreißt.

## 2. Kindgerechter psychologischer und relationaler Ansatz :

Der **psychologische Ansatz** ist in der Kinderchirurgie ebenso wichtig wie die medizinische Behandlung. Kinder nehmen je nach Alter und kognitiver Entwicklung das Krankenhaus, die Schmerzen und die Trennung von ihrer Familie unterschiedlich wahr. Daher ist es wichtig, eine beruhigende Umgebung zu schaffen, um ihre Angst zu verringern und ihre Mitarbeit während der gesamten Behandlung zu fördern.

Die **Sprache**, die Sie mit dem Kind verwenden, sollte einfach und altersgerecht sein. Es ist beispielsweise nicht notwendig, dem Kind die technischen Details einer Operation zu erklären, aber es ist wichtig, ihm zu sagen, was passieren wird, indem man Wörter verwendet, die es verstehen kann, und die Pflege auf sanfte Weise erklärt. Der Pfleger kann die Verfahren beispielsweise als "Erkundung" oder "kleine Pflege" beschreiben, um das Kind nicht zu erschrecken. Humor, Rollenspiele oder einfache Metaphern (z.B. dass die Anästhesiemaske wie eine Superheldenmaske aussieht) sind oft wirksam, um die Pflege zu entdramatisieren.

Eine der größten Belastungen für das Kind ist die **Trennung von den Eltern** zum Zeitpunkt der Operation. Diese Trennung kann zu Ängsten führen und sogar Weinen oder Unruhe auslösen. Der Pfleger kann diesen Stress mildern, indem er dem Kind erlaubt, einen vertrauten Gegenstand wie ein Kuscheltier oder eine Decke zu behalten, die ihm ein Gefühl der Sicherheit vermittelt. Die beruhigende Anwesenheit der Eltern vor und nach der Operation ist ebenfalls von entscheidender Bedeutung. Postoperativ wird empfohlen, dass die Eltern, wann immer möglich, an das Bett des Kindes zurückkehren, um eine ruhigere Genesung zu fördern. Die Rolle des Krankenpflegers besteht darin, **diesen Übergang zu erleichtern** und das Kind zu unterstützen, indem er ihm hilft, sich sicher zu fühlen, bis es wieder bei seinen Eltern ist.

Es ist auch wichtig zu verstehen, dass jedes Kind anders auf Schmerzen oder Ängste reagiert. Einige Kinder, vor allem jüngere, können sehr unruhig werden und sich der Pflege widersetzen, während andere sich zurückziehen. Der Pfleger sollte geduldig und anpassungsfähig sein und Ablenkungstechniken wie Spiele, Geschichten oder Musik einsetzen, um die Aufmerksamkeit des Kindes von der Pflege oder den Schmerzen abzulenken. Beispielsweise kann das Zeichnen mit dem Kind oder die Nutzung von Tablets mit interaktiven Spielen eine effektive Möglichkeit sein, die Aufmerksamkeit des Kindes zu fesseln und ihm zu helfen, schwierige Momente zu überwinden.

Die Eltern spielen eine Schlüsselrolle bei der Bewältigung **des emotionalen Stresses** des Kindes. Es ist wichtig, sie in die Pflege einzubeziehen, indem sie klar und deutlich über jeden Schritt der Pflege informiert werden und ihnen versichert wird, dass ihr Kind sich gut entwickelt. Der Pfleger kann sie ermutigen, sich an einfachen Pflegemaßnahmen zu beteiligen, wie z.B. dem Kind etwas zu trinken zu geben oder es zu beruhigen, um die Familienbindung zu stärken und das Kind zu beruhigen.

**3. Schmerzmanagement und Komfort :**

Die Schmerzbehandlung bei Kindern sollte eine Priorität sein, nicht nur, um ihr Wohlbefinden zu verbessern, sondern auch, um zu verhindern, dass der Schmerz zu einer Quelle lang anhaltender Angst oder Unruhe wird. Unzureichend kontrollierte Schmerzen können bei einem Kind emotionale Spuren hinterlassen, was dazu führen kann, dass es künftigen medizinischen Behandlungen gegenüber abgeneigt ist. Die Pflegekraft muss sicherstellen, dass die verschriebenen Schmerzmittel regelmäßig verabreicht werden und dass die Schmerzen gut kontrolliert werden.

Neben der medikamentösen Behandlung können auch **nicht-pharmakologische Techniken** bei der Linderung von Schmerzen bei Kindern sehr wirksam sein. **Spiele**, **Ablenkung** (z.B. Zeichentrickfilme ansehen oder Musik hören) oder altersgerechte

**Entspannungsmethoden** können dem Kind helfen, schmerzhafte oder stressige Momente besser zu ertragen. Der Pfleger kann auch Techniken wie kontrolliertes Atmen für ältere Kinder oder leichte Massagen anbieten, um Muskelverspannungen zu lindern.

### 4. Postoperative Nachsorge und Erholung :

Schließlich spielt der Pfleger eine entscheidende Rolle in der **postoperativen Erholungsphase**. Kinder erholen sich oft schneller als Erwachsene, aber sie benötigen auch eine besondere Betreuung, um die Pflege zu verstehen und um sie zu ermutigen, ihre täglichen Aktivitäten sanft wieder aufzunehmen. Der Pfleger sorgt für eine ausreichende Flüssigkeitszufuhr, eine allmähliche Wiederaufnahme der Nahrungsaufnahme und eine angemessene Mobilisierung, die sich nach den durchgeführten Eingriffen richtet. Er ermutigt auch die Eltern, sich aktiv an dieser Phase der Genesung zu beteiligen, indem sie ihr Kind bei den ersten Schritten der Genesung unterstützen.

- ◦ Chirurgische Versorgung älterer Menschen: Vermeidung von Druckgeschwüren, Umgang mit Gebrechlichkeit.

Die **chirurgische Versorgung älterer Menschen** erfordert aufgrund ihrer erhöhten Verletzlichkeit und der spezifischen altersbedingten Risiken besondere Aufmerksamkeit, insbesondere die **Vermeidung von Druckgeschwüren** und **der Umgang mit Gebrechlichkeit**. Mit zunehmendem Alter wird der Körper gebrechlicher, die Erholung von einem chirurgischen Eingriff dauert oft länger und das Risiko von Komplikationen wie Infektionen, Druckgeschwüren und Mobilitätsverlust steigt. Der Pfleger spielt eine zentrale Rolle bei der Pflege dieser Patienten, indem er dafür sorgt, dass Risiken minimiert und eine optimale Genesung gefördert wird, wobei er die Besonderheiten des Alterns berücksichtigt.

# 1. Vermeidung von Druckgeschwüren :

Dekubitus oder Druckgeschwüre sind eine große Gefahr für ältere Menschen im Krankenhaus, insbesondere nach einer Operation. Mit zunehmendem Alter wird die Haut dünner, weniger elastisch und anfälliger für Reibung und Druck, da die Blutzirkulation im Gewebe abnimmt. Darüber hinaus sind ältere Patienten nach einer Operation häufig weniger mobil, was das Risiko der Bildung von Druckgeschwüren erhöht. Eine kontinuierliche Überwachung und vorbeugende Maßnahmen sind daher unerlässlich, um diese Patienten zu schützen.

Die **regelmäßige Mobilisierung** des Patienten ist eines der wirksamsten Mittel zur Vermeidung von Dekubitus. Die Pflegekraft sollte darauf achten, die Position des Patienten regelmäßig, idealerweise alle zwei Stunden, zu verändern, um Druckstellen zu entlasten, die an empfindlichen Stellen wie dem Kreuzbein, den Fersen, den Ellenbogen oder den Hüften entstehen können. Diese Positionswechsel müssen sanft durchgeführt werden, um Reibung oder übermäßigen Zug auf die empfindliche Haut des Patienten zu vermeiden. Hierfür **sind** Hilfsmittel wie **Stützkissen** oder **spezielle Antidekubitusmatratzen** sehr hilfreich. Diese Matratzen mit Wechseldruck oder viskoelastischem Schaumstoff verteilen den Druck gleichmäßig und verringern so das Risiko von Hautverletzungen.

Es ist auch wichtig, **den Zustand der Haut regelmäßig** zu **überwachen**. Die Pflegekraft sollte die gefährdeten Bereiche häufig auf erste Anzeichen eines Dekubitus überprüfen, wie z.B. eine anhaltende Rötung, lokale Wärme oder einen Verlust der Empfindlichkeit. Bei einer Rötung, die nach leichtem Druck nicht verschwindet, muss die Pflege sofort angepasst und die Entwicklung dem Pflegepersonal gemeldet werden, damit eine schnelle Behandlung erfolgen kann.

Die **Feuchtigkeitsversorgung der Haut** ist auch für die Vermeidung von Druckgeschwüren von entscheidender Bedeutung. Ältere Menschen haben oft eine trockene und geschwächte Haut, was das Risiko von Rissen und Verletzungen erhöht. Die Pflegekraft sollte daher darauf achten, dass die Haut des Patienten gut mit Feuchtigkeit versorgt ist, indem sie regelmäßig geeignete Feuchtigkeitscremes aufträgt und die gefährdeten Stellen nicht zu kräftig massiert, da dies das Gewebe schädigen kann.

Schließlich spielt die **richtige Ernährung** eine entscheidende Rolle bei der Vermeidung von Druckgeschwüren. Ältere Menschen, insbesondere diejenigen, die sich von einem chirurgischen Eingriff erholen, haben oft einen geringeren Appetit, aber eine angemessene Ernährung ist wichtig, um die Wundheilung zu fördern und die Integrität des Gewebes zu erhalten. Eine Ernährung, die reich an Proteinen, Vitaminen und Mineralien ist, sowie eine gute Hydratation sind unerlässlich, um die Heilung zu unterstützen und Komplikationen aufgrund von Immobilität und Hautbrüchigkeit zu verhindern.

**2. Umgang mit Fragilität :**

**Gebrechlichkeit** ist ein Merkmal, das häufig bei älteren Menschen beobachtet wird und sich in einer Verringerung der physiologischen Reserven und einer erhöhten Anfälligkeit für Stressfaktoren, wie z.B. Operationen, äußert. Gebrechliche Patienten erholen sich langsamer, haben ein höheres Risiko für Komplikationen und verlieren nach einem chirurgischen Eingriff eher ihre Selbständigkeit. Die Behandlung dieser Gebrechlichkeit erfordert einen umfassenden Ansatz, der eine individuelle Pflege, eine sorgfältige Überwachung und Maßnahmen zur Erhaltung der Autonomie des Patienten umfasst.

Eines der Hauptziele bei der Behandlung von Gebrechlichkeit ist die Förderung einer **frühzeitigen Mobilisierung**. Nach einem chirurgischen Eingriff ist es verlockend, die Patienten zu ihrem Schutz im Bett zu halten, aber dies kann ihre Gebrechlichkeit verschlimmern, indem es ihre Muskelkraft verringert und das Risiko von Komplikationen wie Venenthrombosen, Atemwegsinfektionen oder Druckgeschwüren erhöht. Der Pfleger sollte in Zusammenarbeit mit den Physiotherapeuten die Patienten ermutigen, sich zu bewegen, sobald ihr Zustand es zulässt, selbst wenn dies nur bedeutet, ihnen zu helfen, sich auf die Bettkante zu setzen oder ein paar Schritte im Zimmer zu gehen.

Die **progressive Mobilisierung** regt den Blutkreislauf an, stärkt die Muskeln und beugt den schädlichen Auswirkungen der Immobilität vor. Es ist wichtig, den Rhythmus des Patienten zu respektieren und ihn bei der Wiederaufnahme der Bewegung wohlwollend zu begleiten, indem man ihm physische und moralische Unterstützung bietet. Bei sehr gebrechlichen Patienten kann der Einsatz von Gehhilfen wie Rollatoren oder Gehstöcken erforderlich sein, um die Sicherheit zu gewährleisten und Stürze zu vermeiden.

Der Umgang mit Gebrechlichkeit erfordert auch eine besondere Aufmerksamkeit für die **Ernährung** und **Flüssigkeitszufuhr** des Patienten. Ältere Patienten sind häufig unterernährt, was ihre Gebrechlichkeit noch verstärkt. Der Pfleger muss die Ernährung des Patienten genau überwachen und jede Nahrungsverweigerung oder anhaltende Appetitlosigkeit melden. Falls erforderlich, können Nahrungsergänzungsmittel verschrieben werden, um Nährstoffdefizite auszugleichen und die Genesung zu beschleunigen. Darüber hinaus kann eine unzureichende Flüssigkeitszufuhr die Gebrechlichkeit verstärken, indem sie das Risiko von Verwirrtheit, Harnwegsinfektionen und Nierenkomplikationen erhöht.

Ein weiterer grundlegender Aspekt des Umgangs mit Gebrechlichkeit ist die **Vermeidung von Stürzen**. Ältere Menschen haben aufgrund ihrer Instabilität, Muskelschwäche und Gleichgewichtsstörungen, die sich nach einer Operation verschlimmern können, ein erhöhtes Risiko zu stürzen. Der Pfleger sollte für eine sichere Umgebung des Patienten sorgen, indem er sicherstellt, dass das Zimmer des Patienten aufgeräumt ist, dass es keine Hindernisse gibt und dass bei Bedarf Stützstangen oder Mobilitätshilfen vorhanden sind. Eine sorgfältige Überwachung ist wichtig, um Unfälle zu vermeiden, insbesondere wenn der Patient beginnt, seine Mobilität wiederzuerlangen.

Die **Schmerzbehandlung** ist auch bei älteren Menschen nach einer Operation von entscheidender Bedeutung, da unbehandelte Schmerzen die Motivation zur Mobilisierung verringern, den Appetit beeinträchtigen und die allgemeine Genesung behindern können. Allerdings muss die Schmerzbehandlung bei älteren Menschen mit Vorsicht durchgeführt werden, da sie oft anfälliger für die Nebenwirkungen von Medikamenten sind. Der Pfleger sollte die Reaktionen des Patienten auf die Schmerzmittel sorgfältig überwachen und unerwünschte Wirkungen wie übermäßige Schläfrigkeit oder Verwirrtheit melden.

### 3. Psychologische und soziale Unterstützung :

Schließlich sollte die Bedeutung der **psychologischen und sozialen Unterstützung** bei der Betreuung älterer Menschen nach einem chirurgischen Eingriff nicht vernachlässigt werden. Der Krankenhausaufenthalt und die Operation können belastende Ereignisse sein, die Angst und Verwirrung hervorrufen, insbesondere bei Patienten mit kognitiven Störungen oder Demenz. Der Pfleger muss geduldig sein, zuhören und einfühlsam sein, um dem Patienten zu helfen, zu verstehen, was vor sich geht und sich sicher zu fühlen.

Es ist auch wichtig, die Verbindung zur **Familie** aufrechtzuerhalten, da die Anwesenheit der Angehörigen einen erheblichen Einfluss auf die Moral und die Motivation des Patienten haben kann. Der Pfleger kann diese Kommunikation erleichtern, indem er die Familie über den Zustand des Patienten auf dem Laufenden hält und sie ermutigt, sich an der Pflege zu beteiligen, wenn dies möglich ist. Dies gilt insbesondere für ältere Patienten, die sich durch den Krankenhausaufenthalt isoliert oder destabilisiert fühlen können.

○ Begleitung von Menschen mit Behinderungen bei chirurgischen Eingriffen.

Die **Begleitung von Menschen mit Behinderungen bei chirurgischen** Eingriffen ist ein heikler und anspruchsvoller Prozess, der einen individuellen, empathischen und multidisziplinären Ansatz erfordert. Diese Patienten, ob mit körperlicher, sensorischer, geistiger oder psychischer Behinderung, haben spezifische Bedürfnisse sowohl in medizinischer als auch in psychologischer Hinsicht. Der Krankenpfleger spielt eine wesentliche Rolle bei dieser Betreuung, indem er mit dem medizinischen Team zusammenarbeitet, um sicherzustellen, dass die Pflege auf jeden Patienten zugeschnitten ist und dass die chirurgische Behandlung unter den bestmöglichen Bedingungen stattfindet. Diese Betreuung geht über die technische Pflege hinaus und umfasst auch eine relationale und menschliche Dimension, die darauf abzielt, die Person zu beruhigen, zu unterstützen und in ihrer Integrität zu respektieren.

**1. Berücksichtigung der spezifischen Bedürfnisse :**

Einer der ersten Aspekte, die berücksichtigt werden müssen, ist die **Art der Behinderung** und ihre Auswirkungen auf die Chirurgie. Jede Art von Behinderung erfordert spezifische Anpassungen in Bezug auf Kommunikation, Pflege, Schmerzmanagement und postoperative Erholung. Es ist daher wichtig, dass der Pfleger und das gesamte Pflegeteam über die Besonderheiten des Patienten informiert sind, um eine individuelle Betreuung zu ermöglichen.

Bei Patienten mit **körperlichen** Behinderungen wie eingeschränkter Mobilität oder Lähmung konzentriert sich die Betreuung oft auf die **Mobilisierung und Positionierung**. Diese Patienten benötigen möglicherweise spezielle Hilfsmittel wie Lifter, angepasste Stühle oder orthopädische Stützen, damit sie richtig positioniert und ohne Schmerzen oder Beschwerden gehandhabt werden können. Der Pfleger muss sicherstellen, dass Transfers sicher durchgeführt werden, dass Druckstellen geschützt werden, um Druckgeschwüre zu vermeiden, und dass die Position des Patienten regelmäßig geändert wird, insbesondere bei längerer Immobilität.

Patienten mit **sensorischen Behinderungen**, wie Hör- oder Sehbehinderungen, erfordern besondere Anpassungen in Bezug auf **Kommunikation** und Information. Bei einem hörgeschädigten oder tauben Patienten ist es wichtig, dass die Erklärungen zur Operation oder Pflege visuell, mit Hilfe von schriftlichen Hilfsmitteln oder geeigneten Gebärden gegeben werden. Ein blinder Patient kann beruhigt werden, indem man ihm genau beschreibt, welche Maßnahmen durchgeführt werden, wo er sich befindet und was er bei jedem Schritt zu erwarten hat. Der Pfleger spielt hier eine Schlüsselrolle, um sicherzustellen, dass der Patient sich in der Krankenhausumgebung nicht desorientiert oder verängstigt fühlt.

Menschen mit **geistigen oder psychischen Behinderungen** wie Trisomie 21, Autismus-Spektrum-Störungen oder Schizophrenie können Schwierigkeiten haben, den Hintergrund des Krankenhausaufenthalts, die Pflege, die sie erhalten werden, oder den chirurgischen Eingriff selbst zu verstehen. Es ist wichtig, einen **einfachen, klaren und beruhigenden Kommunikationsansatz** zu wählen, indem man die Informationen bei Bedarf wiederholt, verständliche Wörter verwendet und Fachausdrücke vermeidet. Routine, gleichbleibende Gesten und vertraute Gesichter können helfen, die Ängste dieser Patienten zu lindern. Der Pfleger kann auch **Ablenkungstechniken** oder vertraute Gegenstände (wie Spielzeug oder Plüschtiere bei jüngeren Patienten) einsetzen, um ihnen zu helfen, die Pflege zu tolerieren oder ihren Stress zu reduzieren.

## 2. Die Autonomie und die Beteiligung des Patienten respektieren :

Eines der wichtigsten Prinzipien bei der Betreuung von Menschen mit Behinderungen ist die Achtung ihrer **Autonomie** und **Würde**.

Auch wenn der Patient eine Behinderung hat, ist es wichtig, ihn so weit wie möglich in den Pflegeprozess einzubeziehen, indem seine Fähigkeiten und Vorlieben respektiert werden. Beispielsweise kann ein Patient, der im Rollstuhl sitzt, in der Lage sein, kurze Strecken allein zurückzulegen oder eine gewisse persönliche Hygiene durchzuführen. Der Pfleger sollte daher diese Selbstständigkeit fördern und die Pflege so anpassen, dass sie das ergänzt, was der Patient nicht selbst tun kann.

Die **Kommunikation mit dem Patienten** muss immer im Mittelpunkt der Pflegebeziehung stehen. Es ist wichtig, dass Sie nicht von den Fähigkeiten des Patienten ausgehen, ohne vorher das Verständnisniveau oder die Präferenzen des Patienten überprüft zu haben. Der Dialog ist wichtig, um ein **Klima des Vertrauens zu** schaffen und dem Patienten das Gefühl zu geben, dass er gehört und respektiert wird. Selbst wenn der Patient nicht in der Lage ist, seine Bedürfnisse oder Schmerzen zu verbalisieren, können spezielle Hilfsmittel wie visuelle Kommunikationstafeln, Piktogramme oder Gesten verwendet werden, um den Austausch zu erleichtern.

Darüber hinaus ist die **Beteiligung der Familie oder der pflegenden Angehörigen** bei der chirurgischen Versorgung von Menschen mit Behinderungen häufig von entscheidender Bedeutung. Pflegende Angehörige spielen eine Schlüsselrolle bei der täglichen Betreuung dieser Patienten und können wertvolle Informationen über ihre speziellen Bedürfnisse, ihre Schmerztoleranz oder die am besten funktionierenden Techniken zur Beruhigung der Patienten liefern. Auch in der postoperativen Phase kann ihre Anwesenheit entscheidend sein, um die Genesung und die Rückkehr zu einem komfortablen Zustand zu erleichtern. Der Pfleger sollte daher die Zusammenarbeit mit der Familie fördern und gleichzeitig sicherstellen, dass die medizinischen Informationen verstanden und weitergegeben werden.

## 3. Schmerzmanagement und postoperative Versorgung :

Die **Behandlung von Schmerzen** bei Menschen mit Behinderungen kann komplex sein, insbesondere bei Menschen, die sich nur schwer ausdrücken können. Der Pfleger muss besonders auf **nicht-verbale Anzeichen** von Schmerzen oder Unwohlsein achten, wie z.b. Unruhe, Grimassen, Weinen oder Veränderungen in der Haltung. Spezielle Schmerzskalen, die auf Menschen mit kognitiven oder Kommunikationsstörungen zugeschnitten sind, sollten verwendet werden, um sicherzustellen, dass der Schmerz gut behandelt wird.

Die Verabreichung von Schmerzmitteln sollte auf den allgemeinen Zustand des Patienten und seine spezifischen Bedürfnisse abgestimmt werden. Menschen mit Behinderungen können aufgrund von zugrunde liegenden Stoffwechsel- oder neurologischen Störungen manchmal anders auf Medikamente reagieren und bedürfen daher einer sorgfältigen Überwachung. Der Pfleger kann dazu beitragen, die Wirksamkeit der Behandlung zu beurteilen, indem er beobachtet, wie sich der Zustand des Patienten verändert, ob er sich entspannen und mobilisieren kann oder ob er die Pflege toleriert.

Die **postoperative Nachsorge** ist eine heikle Phase, insbesondere bei Patienten mit kognitiven Störungen oder schweren körperlichen Behinderungen. Die Wiedererlangung der Mobilität und der Umgang mit medizinischen Geräten wie Sonden, Drainagen oder Verbänden muss mit Sorgfalt und Geduld erfolgen. Einige Patienten können sich aufgrund von Schmerzen oder Angst gegen die Pflege sträuben, und es ist entscheidend, dass der Pfleger seine Vorgehensweise entsprechend anpasst. **Ablenkungstechniken** wie Musik, Spiele oder Geschichten können helfen, die Aufmerksamkeit des Patienten während der postoperativen Pflege abzulenken.

## 4. Vorbereitung auf die Rückkehr nach Hause und Rehabilitation :

Der letzte Schritt in der Begleitung von Menschen mit Behinderungen durch den chirurgischen Prozess betrifft die **Vorbereitung der Rückkehr nach Hause** und die **Rehabilitation**. Für viele Patienten ist der chirurgische Eingriff nur eine Etappe, und nach der Entlassung aus dem Krankenhaus ist oft eine Zeit der Rehabilitation oder der kontinuierlichen Pflege erforderlich. Der Pfleger hilft in Zusammenarbeit mit Physio- und Ergotherapeuten, den Patienten auf die Wiedererlangung einer gewissen Selbständigkeit vorzubereiten, indem er ihm hilft, seine täglichen Aktivitäten wie Gehen, Essen oder Körperpflege allmählich wieder aufzunehmen.

In manchen Fällen muss die Umgebung des Patienten angepasst werden, um die Rückkehr nach Hause zu erleichtern, sei es durch **materielle Veränderungen** (Anbringen von Rampen, Haltegriffen, Duschsitzen) oder durch **technische Hilfsmittel** wie Rollstühle oder Gehhilfen. Die Koordination mit Sozialdiensten, professionellen Betreuern oder spezialisierten Vereinigungen kann ebenfalls erforderlich sein, um eine häusliche Betreuung zu organisieren.

- **Hochrisiko-Operationen und Vorbereitung auf Komplikationen**

  ○ Herz- und Neurochirurgie, Transplantationen: Welche spezielle Pflege?

Die spezielle Pflege nach einer Herz- oder Neurochirurgie und nach einer Transplantation beruht auf einer rigorosen und multidisziplinären Betreuung, die auf die Besonderheiten jeder Art von Eingriff abgestimmt ist. Diese großen Operationen sind mit erhöhten Risiken verbunden und erfordern eine intensive Pflege, um postoperative Komplikationen zu verhindern, die

Genesung des Patienten zu optimieren und die Funktionsfähigkeit des behandelten Organs oder Systems zu gewährleisten. Der Pfleger spielt in dieser Phase der Pflege eine Schlüsselrolle, indem er die kontinuierliche Überwachung der Vitalparameter sicherstellt, den Patienten psychologisch betreut und sich um die besonderen Bedürfnisse kümmert, die mit jeder Art von Operation verbunden sind.

## 1. Spezielle Pflege nach einer Herzoperation

Die **Herzchirurgie**, ob es sich nun um eine koronare Bypassoperation, das Einsetzen eines Stents oder eine Herzklappenoperation handelt, erfordert eine äußerst sorgfältige Nachsorge. Da das Herz ein lebenswichtiges Organ ist, kann eine Fehlfunktion nach dem Eingriff schwerwiegende Folgen haben. Das Hauptziel der Nachsorge nach einer Herzoperation ist die Stabilisierung der Herzfunktionen, die Vermeidung von kardiovaskulären Komplikationen und die Förderung der Genesung des Patienten.

Einer der ersten Aspekte der Pflege nach einer Herzoperation ist die **engmaschige Überwachung der Vitalparameter**. Der Pfleger muss in Zusammenarbeit mit dem Pflegeteam die **Herzfrequenz**, den **Blutdruck** und die **Sauerstoffsättigung** kontinuierlich überwachen, da jede Abweichung auf eine kardiale Dekompensation oder eine Arrhythmie hinweisen kann. Herzmonitore werden häufig eingesetzt, um Rhythmusstörungen oder Vorhofflimmern zu erkennen, die häufige Komplikationen nach einer Herzoperation sind.

Die **Behandlung von Brustschmerzen** ist ebenfalls von entscheidender Bedeutung, da postoperative Schmerzen sehr stark sein können und die frühzeitige Mobilisierung des Patienten behindern können, die für die Verringerung des Risikos von Komplikationen wie Lungenembolien oder Atemwegsinfektionen wichtig ist. Der Pfleger hilft bei der Verabreichung von Schmerzmitteln und achtet auf atypische Anzeichen, wie anhaltende oder ausstrahlende Brustschmerzen, die auf eine Ischämie oder eine andere Komplikation hinweisen könnten.

Die **Vermeidung von Atemwegskomplikationen** ist ein weiterer wichtiger Punkt bei der Pflege nach einer Herzoperation. Aufgrund der Nähe von Herz und Lunge können die Patienten nach der Operation Schwierigkeiten beim Atmen oder bei der Mobilisierung von Sekreten haben. Der Pfleger ermutigt zu tiefen Atemübungen, wie z.B. die Verwendung von Spirometern, um Lungenentzündungen oder Atelektasen zu vermeiden. Er sorgt auch dafür, dass der Patient in Zusammenarbeit mit den Physiotherapeuten regelmäßig mobilisiert wird, um die Blutzirkulation anzuregen und Venenstauungen zu verhindern.

Schließlich ist die **Überwachung der Operationsstelle** und der Thoraxdrainagen unerlässlich, um Anzeichen einer Infektion oder einer Flüssigkeitsansammlung im Thorax frühzeitig zu erkennen. Die Drainagen müssen sorgfältig überwacht werden, um sicherzustellen, dass sie ordnungsgemäß funktionieren und Veränderungen in der Menge oder Farbe der abgeleiteten Flüssigkeit müssen sofort gemeldet werden.

## 2. Spezifische Pflege nach neurologischer Chirurgie

Die **neurologische Chirurgie**, die Eingriffe wie die Entfernung von Hirntumoren, die Behandlung von Aneurysmen oder die Operation der Wirbelsäule umfassen kann, erfordert eine äußerst strenge postoperative Überwachung, da jede Beeinträchtigung der neurologischen Funktionen schwerwiegende und irreversible Folgen haben kann. Die Pflege konzentriert sich vor allem auf die Früherkennung neurologischer Komplikationen und die Verhinderung der Verschlimmerung von Hirn- oder Rückenmarksverletzungen.

Eine der Prioritäten der postoperativen Pflege in der Neurochirurgie ist die **Überwachung der neurologischen Funktionen**. Der Pfleger muss in Zusammenarbeit mit dem Pflege- und Ärzteteam **regelmäßige neurologische**

**Beurteilungen** durchführen und dabei den Bewusstseinszustand des Patienten, seine Reflexe, seine Fähigkeit, die Gliedmaßen zu bewegen, und seine Schmerzreaktion überwachen. Jede plötzliche Veränderung des neurologischen Zustands des Patienten, wie Verwirrung, übermäßige Schläfrigkeit, Muskelschwäche oder Lähmung, kann auf eine Hirnblutung, ein Ödem oder eine Ischämie hinweisen und muss dringend behandelt werden.

Die **Kontrolle des intrakraniellen Drucks (ICP)** ist auch nach einer Gehirnoperation von entscheidender Bedeutung. Ein erhöhter Druck kann zu schweren Hirnschäden führen. Die Pflege umfasst daher eine angemessene Lagerung des Patienten (Kopf ca. 30° erhöht) und eine sorgfältige Überwachung des Allgemeinzustandes, um eine Verschlechterung zu vermeiden. Der Pfleger sollte darauf achten, dass der Patient bequem liegt und auf Anzeichen einer intrakraniellen Hypertension achten, wie z.B. starke Kopfschmerzen, Erbrechen oder Veränderungen des Sehvermögens.

Die **Vermeidung von epileptischen Anfällen** ist ein weiterer wesentlicher Bestandteil der Pflege nach einer neurologischen Operation. Je nach Art der Operation besteht bei einigen Patienten ein Risiko für postoperative Krampfanfälle. Der Pfleger muss auf Warnsignale wie Zittern oder ungewöhnliches Verhalten achten und die verordnete antiepileptische Behandlung durchführen, wobei er die Nebenwirkungen dieser Medikamente beachten muss.

**Frühe Mobilisierung** und Rehabilitation sind ebenfalls wichtige Aspekte der post-neurochirurgischen Versorgung. Die Patienten können nach einer Gehirn- oder Wirbelsäulenoperation unter Schwäche oder teilweiser Lähmung leiden, so dass oft eine angemessene Rehabilitation erforderlich ist. Der Krankenpflegehelfer hilft in Zusammenarbeit mit den Physiotherapeuten bei der schrittweisen Mobilisierung des Patienten, um die neurologische Erholung zu fördern und Komplikationen im Zusammenhang mit einer längeren Immobilisierung zu verhindern.

## 3. Spezifische Pflege nach der Transplantation

Organtransplantationen, seien es Leber-, Nieren-, Herz- oder Lungentransplantationen, sind schwere Eingriffe, die eine strenge und lange postoperative Überwachung erfordern. Der Erfolg der Transplantation hängt nicht nur von der Qualität des chirurgischen Eingriffs ab, sondern auch von der sorgfältigen Pflege nach der Transplantation, insbesondere zur Vermeidung von Organabstoßung und Infektionen.

Einer der wichtigsten Aspekte der Pflege nach einer **Transplantation** ist die **Überwachung der Abstoßung des Organs**. Die Abstoßung kann bereits in den ersten Tagen nach der Operation auftreten und äußert sich durch spezifische Symptome, die vom transplantierten Organ abhängen. Bei einer Nierentransplantation können beispielsweise eine verminderte Urinproduktion, Schwellungen oder Schmerzen im Bereich der transplantierten Niere auf eine Abstoßung hinweisen. Der Pfleger muss auf diese Anzeichen achten und mit dem medizinischen Team zusammenarbeiten, um regelmäßige Untersuchungen wie Blutentnahmen zur Überwachung der Abstoßungsmarker und der Funktion des transplantierten Organs durchzuführen.

Die **Behandlung mit Immunsuppressiva** ist ein weiteres zentrales Element der Pflege nach einer Transplantation. Diese Medikamente sind notwendig, um eine Abstoßung zu verhindern, aber sie erhöhen auch das Risiko von schweren Infektionen, da sie das Immunsystem des Patienten schwächen. Der Pfleger muss sicherstellen, dass diese Medikamente präzise verabreicht werden und auf Nebenwirkungen wie opportunistische Infektionen, Elektrolytverschiebungen oder Verdauungsstörungen achten. Um nosokomiale Infektionen zu vermeiden, ist eine strenge Hygiene von entscheidender Bedeutung.

Transplantationspatienten müssen je nach transplantiertem Organ auch eine **Ernährungsüberwachung** und eine sorgfältige Kontrolle der **Nieren- und Leberfunktion** erhalten. Eine ausgewogene Ernährung und eine ausreichende

Flüssigkeitszufuhr sind wichtig, um den Genesungsprozess zu unterstützen und die Gesundheit des transplantierten Organs zu erhalten. Der Pfleger sollte die Nahrungsaufnahme des Patienten überwachen und Probleme mit der Verdauung, Appetitlosigkeit oder Dehydrierung melden.

Schließlich ist auch der psychologische Aspekt bei der Behandlung von Transplantationspatienten von entscheidender Bedeutung. Der Transplantationsprozess kann emotional belastend sein, mit Phasen der Angst, die mit der Möglichkeit von Abstoßung oder Infektionen verbunden sind. Der Pfleger spielt durch seinen täglichen Kontakt mit dem Patienten eine Rolle als **moralischer Unterstützer**, indem er auf dessen Sorgen eingeht, ihn in seiner Genesung ermutigt und ihm eine beruhigende Umgebung bietet.

- ° Planung und Management von Krisensituationen: hämorrhagischer Schock, intraoperativer Herzstillstand.

Die **Prävention und das Management von Krisensituationen** in der Chirurgie, wie z.B. **hämorrhagischer Schock** und **intraoperativer** Herzstillstand, sind kritische Momente, die eine schnelle, koordinierte und effiziente Reaktion des gesamten Pflegeteams erfordern. Diese oft unvorhersehbaren Ereignisse können jederzeit während eines chirurgischen Eingriffs auftreten und erfordern eine ständige Wachsamkeit sowie ein hohes Maß an technischen Fähigkeiten und Entscheidungskompetenzen. Der Pfleger ist zwar nicht an vorderster Front für medizinische Notfälle zuständig, spielt aber eine entscheidende Rolle bei der Unterstützung des Teams, der Überwachung von Warnsignalen und der Sicherstellung der Kontinuität der Versorgung des Patienten.

# 1. Vorhersage und Behandlung eines hämorrhagischen Schocks

Ein **hämorrhagischer Schock** ist ein lebensbedrohlicher Notfall, der auftritt, wenn der Patient so viel Blut verliert, dass die Perfusion der lebenswichtigen Organe gefährdet ist. Diese Art von Krise kann bei bestimmten chirurgischen Eingriffen auftreten, insbesondere bei Eingriffen, bei denen größere Blutgefäße oder innere Organe betroffen sind, oder nach einem schweren Trauma. Die Behandlung eines hämorrhagischen Schocks erfordert eine schnelle Reaktion, um die Quelle des Blutverlustes zu kontrollieren, den Patienten zu stabilisieren und ein ausreichendes Blutvolumen wiederherzustellen.

**Die Antizipation des Blutungsrisikos** ist ein wichtiger Schritt zur Vermeidung eines hämorrhagischen Schocks. Einige Patienten werden bereits vor dem Eingriff aufgrund ihrer Krankengeschichte, der Komplexität des Eingriffs oder einer Gerinnungsstörung als Risikopatienten identifiziert. Der Pfleger muss über diese Risiken informiert sein, damit er während des Eingriffs besonders aufmerksam ist. Außerdem müssen Protokolle für das Management von Blutungen vorhanden sein, wie z.B. die Vorbereitung von Blutkonserven und Blutprodukten (Plasma, Blutplättchen) im Operationssaal, um auf einen starken Blutverlust sofort reagieren zu können.

**Die ersten Anzeichen eines hämorrhagischen Schocks** können **Hypotonie** (niedriger Blutdruck), **Tachykardie** (erhöhte Herzfrequenz) und **Blässe** in Verbindung mit kaltem Schweiß sein. Obwohl der Pfleger nicht für die Überwachung der Vitalparameter in Echtzeit verantwortlich ist, muss er wachsam sein und in der Lage sein, sichtbare Anzeichen einer Verschlechterung zu erkennen. Zum Beispiel kann eine schnelle Veränderung der Hautfarbe oder eine Veränderung des Bewusstseins (Verwirrung, Unruhe) darauf hindeuten, dass der Patient in einen Schockzustand gerät.

Wenn ein hämorrhagischer Schock erkannt wird, wird die **Notfallreaktion** des medizinischen Teams sofort eingeleitet. Der Chirurg wird versuchen, **die Quelle der Blutung** durch geeignete chirurgische Techniken zu **kontrollieren**, wie z.B. das Abbinden von Gefäßen oder die Reparatur von verletzten Organen. Während dieser Zeit spielt der Pfleger eine wesentliche Rolle, indem er schnell die notwendigen Materialien bereitstellt, die Funktionsfähigkeit der Transfusionsgeräte sicherstellt und bei der Zubereitung von Blutprodukten hilft, um den Volumenverlust auszugleichen. Die Reanimation durch Infusion von Kristalloiden oder Kolloiden und die Bluttransfusion sind entscheidende Schritte, um das zirkulierende Volumen und die Perfusion der Organe wiederherzustellen.

Nach der Kontrolle der Blutung ist es ebenso wichtig, **die Folgen des Schocks** für den Körper **zu beurteilen**. Ein lang anhaltender hämorrhagischer Schock kann zu **Schäden an lebenswichtigen Organen** wie den Nieren oder dem Herzen führen. Der Pfleger muss an der intensiven Überwachung des Patienten nach dem Anfall beteiligt sein und sicherstellen, dass die lebenswichtigen Funktionen wieder aufgenommen werden und sich Parameter wie Blutdruck und Diurese (Urinproduktion) stabilisieren. Häufige Positionswechsel, die Vermeidung von Atemwegskomplikationen und der Umgang mit medizinischen Geräten sind für die Rekonvaleszenz des Patienten von entscheidender Bedeutung.

## 2. Vorhersage und Behandlung eines intraoperativen Herzstillstands

Der **intraoperative Herzstillstand** ist eine weitere Krisensituation, die während eines chirurgischen Eingriffs oft unerwartet eintreten kann. Dieses Ereignis ist besonders kritisch, da es zu einem plötzlichen Stillstand der Herzaktivität und damit zu einer Unterbrechung der Blutzirkulation und der Sauerstoffversorgung der Organe führt. Der intraoperative Herzstillstand kann durch verschiedene Faktoren ausgelöst werden, wie z.B. Komplikationen bei der Anästhesie, massive

Blutungen, Herzrhythmusstörungen oder Myokardinfarkt. Die Bewältigung eines solchen Ereignisses erfordert ein Höchstmaß an Reaktionsfähigkeit und eine lückenlose Koordination des medizinischen Teams.

Das **Voraussehen eines Herzstillstandes** hängt von der ständigen Beobachtung der Warnzeichen ab. Der Patient kann bereits vor dem Herzstillstand Anzeichen einer kardialen Dekompensation aufweisen, wie z.B. Veränderungen des Herzrhythmus (schwere Tachykardie oder Bradykardie), Abfall der Sauerstoffsättigung oder Blutdruckabfall. Der Pfleger muss in Verbindung mit den Krankenschwestern und Anästhesisten auf alle Warnungen oder Signale von den Monitoren achten. Obwohl die direkte Steuerung des Herzstillstands Aufgabe des medizinischen Teams ist, hilft der Pfleger bei der Vorbereitung der für die Reanimation notwendigen Ausrüstung und der Organisation des Raums, um Notfalleingriffe zu erleichtern.

Wenn ein **Herzstillstand** eintritt, ist die Priorität, **sofort mit der Herz-Lungen-Wiederbelebung** (CPR) zu **beginnen** und zu versuchen, die Herzaktivität wieder herzustellen. Das medizinische Team folgt den Notfallprotokollen, die Herzdruckmassage, den Einsatz des Defibrillators zur Abgabe von Elektroschocks bei ventrikulären Arrhythmien und die Verabreichung von Medikamenten wie Adrenalin zur Stimulierung des Herzens beinhalten. Der Pfleger spielt in dieser Phase eine entscheidende unterstützende Rolle, indem er die notwendigen Materialien (Medikamente, Defibrillator) vorbereitet und bereitstellt, den Zustand der Geräte überwacht und die Koordination von Maßnahmen, wie die Bereitstellung von Blut oder zusätzlichen Infusionen, sicherstellt.

In dieser kritischen Phase sorgt der Pflegehelfer auch dafür, dass die **peripheren Anforderungen** erfüllt werden, damit sich das medizinische Team voll und ganz auf die Reanimation konzentrieren kann. Dies kann Aufgaben wie die Stabilisierung anderer Vitalparameter, die Aufrechterhaltung eines funktionierenden Venenzugangs oder die Anpassung von Überwachungsgeräten umfassen.

Nach der erfolgreichen Wiederherstellung des Herzrhythmus ist das postkritische Management ebenso wichtig. Der Pfleger muss mit dem Intensivpflegeteam zusammenarbeiten, um die **Überwachung nach dem** Herzstillstand zu gewährleisten und sekundäre Komplikationen wie Hirnschäden aufgrund einer anhaltenden Hypoxie oder ein Multiviszeralversagen zu vermeiden. Sobald der Patient stabilisiert ist, kann er zur weiteren Überwachung und kardiovaskulären Rehabilitation auf die Intensivstation verlegt werden.

## 3. Prävention und Weiterbildung

Die **Vermeidung von Krisensituationen** wie hämorrhagischem Schock oder Herzstillstand beruht auf einer proaktiven Vorbereitung, die eine ständige Fortbildung des gesamten Pflegepersonals, einschließlich der Pfleger, einschließt. Da diese Situationen potenziell lebensbedrohlich sind, ist es von entscheidender Bedeutung, dass jedes Mitglied des Operationsteams in der Lage ist, die Anzeichen einer Dekompensation schnell zu erkennen und entsprechend zu reagieren.

Der Krankenpflegehelfer muss in den **grundlegenden Wiederbelebungsmaßnahmen**, in der Hilfe bei Massivtransfusionen und im Umgang mit Überwachungsgeräten geschult sein. Die Fähigkeit, unter Druck zu arbeiten, Ruhe zu bewahren und wichtige Aufgaben auszuführen, ist in diesen Situationen von entscheidender Bedeutung. Regelmäßige Simulationsübungen stärken die Fähigkeiten des Personals und stellen sicher, dass jedes Teammitglied genau weiß, wie es in einem lebensbedrohlichen Notfall zu reagieren hat.

# Kapitel 6

# Management von chronischen Schmerzen und postoperative Palliativmedizin

- **Behandlung komplexer postoperativer Schmerzen**

  - Behandlung von chronischen oder neuropathischen Schmerzen nach einer schweren Operation.

Die **Behandlung von chronischen oder neuropathischen Schmerzen** nach einer schweren Operation stellt eine große Herausforderung im Behandlungsverlauf des Patienten dar. Diese Schmerzen, die weit über die normale postoperative Erholungsphase hinaus andauern, können schwächend sein, die Lebensqualität beeinträchtigen und den Genesungsprozess verlangsamen. Sie sind oft schwieriger zu behandeln als akute Schmerzen, da sie auf dauerhafte Veränderungen der Nerven oder der Schmerzbahnen im Nervensystem zurückzuführen sind. Neben Krankenpflegern, Ärzten und Schmerzspezialisten spielt die Pflegekraft eine Schlüsselrolle bei der Überwachung, dem Management und der Begleitung von Patienten, die unter diesen postoperativen Schmerzen leiden.

# 1. Verständnis von chronischen und neuropathischen Schmerzen

**Chronische** postoperative **Schmerzen** sind dadurch definiert, dass sie länger als drei bis sechs Monate nach der Operation anhalten, obwohl die Heilung des Gewebes normalerweise abgeschlossen sein sollte. Sie können das Ergebnis von Komplikationen im Zusammenhang mit der Operation sein, wie schmerzhafte innere Narben oder Verwachsungen, aber in vielen Fällen lassen sie sich nur schwer durch sichtbare Gewebeschäden erklären. Die Schmerzen können diffus sein und einen großen Teil des Körpers betreffen oder nur im Operationsgebiet auftreten.

**Neuropathische Schmerzen** sind oft das Ergebnis von Nervenverletzungen während des Eingriffs oder einer abnormalen Regeneration der Nerven nach der Operation. Sie sind gekennzeichnet durch ein brennendes Gefühl, elektrische Entladungen, Kribbeln oder plötzliche und starke Schmerzen ohne erkennbaren Reiz. Diese Schmerzen sind oft resistent gegen herkömmliche Analgetika, was ihre Behandlung erschwert.

## 2. Bewertung und kontinuierliche Überwachung von Schmerzen

Eine der grundlegenden Aufgaben der Pflegekraft bei der Behandlung von chronischen oder neuropathischen Schmerzen besteht darin, an einer **kontinuierlichen Schmerzbewertung** mitzuwirken. Patienten, die an solchen Schmerzen leiden, können Schwierigkeiten haben, ihre Gefühle auszudrücken oder genau zu beschreiben, insbesondere aufgrund der fluktuierenden Natur neuropathischer Schmerzen. Der Pfleger sollte auf **nicht-verbale Anzeichen von** Schmerzen achten, wie z.b. Grimassen, Unruhe oder Unwillen, sich zu bewegen.

Die Verwendung **spezifischer Bewertungsskalen** wird empfohlen, um die Intensität und die Charakteristika des Schmerzes zu verfolgen. Bei neuropathischen Schmerzen können Instrumente wie die DN4-Skala (Neuropathischer Schmerz 4) verwendet werden, um zwischen Nervenschmerzen und nozizeptiven (gewebebezogenen) Schmerzen zu unterscheiden. Die aktive Beteiligung der Pflegekraft an dieser Bewertung ermöglicht eine bessere Anpassung der Behandlung und eine bessere Gesamtbetreuung des Patienten.

## 3. Medikamentenmanagement und adjuvante Behandlungen

Die **medikamentöse Behandlung** von chronischen oder neuropathischen Schmerzen nach einer Operation ist oft komplex, da herkömmliche Analgetika wie Paracetamol oder nichtsteroidale Antirheumatika (NSAR) nicht immer gegen diese Art von Schmerzen wirksam sind. Die Behandlung basiert in der Regel auf einer Kombination verschiedener Medikamentenklassen und der Pfleger spielt eine wesentliche Rolle bei der korrekten Verabreichung dieser Behandlungen und der Überwachung von Nebenwirkungen.

**Neuropathische Schmerzmittel** wie **trizyklische Antidepressiva** (Amitriptylin) oder **Antiepileptika** (Gabapentin, Pregabalin) werden häufig verschrieben, um die Wahrnehmung von Schmerzen durch das Nervensystem zu modulieren. Diese Medikamente bedürfen einer besonderen Überwachung, da sie Nebenwirkungen wie Schläfrigkeit, Schwindel oder kognitive Störungen hervorrufen können. Der Pfleger muss auf das Auftreten dieser Symptome achten und sie melden, damit die Dosis angepasst werden kann.

In einigen Fällen können **Opioide**, wie Morphin, bei schweren chronischen Schmerzen eingesetzt werden, aber sie erfordern eine sorgfältige Überwachung, um das Risiko einer Abhängigkeit und schwerwiegender Nebenwirkungen zu vermeiden. Der Pfleger muss sicherstellen, dass diese Behandlungen unter den richtigen Bedingungen verabreicht werden und den Patienten ermutigen, ungewöhnliche Nebenwirkungen zu melden.

Neben der pharmakologischen Behandlung können auch **adjuvante** Behandlungen eingesetzt werden, um chronische oder neuropathische Schmerzen zu lindern. **Topische Cremes oder Pflaster** auf der Basis von Lidocain oder Capsaicin können direkt auf die schmerzenden Stellen aufgetragen werden, wobei die Anwendung überwacht werden muss, um Hautreizungen zu vermeiden. Der Pfleger ist an der topischen Pflege beteiligt, indem er dem Patienten erklärt, wie sie funktioniert und die korrekte Anwendung überwacht.

## 4. Nicht-medikamentöse Techniken zur Linderung

Als Ergänzung zur medikamentösen Behandlung können verschiedene **nicht-medikamentöse Techniken** zur Linderung chronischer oder neuropathischer Schmerzen angeboten werden. Der Pfleger spielt eine wichtige Rolle bei der Umsetzung und Überwachung dieser Ansätze, die darauf abzielen, dem Patienten eine bessere Lebensqualität zu bieten, indem sie die Schmerzen einschränken, ohne systematisch auf Medikamente zurückzugreifen.

**Physiotherapie** und Rehabilitationstechniken können für Patienten mit chronischen Schmerzen von großem Nutzen sein, insbesondere wenn sie die Mobilität beeinträchtigen. Sanfte, schrittweise Übungen, oft unter Anleitung eines Physiotherapeuten, können die Beweglichkeit wiederherstellen, die Muskeln stärken und die Schmerzen verringern. Der Pfleger kann den Patienten dazu ermutigen, diese Übungen täglich durchzuführen, indem er den Fortschritt überwacht und sicherstellt, dass die Bewegungen ohne übermäßige Schmerzen ausgeführt werden.

**Entspannungstechniken** wie tiefes Atmen, Meditation oder progressive Muskelentspannung sind ebenfalls wirksame Methoden, um Schmerzen und die damit verbundenen Ängste zu reduzieren. Der Pfleger kann den Patienten in diese Praktiken einführen oder ihn ermutigen, sie regelmäßig anzuwenden, insbesondere in Zeiten, in denen die Schmerzen schwer zu ertragen sind.

**Akupunktur, transkutane elektrische Stimulation (TENS)** und andere Ansätze wie **medizinische Hypnose können** ebenfalls zu den Behandlungsoptionen gehören. Obwohl diese Techniken eine spezielle Ausbildung erfordern, kann der Pfleger dazu beitragen, dem Patienten die Nützlichkeit dieser Techniken zu vermitteln und dafür zu sorgen, dass die Umgebung für ihre Anwendung geeignet ist.

# 5. Psychologische Begleitung und Unterstützung des Patienten

Die **psychologische Dimension** ist ein grundlegender Aspekt bei der Behandlung von chronischen oder neuropathischen Schmerzen. Das Leben mit anhaltenden Schmerzen kann sich tiefgreifend auf den emotionalen und mentalen Zustand des Patienten auswirken und zu Angst, Depressionen oder einem Verlust des Vertrauens in die Behandlung führen. Der Pfleger, der dem Patienten am nächsten ist, kann eine wichtige Rolle bei der

**psychologischen Unterstützung** spielen, indem er auf seine Sorgen eingeht und ihm hilft, seine Gefühle zu verbalisieren.

Eine der wichtigsten Aufgaben der Pflegekraft ist es, dem Patienten zu helfen, **Hoffnung** zu **schöpfen** und zu verstehen, dass es Lösungen gibt, auch wenn die Schmerzbewältigung schwierig ist. Die Förderung von **Coping-Strategien** (Bewältigungsstrategien) und die Motivation des Patienten, sich aktiv an seiner eigenen Versorgung zu beteiligen, sind entscheidend für die Verbesserung seines allgemeinen Wohlbefindens.

Die psychologische Betreuung kann auch **Selbsthilfegruppen** oder Konsultationen mit Psychologen, die auf chronische Schmerzen spezialisiert sind, umfassen. Der Pfleger kann den Patienten über diese Möglichkeiten informieren und ihn dabei begleiten, wobei er darauf achtet, dass die emotionale Unterstützung konstant bleibt.

## 6. Verhinderung der Chronifizierung von Schmerzen

In manchen Fällen kann **verhindert** werden, **dass akute postoperative Schmerzen chronisch werden**, indem vorbeugende Maßnahmen ergriffen **werden**. Dazu gehört ein rigoroses und proaktives Schmerzmanagement von der akuten Phase an, um zu verhindern, dass der Schmerz dauerhaft und nachhaltig wird. Der Pfleger trägt zu dieser Prävention bei, indem er dafür sorgt, dass der postoperative Schmerz in den ersten Tagen nach der Operation gut kontrolliert wird, indem er eine frühzeitige Mobilisierung fördert und indem er auf mögliche Komplikationen achtet, die den Schmerz verlängern oder verschlimmern könnten.

- Langzeitbeobachtung von Patienten mit anhaltenden Schmerzen.

Die **Langzeitbetreuung von Patienten mit anhaltenden Schmerzen** ist ein wesentlicher Schritt zur Gewährleistung einer umfassenden und kontinuierlichen Schmerzbehandlung, die darauf abzielt, die Lebensqualität zu verbessern und Isolation und eine Verschlechterung des physischen und psychischen Gesundheitszustandes zu verhindern. Anhaltende Schmerzen, ob chronisch oder neuropathisch, erfordern besondere Aufmerksamkeit, da sie sich stark auf das tägliche Leben der Patienten auswirken können und häufig zu einem Verlust der Selbständigkeit, emotionalen Störungen und Beziehungsproblemen führen. Der Krankenpfleger spielt in Zusammenarbeit mit dem medizinischen Team eine Schlüsselrolle bei der langfristigen Betreuung, indem er eine ständige und persönliche Unterstützung gewährleistet.

# 1. Kontinuierliche Bewertung von Schmerzen

Die langfristige Betreuung von Patienten mit anhaltenden Schmerzen beruht auf einer **regelmäßigen und dynamischen Beurteilung der Schmerzen.** Im Gegensatz zu akuten Schmerzen, die oft klar definiert und vorübergehend eingegrenzt sind, entwickeln sich chronische oder neuropathische Schmerzen im Laufe der Zeit und können in ihrer Intensität oder Lokalisation variieren. Eine kontinuierliche Überwachung ist daher unerlässlich, um die Behandlung an die Schwankungen des Schmerzes anzupassen.

Der Pfleger hilft bei dieser Beurteilung, indem er **geeignete Schmerzskalen** wie die numerische **Skala** oder die einfache verbale Skala verwendet, mit denen die Schmerzen regelmäßig quantifiziert werden können. Neben diesen Hilfsmitteln ist jedoch die Beobachtung nicht-verbaler Zeichen von entscheidender Bedeutung, insbesondere bei Patienten, die Schwierigkeiten haben, ihre Gefühle klar auszudrücken. Zu diesen Zeichen gehören Veränderungen der Körperhaltung, Ausdrücke von Schmerz oder Veränderungen des allgemeinen Verhaltens, wie z.B. ausgeprägte Müdigkeit oder Verlust des Interesses an den üblichen Aktivitäten.

Diese kontinuierliche Bewertung ermöglicht es, nicht nur die Entwicklung des Schmerzes, sondern auch seine **Auslöser** oder **verschlimmernden Faktoren** wie Stress, körperliche Aktivität oder bestimmte Körperhaltungen **zu** identifizieren. Die Pflegekraft kann durch ihre Nähe zum Patienten dabei helfen, diese Faktoren zu erkennen und sie dem medizinischen Team mitzuteilen, damit die Behandlungsstrategien angepasst werden können.

## 2. Personalisierte Verwaltung der Behandlungen

Die langfristige Behandlung von anhaltenden Schmerzen erfordert oft eine **ständige Anpassung der Behandlung**, da die Reaktionen auf die Medikamente im Laufe der Zeit variieren können und Anpassungen erforderlich machen. Die Patienten können eine Toleranz gegenüber bestimmten Medikamenten entwickeln, was eine Anpassung der Dosis oder den Einsatz alternativer Therapien erforderlich macht. Es ist auch üblich, dass die Patienten unter den Nebenwirkungen einer Langzeitbehandlung leiden, was ihre Lebensqualität beeinträchtigen kann.

Der Pfleger spielt eine Schlüsselrolle bei der **Sicherstellung der korrekten Verabreichung der** Medikamente und der Überwachung der Reaktionen des Patienten auf die Medikamente. Es ist wichtig, auf Anzeichen von Abhängigkeit oder Missbrauch zu achten, insbesondere bei Opioiden oder Anxiolytika, die häufig zur Behandlung von chronischen Schmerzen eingesetzt werden. Darüber hinaus können bei einigen Patienten starke Nebenwirkungen wie Verdauungsstörungen, Schwindel oder Schläfrigkeit auftreten, die eine Anpassung der Behandlung durch das medizinische Team erforderlich machen.

Die Behandlung chronischer Schmerzen ist nicht auf medikamentöse Behandlungen beschränkt. Viele **nicht-medikamentöse Ansätze** müssen in den Behandlungsplan integriert werden. **Physiotherapeutische** Techniken, **sanfte Übungen** und **regelmäßige Dehnübungen** können helfen, die

Schmerzen zu reduzieren und die Mobilität wiederherzustellen. Der Pfleger ermutigt den Patienten in Verbindung mit den Physiotherapeuten, aktiv zu bleiben, auch wenn er sich nur mäßig bewegt, da Bewegungslosigkeit chronische Schmerzen eher verschlimmert. Er kann dem Patienten helfen, seine Übungen durchzuführen, sich schrittweise zu mobilisieren und die Empfehlungen der Therapeuten zu befolgen.

**Entspannungstechniken** wie tiefes Atmen, Meditation und Visualisierung sind ebenfalls wertvolle Hilfsmittel, um die Wahrnehmung von Schmerzen zu reduzieren. Der Pfleger kann diese Praktiken einführen oder an ihre Bedeutung erinnern, indem er dem Patienten Momente der Ruhe bietet, in denen er lernen kann, besser mit dem Schmerz umzugehen.

# 3. Psychologische Unterstützung und emotionale Begleitung

Anhaltende Schmerzen haben oft einen tiefgreifenden Einfluss auf die geistige und emotionale Gesundheit der Patienten. **Psychologische Unterstützung** ist daher ein wesentlicher Bestandteil der langfristigen Betreuung. Das Leben mit anhaltenden Schmerzen kann zu Verzweiflung, Angst und Frustration führen, was nicht nur die Moral des Patienten, sondern auch seine sozialen und familiären Beziehungen beeinträchtigt. Nicht selten kommt es zu depressiven Störungen, die die Schmerzen noch verschlimmern und einen Teufelskreis bilden, der nur schwer zu durchbrechen ist.

Der Pfleger kann dem Patienten durch seine Nähe und sein wohlwollendes Zuhören **emotionale Unterstützung** bieten. Indem er auf Anzeichen psychologischer Notlage achtet, wie z.B. Isolationsverhalten oder negative Äußerungen, kann er den Patienten an geeignete Ressourcen verweisen, wie z.B. psychologische oder psychiatrische Betreuung. Aktives Zuhören, ohne zu urteilen, ist wichtig, um dem Patienten zu ermöglichen, seine Emotionen zu verbalisieren und sich in seinem Leiden verstanden zu fühlen.

Der Pfleger kann den Patienten auch ermutigen, an **Selbsthilfegruppen** oder **Gruppentherapien** teilzunehmen, die einen Raum bieten, in dem die Patienten ihre Erfahrungen austauschen können und sich in ihrem Kampf gegen den Schmerz weniger allein fühlen. Dieser Austausch kann dazu beitragen, die Stimmung zu heben und die Widerstandsfähigkeit gegen die täglichen Schwierigkeiten zu stärken.

## 4. Erhalt der Autonomie und der Lebensqualität

Eines der Hauptziele der langfristigen Betreuung von Patienten mit anhaltenden Schmerzen ist die **Erhaltung ihrer Autonomie und Lebensqualität.** Chronische Schmerzen können behindernd sein, die täglichen Aktivitäten einschränken und den Patienten bei einfachen Aufgaben von anderen abhängig machen. Der Pfleger muss mit dem Patienten zusammenarbeiten, um seine Autonomie so weit wie möglich zu erhalten, indem er ihm hilft, seine Umgebung anzupassen und ihm Hilfsmittel zur täglichen Schmerzbewältigung an die Hand gibt.

Um die Mobilität des Patienten zu erleichtern, ist oft eine **Anpassung des Wohnraums** erforderlich. Beispielsweise kann das Anbringen von Haltegriffen im Badezimmer oder von Gehhilfen dem Patienten helfen, seine Unabhängigkeit bei grundlegenden Aktivitäten wie dem Waschen oder dem Gehen zu bewahren. Der Pfleger kann auch die Verwendung geeigneter technischer Hilfsmittel wie ergonomische Kissen oder Lendenstützen fördern, um den Druck auf die schmerzenden Stellen zu verringern.

Der Pfleger sollte den Patienten auch dazu ermutigen, **soziale Aktivitäten** und **angemessene Freizeitaktivitäten** zu pflegen. Chronische Schmerzen führen oft zu einer Einschränkung des sozialen Lebens, aber es ist wichtig für den Patienten, geistig und emotional aktiv zu bleiben. Die Teilnahme an kreativen Aktivitäten, Spaziergängen im Freien oder einfachen Freizeitbeschäftigungen kann die Lebensqualität verbessern und helfen, mit den Schmerzen besser umzugehen.

## 5. Anpassung an sich ändernde Bedürfnisse

Da chronische Schmerzen eine dynamische und sich **verändernde** Realität sind, muss die Langzeitbetreuung flexibel bleiben und sich an die **sich verändernden Bedürfnisse** des Patienten anpassen. Im Laufe der Zeit kann sich die Situation des Patienten ändern, was Anpassungen in der Pflege, der Behandlung und der angebotenen Unterstützung erforderlich macht. Der Pfleger muss auf **Veränderungen des allgemeinen Zustands des** Patienten achten, sei es die Schmerzintensität, die Mobilität oder der psychologische Zustand, und diese Veränderungen dem medizinischen Team mitteilen.

Regelmäßige Konsultationen mit **Schmerzspezialisten** können erforderlich sein, um Behandlungen neu zu bewerten und neue Ansätze wie chirurgische Eingriffe, Neuromodulationstechniken oder experimentelle Protokolle zu erwägen. Der Pfleger spielt eine wesentliche Rolle bei der Begleitung dieser Konsultationen, indem er den Dialog zwischen dem Patienten und den Ärzten erleichtert und die Kontinuität der Pflege zwischen den verschiedenen Behandlungsschritten sicherstellt.

- **Die Begleitung von Patienten am Lebensende nach einer palliativen Operation**

  ◦ Palliativmedizin in der Chirurgie: zwischen Ethik und Praxis.

Die **Palliativpflege im chirurgischen Kontext** nimmt eine besondere Stellung ein, da sie sich an der Schnittstelle verschiedener **ethischer** und **praktischer** Herausforderungen befindet. Sie betrifft Patienten, deren Krankheit unheilbar ist oder sich im Endstadium befindet, die aber immer noch chirurgische Eingriffe benötigen, um ihr Wohlbefinden zu verbessern, Symptome zu reduzieren oder eine gewisse Lebensqualität zu erhalten. Aus dieser Perspektive besteht das Ziel der Pflege nicht mehr darin, die Krankheit zu ‚heilen sondern die bestmögliche Begleitung am Lebensende zu bieten, wobei die Würde und die Wünsche des Patienten respektiert werden.

Der Pfleger spielt durch seine Nähe zu den Patienten und seinen Beitrag zum multidisziplinären Team eine wesentliche Rolle in diesem Rahmen. Er ist nicht nur an der physischen Pflege des Patienten beteiligt, sondern auch an seiner psychologischen Betreuung und an der Behandlung der komplexen ethischen Aspekte, die mit dieser Behandlung verbunden sind.

## 1. Ansatz der Palliativmedizin in einem chirurgischen Kontext

In einem chirurgischen Kontext erhält die **Palliativmedizin** eine besondere Bedeutung, da es paradox erscheinen mag, einen chirurgischen Eingriff für einen Patienten in Betracht zu ziehen, dessen Zustand irreversibel ist. Dennoch können bestimmte Operationen zur **Linderung von Schmerzen** oder zur Verbesserung der Lebensqualität angezeigt sein, selbst wenn es keine Hoffnung auf Heilung gibt. Eine palliative Operation kann z.B. durchgeführt werden, um **einen obstruktiven Tumor** zu **verkleinern**, Knochenschmerzen aufgrund von Metastasen zu lindern oder Komplikationen wie Darmverschluss oder innere Blutungen zu behandeln.

Der Ansatz der Palliativmedizin in der Chirurgie beruht auf einem **schwierigen Gleichgewicht** zwischen dem erhofften Nutzen des Eingriffs und den möglichen Risiken für einen geschwächten Patienten. Die Rolle des Pflegeteams, einschließlich des Pflegers, besteht darin, den Patienten und seine Familie bei dieser komplexen Entscheidung zu begleiten, indem es klare Informationen über die Ziele der Operation, die Erfolgsaussichten und mögliche Alternativen bereitstellt. Der Schwerpunkt sollte auf dem **Komfort**, der Symptomreduzierung und der Achtung der Würde des Patienten liegen.

## 2. Die ethischen Aspekte der chirurgischen Palliativmedizin

Einer der grundlegenden Aspekte der Palliativmedizin ist die Einhaltung der **ethischen Prinzipien**, die die Behandlung am Lebensende leiten. In der palliativen Chirurgie konzentrieren sich diese Prinzipien auf die Achtung der Patientenautonomie, Wohltätigkeit (zum Wohle des Patienten handeln), Nicht-Schaden (nicht schaden) und Gerechtigkeit (gerechte Verteilung der Versorgung).

**Die Achtung der Autonomie** des Patienten ist ein zentrales Element. Der Patient muss im Mittelpunkt der Entscheidungen über seine Behandlung stehen. Dies bedeutet, ihm alle notwendigen Informationen auf verständliche Weise zu geben, ihm aktiv zuzuhören und seine Wünsche zu respektieren, unabhängig davon, ob ein chirurgischer Eingriff fortgesetzt werden soll oder nicht. In diesem Zusammenhang spielt der Pfleger eine wichtige Rolle, da er häufig der engste Ansprechpartner für den Patienten und seine Familie ist. Er kann Bedenken und Zweifel aufnehmen und bei der Klärung von Entscheidungen helfen, indem er Informationen an die Ärzte weiterleitet oder die Kommunikation zwischen den verschiedenen Beteiligten erleichtert.

Bei der palliativ-chirurgischen Versorgung müssen **Nutzen und Schaden** stets **gegeneinander** abgewogen werden. Jeder chirurgische Eingriff ist mit Risiken verbunden, und bei Patienten am Lebensende muss der Nutzen sorgfältig gegen die Risiken abgewogen werden. Das Ziel eines chirurgischen Eingriffs sollte in erster Linie darin bestehen, Linderung zu verschaffen, ohne unnötiges Leiden zu verursachen. Der Pfleger kann durch seine tägliche Kenntnis des Patienten dazu beitragen, die tatsächlichen Auswirkungen der Behandlung auf das Wohlbefinden des Patienten zu beurteilen. Beispielsweise kann er die Auswirkungen von Schmerzen auf die Lebensqualität des Patienten beobachten oder die emotionale Reaktion des Patienten auf die Vorstellung, sich einer weiteren Operation unterziehen zu müssen, festhalten.

**Gerechtigkeit** bezieht sich auf die Idee, jedem Patienten einen fairen Zugang zur Versorgung zu ermöglichen, auch am Lebensende. Es ist von entscheidender Bedeutung, dass die Bedürfnisse von Palliativpatienten nicht diskriminiert oder heruntergespielt werden, nur weil sie sich im Endstadium befinden. Die medizinischen Ressourcen müssen mobilisiert werden, um ein Maximum an Komfort und Würde zu bieten, selbst wenn die Lebenserwartung begrenzt ist.

## 3. Umgang mit Schmerzen und Symptomen

Einer der wichtigsten Aspekte der Palliativmedizin, insbesondere im Zusammenhang mit chirurgischen Eingriffen, ist die **Behandlung von Schmerzen** und anderen Symptomen. Patienten am Lebensende können unter schweren körperlichen Schmerzen leiden, die durch die Krankheit selbst, ihre Komplikationen oder die zu ihrer Linderung durchgeführten chirurgischen Eingriffe verursacht werden. Es ist unbedingt erforderlich, dass die Schmerzen gut kontrolliert werden, um dem Patienten ein möglichst angenehmes Lebensende zu ermöglichen.

Der Pfleger spielt eine zentrale Rolle bei der **Überwachung von Schmerzen**. Er muss auf Anzeichen von Schmerzen achten, ob sie nun vom Patienten verbal geäußert oder durch nonverbale Hinweise wie Grimassen, Abwehrhaltungen oder Unruhe beobachtet werden. Der Pfleger kann in Zusammenarbeit mit dem Pflegeteam zur Anpassung der Schmerzmittelbehandlung beitragen, indem er Komfortpflege anbietet, wie z.B. Positionswechsel oder leichte Massagen.

Die Schmerzbehandlung in der Palliativpflege erfolgt oft unter Einsatz einer **multimodalen Behandlungsskala**, die Medikamente (Opioide, Entzündungshemmer, Beruhigungsmittel) mit nicht-medikamentösen Techniken (Entspannung, Musiktherapie, Akupunktur) kombiniert. Der Pfleger kann bei der

Anwendung dieser medikamentösen-nicht Techniken helfen, indem er dafür sorgt, dass die Umgebung des Patienten beruhigend und entspannend ist.

Neben Schmerzen müssen in der chirurgischen Palliativpflege auch andere **körperliche Symptome** behandelt werden, wie Übelkeit, Dyspnoe (Atemnot) oder Verstopfung. Der Pfleger ist durch seine Überwachungsfunktion und seine Nähe oft der erste, der diese Symptome bemerkt und das Pflegeteam alarmiert, damit die Behandlung entsprechend angepasst werden kann.

## 4. Psychologische Begleitung und Unterstützung der Familie

Palliativmedizin beschränkt sich nicht nur auf die körperliche Pflege, sondern umfasst auch die psychologische **Betreuung**, um den Patienten und seine Angehörigen in dieser schwierigen Lebensphase zu unterstützen. Der Patient, der mit der Realität des Lebensendes konfrontiert wird, kann Gefühle von Angst, Furcht oder Traurigkeit empfinden, auf die der Pfleger besonders achten muss.

Der Pfleger muss ein hohes Maß an **Einfühlungsvermögen** und die Fähigkeit zum aktiven Zuhören haben. Es geht darum, dem Patienten die Möglichkeit zu **geben, seine Emotionen**, Ängste und Wünsche zu **äußern**, ohne zu urteilen oder zu überstürzen. Psychologische Unterstützung in der Palliativmedizin bedeutet oft, sich mit Gesprächen über den Tod, Reue oder unerledigte Projekte auseinandersetzen zu müssen.

Darüber hinaus muss die Begleitung in der Palliativmedizin auch die **Unterstützung der Familien** einschließen. Angehörige können sich hilflos fühlen, wenn sich der Zustand ihres geliebten Menschen verschlechtert. Der Pfleger nimmt eine Vermittlerrolle ein, indem er klare Informationen über die Entwicklung der Situation liefert und die Kommunikation mit dem medizinischen Team erleichtert. Er hilft bei der Beantwortung von Fragen der

Angehörigen und versichert ihnen, dass das Wohlbefinden und die Würde des Patienten an erster Stelle stehen.

## 5. Erhaltung der Würde und der Lebensqualität

In der Palliativmedizin, unabhängig davon, ob sie mit einem chirurgischen Eingriff verbunden **ist** oder nicht, **ist** die Wahrung der **Würde des Patienten** eine Priorität. Jede Behandlung muss mit Respekt durchgeführt werden, unter Berücksichtigung der Wünsche des Patienten, seiner Bedürfnisse und seines Komforts. Es geht darum, die Identität und Integrität des Patienten bis zum Ende seines Lebens zu bewahren, indem jede Form von therapeutischer Verbissenheit oder unnötiger Pflege vermieden wird.

Der Pfleger kann durch seine ständige Präsenz sicherstellen, dass die **Komfortpflege** mit Feingefühl und Aufmerksamkeit durchgeführt wird, sei es bei der Hygiene, der Schmerzbehandlung oder der Haltungspflege. Es ist auch entscheidend, dass die Palliativpflege die **Lebensqualität** des Patienten in den Mittelpunkt stellt, indem sie dafür sorgt, dass er eine beruhigende Umgebung im Kreise seiner Angehörigen und unter Achtung seiner Werte und Überzeugungen genießen kann.

  ◦  Begleitung des Patienten und der Familie in dieser schwierigen Phase.

Die Begleitung des **Patienten** und seiner **Familie** in der heiklen Phase am Lebensende ist eine zutiefst menschliche Aufgabe, die aufmerksames Zuhören, aufrichtiges Einfühlungsvermögen und einen ganzheitlichen Ansatz erfordert. Diese Zeit ist oft von starken Emotionen geprägt, sowohl für den Patienten, der mit seiner eigenen Sterblichkeit konfrontiert ist, als auch für seine Angehörigen, die mit dem Schmerz des drohenden Verlustes umgehen müssen. Der Pfleger nimmt durch seine Nähe zum Patienten und seine unterstützende Rolle einen wesentlichen Platz in dieser Begleitung ein. Seine Tätigkeit beschränkt sich nicht nur auf die physische Pflege, sondern umfasst auch eine emotionale

172

und beziehungsorientierte Dimension, die darauf abzielt, dem Patienten und seinen Angehörigen ein Umfeld zu bieten, in dem sie sich wohlfühlen und in Würde leben können.

## 1. Dem Patienten zuhören

Eine der ersten Aufgaben des Krankenpflegers ist es, dem Patienten zuzuhören, nicht nur seinen körperlichen Bedürfnissen, sondern auch seinen Ängsten, Zweifeln und Wünschen. Ein Patient am Lebensende erlebt oft Momente der Angst, der Unsicherheit und des intensiven Nachdenkens über seine eigene Existenz. Er kann das Bedürfnis verspüren, sein Bedauern auszudrücken, Erinnerungen zu teilen oder seine Sorgen über den Tod zu diskutieren. Der Pflegende muss dann **aktiv und wohlwollend zuhören** und einen sicheren Raum schaffen, in dem der Patient sich frei fühlen kann, ohne Angst vor Verurteilung oder Unterbrechung zu sprechen.

Ein weiterer grundlegender Aspekt der Begleitung ist die **Respektierung der Wünsche** des Patienten. Einige Patienten möchten vielleicht offen über ihren Tod sprechen, während andere sich lieber auf praktischere Aspekte oder Momente des Trostes konzentrieren möchten. Der Pfleger muss in der Lage sein, seine Herangehensweise an diese Präferenzen anzupassen und dabei die individuellen Bedürfnisse jedes Patienten zu respektieren. Der Dialog über den letzten Willen, wie z.B. die Art und Weise, wie der Patient in den letzten Momenten behandelt werden möchte, ist entscheidend, um sicherzustellen, dass die Pflege und die Handlungen den Wünschen des Patienten entsprechen.

Schließlich kann der Pfleger auch Momente der **emotionalen Erleichterung** bieten, indem er durch einfache Gesten wie das Halten der Hand des Patienten, ein sanftes Gespräch oder sogar ein beruhigendes Lächeln Trost spendet. Diese kleinen Gesten tragen dazu bei, eine ruhige Umgebung zu schaffen, die ein friedliches Lebensende begünstigt.

## 2. Unterstützung der Familie

Die **Unterstützung der Familie** ist ein wesentlicher Bestandteil der Sterbebegleitung. Die Angehörigen des Patienten sind oft verunsichert, gefangen zwischen den Gefühlen, ihren geliebten Menschen leiden zu sehen, und der Notwendigkeit, präsent und stark zu bleiben. Der Pfleger kann durch seinen direkten Kontakt mit dem Patienten und seiner Familie eine Schlüsselrolle spielen, indem er die Angehörigen **anleitet und beruhigt**.

Es ist wichtig, mit den Angehörigen **klar zu kommunizieren**, ihnen auf verständliche Weise zu erklären, wie sich der Zustand des Patienten entwickelt, was sie in den nächsten Tagen oder Stunden erwarten können und ihnen zu helfen, die letzten Schritte zu antizipieren. Diese Transparenz verringert die Unsicherheiten und gibt den Angehörigen ein Gefühl der Kontrolle in einer Situation, die oft unkontrollierbar erscheint.

Auch die Familien benötigen möglicherweise Hilfe bei der Frage, wie sie für den Patienten da sein können. Einige Angehörige können angesichts des Leidens verloren sein und wissen nicht, was sie sagen oder wie sie sich verhalten sollen. Der Pfleger kann ihnen **einfache Maßnahmen** vorschlagen, um den Patienten zu begleiten, wie z.B. an seiner Seite zu bleiben, mit ihm zu sprechen oder ihm etwas zum Trost zu bringen. Allein die Tatsache, dass sie da sind, selbst wenn sie schweigen, kann sowohl für den Patienten als auch für die Familie von großem Nutzen sein, da sie ein Gefühl der Vertrautheit und der Unterstützung schaffen.

Der Pfleger muss auch auf die **emotionale Notlage der Angehörigen** achten. Die Konfrontation mit dem drohenden Verlust kann Traurigkeit, Wut oder Angst auslösen. Den Familienmitgliedern zuzuhören, sie ihren Schmerz ausdrücken zu lassen und ihnen emotionale Unterstützung zu geben, ist eine wichtige Aufgabe. Es kann hilfreich sein, sie bei Bedarf an eine strukturiertere psychologische Unterstützung zu verweisen, insbesondere an Psychologen oder Selbsthilfegruppen für pflegende Angehörige und trauernde Familien.

## 3. Schaffung einer Umgebung von Komfort und Würde

Eine der Prioritäten der Sterbebegleitung ist es, **eine Umgebung zu schaffen, die** dem Patienten **Komfort und Würde verleiht.** Die Aufrechterhaltung der Würde ist in diesem Stadium des Lebens von grundlegender Bedeutung und jede Pflege, jede Interaktion muss von Respekt für die Individualität und Integrität des Patienten geprägt sein. Der Pfleger trägt durch seine täglichen Handlungen zur Wahrung dieser Würde bei, sei es bei der Hygiene, der Körperpflege oder der Art und Weise, wie der Patient in seinem Bett gelagert wird.

Es ist von entscheidender Bedeutung, dass der Patient **bequem** und schmerzfrei in einer Position liegt, in der er leicht atmen kann und sich wohl fühlt. Komfortable Pflegemaßnahmen, wie z.B. die Befeuchtung der Haut, leichte Massagen oder das Nachstellen der Kissen, tragen dazu bei, körperliche Beschwerden zu minimieren. Die Umgebung sollte ebenfalls **ruhig und beruhigend** sein, mit gedämpftem Licht, minimalem Lärm und, wenn der Patient es wünscht, mit beruhigenden Elementen, wie persönlichen Gegenständen, sanfter Musik oder sogar vertrauten Gerüchen.

Der Pfleger kann auch helfen, **die spirituellen Bedürfnisse** des Patienten und der Familie **zu erfüllen.** Für manche Menschen nimmt die spirituelle oder religiöse Dimension in dieser Lebensphase einen wichtigen Platz ein. Der Pflegende sollte auf diese Bedürfnisse achten und die Kontaktaufnahme mit einem spirituellen Vertreter erleichtern, wenn der Patient oder die Familie dies wünschen. Die Beachtung dieser Aspekte trägt zu einer ganzheitlichen Pflege bei, die den ganzen Menschen berücksichtigt.

## 4. Umgang mit den Emotionen des Pflegepersonals

Es ist wichtig zu erkennen, dass die Sterbebegleitung auch für die Pflegenden selbst **emotional belastend** sein kann. Den Verfall eines Patienten zu beobachten, kann ein Gefühl der Hilflosigkeit und sogar der Traurigkeit hervorrufen, insbesondere wenn sich im Laufe der Zeit eine Beziehung entwickelt hat. Der Pfleger muss, während er professionell bleibt, auch mit seinen **eigenen Emotionen umgehen** können, indem er seine Gefühle mit seinen Kollegen teilt, bei Bedarf um Unterstützung bittet und ein Gleichgewicht findet, um emotionale Erschöpfung zu vermeiden.

Wenn Pflegende als Team zusammenarbeiten, können sie sich gegenseitig unterstützen. Ein offener und regelmäßiger Austausch über die Emotionen, die das Lebensende eines Patienten mit sich bringt, kann den emotionalen Stress verringern, Isolation verhindern und den Zusammenhalt bei der Betreuung des Patienten und seiner Familie stärken.

## 5. Die letzten Schritte der Trauer erleichtern

Wenn der Tod eingetreten ist, endet die Rolle des Pflegers nicht hier. Er muss **die Familie** auch in den ersten Phasen der Trauer **begleiten**. Dies kann Hilfe bei der Erledigung von Formalitäten beinhalten, aber vor allem sofortige moralische Unterstützung. Einen Raum zu schaffen, in dem sich die Angehörigen von dem Patienten verabschieden können, und ihnen zu erlauben, so lange bei ihm zu bleiben, wie sie es wünschen, sind wichtige Gesten, um den Trauerprozess in einer ruhigen Atmosphäre zu beginnen.

Der Respekt vor dem **Körper des Patienten** nach dem Tod ist ein ultimatives Zeichen von Respekt und Würde. Der Pfleger nimmt an der letzten Versorgung teil, indem er sicherstellt, dass der Körper mit dem größten Respekt behandelt wird, unter Berücksichtigung von Ritualen oder kulturellen und religiösen Praktiken, die die Familie möglicherweise wünscht.

○ Umgang mit den physischen und psychologischen Symptomen am Lebensende.

Der **Umgang mit den physischen und psychischen Symptomen am Lebensende** ist ein wesentlicher Bestandteil der Palliativmedizin, die darauf abzielt, dem Patienten in dieser entscheidenden Phase seines **Lebens** ein Höchstmaß an Komfort, Würde und Wohlbefinden zu bieten. Diese Symptome, ob physisch oder psychologisch, können in ihrer Intensität und Art variieren, sind jedoch häufig eng miteinander verbunden. So kann körperliches Leiden die emotionale Notlage verschlimmern, während Angst und Furcht die Wahrnehmung von Schmerzen verstärken können. Das Ziel der Pflege am Lebensende ist es daher, eine **umfassende Linderung** zu erreichen, die die körperlichen, emotionalen und spirituellen Dimensionen des Patienten berücksichtigt. Der Pfleger spielt als wichtiges Mitglied des Pflegeteams eine entscheidende Rolle bei dieser Pflege.

# 1. Umgang mit körperlichen Symptomen

Die **körperlichen Symptome** am Lebensende sind oft vielfältig und unterschiedlich. Sie hängen von der Art der Erkrankung des Patienten, dem Fortschreiten der Krankheit und den bisherigen Behandlungen ab. Zu den häufigsten gehören Schmerzen, Dyspnoe (Atemnot), Müdigkeit, Verdauungsstörungen (wie Übelkeit, Verstopfung oder Appetitlosigkeit) sowie Probleme im Zusammenhang mit Immobilität, wie Druckgeschwüre oder Muskelsteifheit.

### a. Schmerzmanagement

Schmerzen sind wahrscheinlich eines der am meisten gefürchteten Symptome am Lebensende, sowohl für Patienten als auch für ihre Angehörigen. Schmerzen können von unterschiedlicher Intensität sein, lokal oder diffus, akut oder chronisch. Die Priorität der Palliativmedizin besteht darin, diese Schmerzen zu kontrollieren, um dem Patienten ein möglichst friedliches Lebensende zu ermöglichen. Dies erfordert eine **regelmäßige Beurteilung** der Intensität und Art des Schmerzes mit Hilfe spezieller Skalen (numerisch, visuell oder verbal) und eine aufmerksame Beobachtung nonverbaler Zeichen, insbesondere bei Patienten, die sich nicht mehr klar ausdrücken können.

Die **Behandlung** mit Schmerzmitteln ist das Herzstück der Schmerzbehandlung. Sie reichen von einfachen Medikamenten (Paracetamol, Entzündungshemmer) bis hin zu starken Opioiden (Morphin, Fentanyl) bei starken Schmerzen. Der Pfleger sorgt in Zusammenarbeit mit Krankenpflegern und Ärzten für die korrekte Verabreichung dieser Medikamente und die Anpassung der Dosis an die Reaktion des Patienten. Zusätzlich können -nicht medikamentöse **Methoden** der Schmerzlinderung wie leichte Massagen, Entspannung oder warme Kompressen eingesetzt werden, um den Schmerz zu lindern.

### b. Umgang mit Dyspnoe

**Dyspnoe**, also Atemnot, ist ein häufiges Symptom bei Patienten am Lebensende, insbesondere bei Patienten mit Herz-Lungen-Erkrankungen oder fortgeschrittenen Krebserkrankungen. Dieses Symptom führt oft zu großer Angst, da das Gefühl des Erstickens äußerst beängstigend ist. Die Rolle des Pflegers besteht darin, **diese Atemnot** zu **lindern**, indem er dafür sorgt, dass der Patient in einer bequemen Position (normalerweise halb sitzend) liegt und für eine ruhige und gut belüftete Umgebung sorgt.

Medikamentöse Behandlungen wie **niedrig dosierte Opioide** oder Anxiolytika können eingesetzt werden, um die Dyspnoe zu lindern, indem sie das Gefühl des Luftmangels reduzieren. In einigen Fällen kann auch eine Sauerstofftherapie angezeigt sein, um die Atmung zu verbessern. Der Pfleger kann bei der Durchführung dieser Maßnahmen und der Überwachung der Wirkung dieser Behandlungen helfen.

## c. Umgang mit Verdauungsstörungen

**Verdauungsstörungen** wie Übelkeit, Erbrechen, Verstopfung oder Appetitlosigkeit sind häufige Symptome am Lebensende. Sie können durch die Krankheit selbst, durch die Behandlung (Chemotherapie, Opioide) oder durch die lange Inaktivität des Patienten verursacht werden. Diese Symptome beeinträchtigen nicht nur das körperliche Wohlbefinden, sondern auch den psychologischen Zustand des Patienten, der sich durch den Verlust der Freude am Essen oder durch das ständige Unbehagen entmutigt fühlen kann.

Um diese **Beschwerden** in den Griff zu bekommen, können **Antiemetika** (gegen Übelkeit), **Abführmittel** oder **Appetitanreger** verschrieben werden. Der Pfleger achtet in Zusammenarbeit mit dem Pflegeteam auf die korrekte Verabreichung dieser Medikamente und ermutigt zu einer regelmäßigen Flüssigkeitszufuhr. Es ist auch wichtig, **geeignete Nahrungsmittel** in kleinen Mengen und unter Berücksichtigung des Geschmacks des Patienten anzubieten, um ein Völlegefühl zu vermeiden und gleichzeitig eine möglichst ausgewogene Ernährung beizubehalten.


## d. Umgang mit Immobilität und Dekubitus

Längere **Immobilität**, die am Lebensende häufig vorkommt, setzt den Patienten Komplikationen wie **Dekubitus** (Druckgeschwüre), Muskelsteifheit oder Lungeninfektionen aus. Der Pfleger muss daher auf regelmäßige Positionswechsel des Patienten achten, um den Druck auf bestimmte Körperbereiche (Fersen, Kreuzbein, Ellbogen) zu verringern. Die Verwendung von **speziellen Matratzen** oder **Stützkissen** kann das Auftreten von Druckgeschwüren verhindern.

Darüber hinaus sind eine regelmäßige **Hygiene** und eine ausreichende **Feuchtigkeitsversorgung** der Haut wichtig, um die

Integrität der Haut des Patienten zu erhalten. Wenn Dekubitus auftritt, können spezielle Verbände und lokale Pflege erforderlich sein, immer mit dem Ziel, Komfort zu gewährleisten und Leiden zu vermeiden.

## 2. Umgang mit psychologischen Symptomen

Neben den körperlichen Symptomen spielen die **psychologischen Symptome** am Lebensende eine zentrale Rolle. Der Patient ist oft mit starken Emotionen konfrontiert, wie Angst vor dem Tod, Angst vor Leiden, Einsamkeitsgefühle, Traurigkeit oder sogar Wut. Diese Emotionen, die manchmal durch körperliche Schmerzen noch verstärkt werden, bedürfen einer ebenso sorgfältigen Behandlung.

### a. Angst und Furcht

Todesangst und Angst sind natürliche Gefühle bei Patienten am Lebensende. Diese Angst kann mit der Furcht vor Leiden, der Ungewissheit über den Sterbeprozess oder mit spirituellen Bedenken verbunden sein. Der Pfleger sollte diesen Ängsten zuhören und **psychologische Unterstützung** anbieten, indem er dem Patienten erlaubt, seine Ängste und Fragen zu äußern.

**Entspannungsmethoden** wie tiefes Atmen, Meditation oder Hypnose können helfen, die Angst zu lindern. Der Pfleger kann auch für **Ablenkung** sorgen, indem er sich mit dem Patienten unterhält, ihm beruhigende Texte vorliest oder leise Musik einspielt, um eine ruhigere Atmosphäre zu schaffen.

In einigen Fällen können **angstlösende Medikamente** verschrieben werden, um die emotionale Belastung zu lindern. Der Pfleger muss die Wirkung dieser Medikamente überwachen, sicherstellen, dass sie gut vertragen werden und dafür sorgen, dass der Patient in einer beruhigenden Umgebung untergebracht wird.

## b. Depression und Traurigkeit

**Depression** ist ein weiteres häufiges Symptom am Lebensende. Das Gefühl der Hilflosigkeit gegenüber der Krankheit, der Verlust der Autonomie und die Isolation können zu einer tiefen Traurigkeit führen. Der Pfleger kann durch seine ständige Präsenz **wohlwollend zuhören** und dem Patienten die Möglichkeit geben, seine Gefühle **zu** verbalisieren. Es ist wichtig, ein **Klima des Vertrauens zu** schaffen, damit der Patient frei über seine Sorgen und seine Traurigkeit sprechen kann, ohne Angst haben zu müssen, verurteilt zu werden.

In einigen Fällen kann eine **formellere psychologische Unterstützung** erforderlich sein. Der Pfleger kann den Besuch eines Psychologen oder einer psychosozialen Fachkraft vorschlagen, um den Patienten in dieser schwierigen Phase zu begleiten. Der Pfleger kann **die** Familien dazu ermutigen, in der Nähe des Patienten zu bleiben, mit ihm zu sprechen und ihn zu unterstützen.

## c. Der Umgang mit spirituellen Anliegen

Für manche Patienten ist das Lebensende auch eine Zeit der **spirituellen Reflexion**. Sie können das Bedürfnis verspüren, über ihr Leben, die Bedeutung des Todes oder religiöse Fragen nachzudenken. Der Pfleger sollte in Zusammenarbeit mit dem medizinischen Team diese Bedenken respektieren und dem Patienten **die** Möglichkeit geben, **diese spirituelle Dimension** in Übereinstimmung mit seinen Überzeugungen zu **leben**. Dies kann die Kontaktaufnahme mit einem religiösen Vertreter einschließen oder einfach einen Raum der Stille und des Nachdenkens bieten.

# Kapitel 7

# Technologische Entwicklungen und ihre Auswirkungen auf die Rolle des Krankenpflegers

- **Robotik in der Chirurgie und die Rolle des Pflegepersonals**

  ◦ Die Entstehung der robotergestützten Chirurgie und ihre Auswirkungen auf die tägliche Praxis.

Das **Aufkommen der robotergestützten Chirurgie** stellt eine große Revolution im medizinischen Bereich dar und hat die Art und Weise, wie chirurgische Eingriffe durchgeführt werden, grundlegend verändert. Diese Technologie, die seit den 2000er Jahren schrittweise in den Operationssälen eingeführt wurde, hat die chirurgische Praxis verändert, indem sie präzisere Handgriffe, eine bessere Sicht auf die inneren Strukturen und eine Verringerung der postoperativen Komplikationen ermöglicht hat. Diese Innovation hatte **wichtige Auswirkungen** auf Chirurgen, Pflegepersonal und Patienten, veränderte die tägliche Arbeitsumgebung und führte neue Methoden des Lernens und der Zusammenarbeit ein.

# 1. Die Vorteile der robotergestützten Chirurgie

Die roboterassistierte Chirurgie beruht auf dem Einsatz eines hochentwickelten Robotersystems, das in der Regel vom Chirurgen ferngesteuert wird und miniaturisierte Instrumente mit äußerster Präzision führt. Zu den bekanntesten Systemen gehört der **Da Vinci-Roboter**, der in dieser Technologie Pionierarbeit geleistet hat. Diese Roboter bieten sowohl für die Patienten als auch für die Chirurgen mehrere entscheidende Vorteile.

Einer der größten Vorteile ist die **Präzision der chirurgischen Eingriffe**. Dank der Roboterarme, die das Zittern herausfiltern und feinste Bewegungen ermöglichen, können die Chirurgen schwierige Eingriffe mit größerer Geschicklichkeit durchführen. Dies ist besonders nützlich bei komplexen Eingriffen wie in der Urologie, der Herzchirurgie oder der Gynäkologie, bei denen es auf Präzision ankommt, um Verletzungen des umgebenden Gewebes zu vermeiden.

Die roboterassistierte Chirurgie ermöglicht auch eine **hochauflösende 3D-Vision**, die dem Chirurgen eine detaillierte und vergrößerte Ansicht der internen anatomischen Strukturen bietet. Diese verbesserte Sicht verbessert die Fähigkeit, kritische Bereiche wie Nerven oder Blutgefäße zu identifizieren, wodurch das Risiko von Komplikationen verringert wird. Darüber hinaus ermöglicht die Miniaturisierung der Instrumente, die in der Roboterchirurgie verwendet werden, einen **weniger invasiven** Ansatz mit kleineren Schnitten und weniger Gewebetrauma. Dies führt zu einer kürzeren Erholungszeit, geringeren postoperativen Schmerzen und einem geringeren Infektionsrisiko für den Patienten.

## 2. Implikationen für Chirurgen

Die Einführung der robotergestützten Chirurgie hat die tägliche Praxis der Chirurgen verändert. Sie müssen nun **neue Fähigkeiten erwerben**, insbesondere in der Handhabung von Robotersystemen, der Fernvisualisierung und der Hand-Augen-Koordination über technologische Schnittstellen. Die Ausbildung in der Roboterchirurgie umfasst oft **Simulationen** und Lernen in einer kontrollierten Umgebung, um die komplexen Handgriffe zu beherrschen, die zur Bedienung der Roboterarme erforderlich sind, während man gleichzeitig den gesamten Eingriff im Blick behält.

Während die robotergestützte Chirurgie eine höhere Präzision bietet, erfordert sie auch einen **Paradigmenwechsel** in der Art und Weise, wie Chirurgen mit dem Patienten und den anderen Mitgliedern des medizinischen Teams interagieren. Im Gegensatz zur traditionellen Chirurgie, bei der der Chirurg direkt über dem Patienten steht, befindet sich der Chirurg bei der roboterassistierten Chirurgie an einer **Konsole**, die sich **weit entfernt** vom Operationsfeld befindet. Dies verändert die Dynamik innerhalb des Operationsteams, in dem Krankenschwestern und Pfleger eine noch zentralere Rolle spielen, indem sie physisch neben dem Patienten stehen, die

Instrumente einstellen und seinen Zustand überwachen, während der Chirurg aus der Ferne operiert.

Diese neue Arbeitsmethode erfordert eine **enge Koordination** und eine reibungslose Kommunikation zwischen dem Chirurgen und dem Pflegepersonal. Jedes Teammitglied muss gut ausgebildet sein, nicht nur in den klassischen chirurgischen Techniken, sondern auch in den Besonderheiten der robotischen Chirurgie, wie z.B. dem Umgang mit robotischen Instrumenten und der technischen Vorbereitung des Operationssaals.

## 3. Auswirkungen auf das Pflegepersonal

Für Krankenschwestern, Pfleger und Techniker stellt die roboterassistierte Chirurgie eine **Veränderung in der täglichen Praxis** dar. Das Pflegepersonal muss in den technischen Aspekten des Robotersystems geschult werden, insbesondere in Bezug auf die **Vorbereitung der Instrumente**, die **Konfiguration des Roboters** und den Umgang mit Störungen oder Anpassungen während des Eingriffs. Diese neuen technischen Fähigkeiten kommen zu ihren normalen Aufgaben hinzu und erhöhen die Komplexität ihrer Rolle.

Darüber hinaus verändert die Anwesenheit eines Roboters im Operationssaal die physische Organisation des Operationssaals. Der Raum muss so gestaltet werden, dass die Konsole des Chirurgen, die Roboterarme und andere medizinische Geräte untergebracht werden können, ohne die Bewegung der Mitglieder des Pflegeteams zu beeinträchtigen. Dies erfordert ein gutes Verständnis der **logistischen Einschränkungen** und eine kontinuierliche Anpassung, um die Nutzung des OP-Bereichs zu optimieren.

Das Pflegepersonal spielt auch eine wesentliche Rolle bei der postoperativen Betreuung der Patienten. Obwohl die Roboterchirurgie **weniger invasiv** ist und eine schnellere Genesung ermöglicht, erfordert sie eine sorgfältige Überwachung **möglicher Komplikationen** wie Infektionen kleiner Inzisionen oder anästhesiebedingter Nebenwirkungen. Krankenschwestern und Pfleger müssen daher ihren Pflegeansatz an die besonderen Bedürfnisse von Patienten anpassen, die mit Robotern operiert werden, und gleichzeitig klare Erklärungen zur häuslichen Pflege und zu den Vorsichtsmaßnahmen geben, die für eine optimale Genesung zu beachten sind.

## 4. Auswirkungen auf die Patienten

Für die Patienten stellt die roboterassistierte Chirurgie oft eine **weniger invasive Option** dar, die Vorteile in Bezug auf Komfort und Genesung bietet. Dank der Präzision der chirurgischen Eingriffe und der kleineren Schnitte haben die Patienten nach der Operation in der Regel **weniger Schmerzen**, benötigen einen kürzeren Krankenhausaufenthalt und können schneller zu ihren täglichen Aktivitäten zurückkehren. Diese Vorteile machen die Roboterchirurgie zu einer attraktiven Option, insbesondere bei komplexen Eingriffen, bei denen die herkömmliche Chirurgie ein höheres Risiko oder eine längere Genesungszeit mit sich bringen würde.

Die **psychologische Dimension** dieses technologischen Ansatzes kann jedoch auch Fragen bei einigen Patienten aufwerfen, die bei dem Gedanken, von einem Roboter operiert zu werden, ängstlich sein können. Die Rolle des Pflegeteams besteht dann darin, den Patienten zu beruhigen, indem es erklärt, dass der Roboter lediglich ein **Präzisionswerkzeug** ist, das vom Chirurgen gesteuert wird, und dass der Chirurg zu jeder Zeit die Verantwortung für die Operation behält. Eine gute Kommunikation über die Vorteile, Risiken und Details des Verfahrens ist wichtig, damit sich der Patient sicher fühlt.

## 5. Herausforderungen und Zukunftsaussichten

Trotz ihrer zahlreichen Vorteile stellt die robotergestützte Chirurgie noch immer einige **Herausforderungen** dar. Die hohen Kosten der Roboter und ihrer Wartung schränken ihre Verfügbarkeit in einigen Einrichtungen ein, insbesondere in weniger gut ausgestatteten Gesundheitssystemen. Auch wenn die Vorteile hinsichtlich der Reduzierung von Komplikationen und der Genesung unbestreitbar sind, eignen sich noch nicht alle chirurgischen Eingriffe für diese Technologie.

In der Zukunft werden Operationsroboter wahrscheinlich weiterentwickelt werden, mit **immer ausgefeilteren Technologien**, einschließlich Systemen der erweiterten Realität oder künstlicher Intelligenz, die den Chirurgen bei der Entscheidungsfindung noch mehr unterstützen könnten. **Telechirurgie**, die es einem Chirurgen ermöglicht, aus der Ferne zu operieren, ist ebenfalls ein möglicher Fortschritt, insbesondere in Regionen, in denen der Zugang zu spezialisierten Chirurgen begrenzt ist.

⚬ Wie kann der Chirurg bei der Nutzung neuer Technologien unterstützt werden?

Die Unterstützung des **Chirurgen** bei der Anwendung neuer Technologien ist sowohl ein technischer als auch ein kooperativer Prozess, der auf Schulung, Koordination und ständiger Anpassung beruht. Technologische Fortschritte in der Chirurgie, wie robotergestützte Chirurgie, 3D-Bildgebung, chirurgische Navigationssysteme und Werkzeuge der künstlichen Intelligenz, führen zu erheblichen Verbesserungen der medizinischen Praxis, erfordern jedoch einen strukturierten Ansatz, um diese Innovationen effektiv in den Alltag des Operationssaals zu integrieren. Das Pflegepersonal, insbesondere die Helfer, Krankenschwestern und Techniker, spielen eine zentrale Rolle bei dieser Begleitung, indem sie sowohl technische Unterstützung leisten als auch den reibungslosen Ablauf der Eingriffe erleichtern.

# 1. Ausbildung und Information über neue Technologien

Der erste Schritt, um den Chirurgen bei der Verwendung neuer Technologien effektiv **zu** unterstützen, ist die **Sicherstellung**

**einer angemessenen Ausbildung**. Die Einführung eines neuen Instruments oder einer neuen Technologie erfordert eine **Lernphase**, damit das gesamte Team die Funktionsweise, die Vorteile und die Grenzen dieser Innovation verstehen kann. Die Schulung sollte sich nicht auf den Chirurgen beschränken, sondern auch das gesamte Personal einbeziehen-OP, da jeder eine entscheidende Rolle für den Erfolg des Eingriffs spielt.

Pfleger und Krankenschwestern müssen in der **Vorbereitung und dem technischen Management** der neuen Geräte geschult werden. Im Falle der roboterassistierten Chirurgie müssen sie beispielsweise wissen, wie der Roboter zu installieren ist, wie die Instrumente vorzubereiten sind und wie vor der Operation zu überprüfen ist, ob alles funktioniert. Darüber hinaus müssen sie in der Lage sein, schnell auf technische Probleme wie Ausfälle oder Fehlfunktionen zu reagieren, indem sie die Techniker alarmieren oder die ersten notwendigen Anpassungen vornehmen.

Neben der technischen Beherrschung ist es von entscheidender Bedeutung, dass das Pflegeteam über die **Vorteile** und Risiken jeder neuen Technologie informiert ist. Dies ermöglicht eine klare Vorstellung von den Zielen ihrer Anwendung, aber auch die Fähigkeit, dem Patienten zu erklären, warum eine bestimmte Technologie eingesetzt wird und wie sie die Ergebnisse des Eingriffs verbessern kann. Dieser Dialog mit dem Patienten, der häufig von den Pflegekräften geführt wird, stärkt das Vertrauen und trägt zu einer besseren Gesamtversorgung bei.

## 2. Sicherstellung einer reibungslosen Koordination innerhalb des Teams

Die Unterstützung des Chirurgen bei der Anwendung neuer Technologien beruht auf einer **engen Koordination zwischen allen Mitgliedern des Operationsteams**. Die Einführung hochentwickelter Technologien verändert die Dynamik des Operationssaals, in dem jedes Mitglied genau wissen muss, welche Rolle es spielt, wann es eingreifen und wie es mit den anderen kommunizieren muss. Der Chirurg, obwohl er für den

Eingriff verantwortlich ist, kann nicht alles allein überwachen. Er muss sich auf ein kompetentes und reaktionsschnelles Team verlassen können, das für die Vorbereitung und die technische Verwaltung der Ausrüstung zuständig ist.

Krankenschwestern und Krankenpfleger müssen sicherstellen, dass die für die Operation **erforderliche Ausrüstung** bereitsteht und einsatzbereit ist, bevor der Eingriff beginnt. Dazu gehört die Installation von Instrumenten, die für die verwendete Technologie spezifisch sind, wie Roboterarme, 3D-Kameras oder Navigationssensoren, aber auch die präoperativen Überprüfungen, um sicherzustellen, dass alle Systeme ordnungsgemäß funktionieren. Im Falle eines technischen Alarms ist die Fähigkeit, schnell zu reagieren und Lösungen vorzuschlagen, entscheidend, um Verzögerungen oder Unterbrechungen während der Operation zu vermeiden.

Während des Eingriffs ist eine **reibungslose Kommunikation** zwischen dem Chirurgen, dem Pflegepersonal und den Betreuern unerlässlich. Bei Operationen, die durch komplexe Technologien unterstützt werden, kann der Chirurg aus der Ferne über eine Konsole operieren, während die Pflegekräfte direkt mit dem Patienten in Kontakt bleiben. Sie müssen in der Lage sein, wichtige Informationen in Echtzeit weiterzugeben, die vom Chirurgen geforderten Anpassungen vorzunehmen und den Zustand des Patienten zu überwachen, während sie gleichzeitig die Geräte und Instrumente bedienen. Diese Koordination ist besonders wichtig, wenn mehrere Technologien parallel eingesetzt werden, wie z.B. die Kombination von Robotik und 3D-Bildgebung.

## 3. Umgang mit unvorhergesehenen Ereignissen und technischen Problemen

Selbst bei den fortschrittlichsten Technologien können **technische Unwägbarkeiten** auftreten, seien es mechanische Störungen, Softwarefehler oder das Versagen von Instrumenten. Eine der wichtigsten Aufgaben des Pflegepersonals besteht darin, diese

Situationen schnell und effizient zu bewältigen, ohne den Ablauf des Eingriffs zu stören. Dies erfordert eine gute Kenntnis der Ausrüstung, aber auch der **Notfallprotokolle** für den Fall eines Ausfalls.

Krankenschwestern und Pfleger müssen in der Lage sein, technische **Probleme schnell zu erkennen**, sie dem Chirurgen und den Technikern zu melden und, falls erforderlich, Maßnahmen zu ergreifen, um auf manuelle oder konventionellere Techniken umzuschalten. Wenn beispielsweise bei einer Roboteroperation das Roboterarmsystem ausfällt, muss das Team in der Lage sein, die Instrumente neu zu positionieren und dem Chirurgen die Möglichkeit zu geben, die Kontrolle direkt wieder zu übernehmen. Diese Fähigkeit, **in Echtzeit** zu **reagieren**, minimiert Unterbrechungen und reduziert den Stress für das gesamte Team.

## 4. Schaffung einer optimierten Arbeitsumgebung

Die Einführung neuer Technologien im Operationssaal erfordert eine **Neuorganisation des Raums** und der Arbeitsabläufe. Einige Roboter- oder Bildgebungsgeräte nehmen mehr Platz ein, erfordern eine besondere Infrastruktur (Bildschirme, Konsolen, Kabel) und verändern das traditionelle Layout des Operationssaals. Das Pflegepersonal spielt eine Schlüsselrolle bei der **logistischen Verwaltung** dieser Umgebung, indem es dafür sorgt, dass der Arbeitsbereich reibungslos und sicher bleibt.

Die Optimierung des Raumes hilft nicht nur, Unfälle zu vermeiden (falsch verlegte Kabel, Platzbedarf um den Patienten), sondern stellt auch sicher, dass jedes Mitglied des Teams leichten Zugang zu den Werkzeugen und Geräten hat, die es während der Operation benötigt. Das Personal muss daher die besonderen Anforderungen antizipieren, die mit der Verwendung neuer Technologien verbunden sind, sei es in Bezug auf die Positionierung der Ausrüstung oder die Aufbewahrung zusätzlicher Instrumente.

## 5. Psychologische Unterstützung für den Chirurgen und das Team.

Die Einführung neuer Technologien kann für den Chirurgen **zusätzlichen Stress** bedeuten, insbesondere in den ersten Phasen der Einführung. Dieser Stress hängt mit der Neuheit des Instruments zusammen, mit der Notwendigkeit, die Sicherheit des Patienten zu gewährleisten und sich gleichzeitig an neue technische Handgriffe anzupassen, oder auch mit der Angst vor einem technischen Versagen während der Operation. Die Begleitung des Chirurgen beschränkt sich daher nicht auf die technische Unterstützung, sondern umfasst auch die **psychologische Unterstützung** durch die Schaffung eines Klimas des Vertrauens und der Zusammenarbeit.

Das Pflegepersonal trägt durch seine **Professionalität und Reaktionsfähigkeit** zur Beruhigung des Chirurgen bei, indem es ihm einen stabilen Rahmen bietet, in dem er sich auf seine operativen Aufgaben konzentrieren kann, ohne sich um technische Aspekte sorgen zu müssen. Indem sie seine Bedürfnisse antizipieren, proaktiv bleiben und immer verfügbar sind, um Fragen zu beantworten oder die Geräte anzupassen, tragen die Pflegekräfte zu einer echten Gelassenheit im Operationssaal bei.

## 6. Begleitung des Patienten beim Verständnis dieser neuen Technologien

Schließlich beinhaltet die Unterstützung des Chirurgen bei der Nutzung der neuen Technologien auch eine erzieherische **Dimension** für die Patienten. Für manche Patienten kann die Vorstellung, mit Hilfe eines Roboters oder komplexer Bildgebungssysteme operiert zu werden, beunruhigend sein. Das Pflegepersonal spielt eine Schlüsselrolle bei der Aufklärung über die **Vorteile der Technologie**, indem es den Patienten über die Sicherheit und Wirksamkeit dieser Geräte beruhigt.

Pfleger und Krankenschwestern sind oft die ersten Ansprechpartner der Patienten und müssen in der Lage sein, in einfachen Worten zu erklären, wie die eingesetzte Technologie die Präzision des Eingriffs verbessert, Komplikationen reduziert und eine schnellere Genesung ermöglicht. Eine **klare** und transparente **Kommunikation** trägt zum Aufbau eines Vertrauensverhältnisses zwischen Patient, Pflegeteam und Chirurg bei, das für einen reibungslosen Ablauf des Eingriffs von entscheidender Bedeutung ist.

- **Digitalisierung der Pflege und der Protokolle**

  ○ Elektronische Patientenakten: Die Bedeutung der Rückverfolgbarkeit der Pflege.

**Elektronische Patientenakten (EPA)** stellen einen großen Fortschritt in der Verwaltung medizinischer Informationen dar und ermöglichen eine genauere Überwachung, eine bessere Kommunikation zwischen den Gesundheitsfachkräften und eine genaue Rückverfolgbarkeit der Behandlung. Im Rahmen der Krankenhausversorgung ist die Rückverfolgbarkeit von medizinischen und paramedizinischen Handlungen eine grundlegende Anforderung, um sowohl die Qualität als auch die Sicherheit der Behandlung zu gewährleisten. Dank der elektronischen Aktenführung kann jeder Schritt der Pflege, von der Diagnose bis zur Therapie, systematisch dokumentiert werden und ist für alle Akteure des Gesundheitswesens zugänglich. Sie verbessert die Koordination der Pflege, die Kontinuität der Behandlungen und die Transparenz der Maßnahmen.

# 1. Die zentrale Rolle der Rückverfolgbarkeit in der Pflege

Die **Rückverfolgbarkeit der Pflege** ist von wesentlicher Bedeutung, um eine genaue Überwachung des Gesundheitszustands der Patienten zu gewährleisten und medizinische Fehler zu verhindern. In der Praxis bedeutet dies, dass jede Handlung, die an einem Patienten vorgenommen wird, klar und detailliert aufgezeichnet wird, unabhängig davon, ob es sich um medizinische Handlungen, Verschreibungen, die Verabreichung von Behandlungen oder paramedizinische Pflege handelt. Dies ermöglicht eine **kontinuierliche Überwachung** und verhindert, dass Handlungen vergessen oder doppelt ausgeführt werden, was zu Komplikationen für den Patienten führen könnte.

In einem Kontext, in dem die Pflege häufig multidisziplinär ist, ist die Rückverfolgbarkeit von entscheidender Bedeutung, um eine **reibungslose Kommunikation** zwischen den verschiedenen beteiligten Gesundheitsfachkräften zu gewährleisten. Ärzte, Krankenschwestern, Pfleger, Physiotherapeuten und Apotheker müssen schnell auf relevante Informationen zugreifen können, um ihre Maßnahmen anzupassen. IMCs erleichtern diese Koordination, indem sie alle medizinischen Daten an einem einzigen digitalen Ort zentralisieren, auf den alle Beteiligten in Echtzeit zugreifen können. Dies verbessert nicht nur die Qualität der Pflege, sondern auch die Effizienz der Behandlung, da die Zeit, die für die Suche nach Informationen aufgewendet werden muss, verringert wird.

## 2. Die Vorteile von elektronischen Patientenakten

Einer der Hauptvorteile von **elektronischen** Patientenakten ist die Möglichkeit, eine **genaue und zuverlässige Rückverfolgbarkeit** der geleisteten Pflege zu gewährleisten. Im Gegensatz zu Papierakten, die unvollständig, unleserlich oder verloren gehen können, bieten ICDs einen schnellen Zugriff auf **genaue, datierte und gesicherte** Informationen. Jede Behandlung, jede verabreichte Therapie und jede gestellte Diagnose wird mit einem Zeitstempel versehen und von dem betreffenden Gesundheitsfachmann elektronisch unterzeichnet, was eine vollständige Transparenz gewährleistet.

Diese Transparenz ist besonders wichtig, wenn es zu einem **Streitfall** oder einer **Beschwerde** seitens des Patienten kommt.

Wenn eine Komplikation auftritt, ist es wichtig, alle Schritte der Behandlung zurückverfolgen zu können, um zu verstehen, was passiert ist, und, wenn nötig, Fehler zu korrigieren. Mit Hilfe von ICDs können die Einzelheiten jedes Eingriffs, jeder Verschreibung und jeder Behandlungsänderung leicht abgerufen werden, was bei verstreuten Papierakten viel schwieriger ist.

Darüber hinaus erleichtern elektronische Patientenakten die **langfristige** Betreuung der Patienten. Für Patienten, die an chronischen Krankheiten leiden oder eine längere Pflege benötigen, bieten ICDs die Möglichkeit, eine vollständige Geschichte der erhaltenen Pflege, der verschriebenen Behandlungen und der durchgeführten Untersuchungen aufzubewahren. Diese Übersicht ist entscheidend für die Anpassung der Pflege an den sich ändernden Gesundheitszustand des Patienten und für die Vermeidung von unangemessenen oder überflüssigen Behandlungen.

## 3. Verbesserung der Sicherheit des Gesundheitswesens

Der Einsatz von IVDs trägt auch zu einer **besseren Sicherheit der Pflege bei**. Durch die Zentralisierung aller medizinischen Informationen wird das Risiko von Fehlern aufgrund schlechter Kommunikation oder fehlender Informationen verringert. Das Gesundheitspersonal kann in Echtzeit die Krankengeschichte des Patienten, seine Allergien, seine medizinische Vorgeschichte und die laufenden Behandlungen einsehen. So können gefährliche Wechselwirkungen zwischen Medikamenten, Dosierungsfehler oder die Verabreichung von Medikamenten, auf die der Patient allergisch ist, vermieden werden.

DMIs erleichtern auch die **Überprüfung von Pflegeprotokollen**. Zum Beispiel kann bei der Verabreichung von Medikamenten eine strenge Überwachung mit automatischen Erinnerungen gewährleistet werden, um sicherzustellen, dass die Medikamente zur richtigen Zeit und in der richtigen Dosierung verabreicht werden. Jede Verabreichung von Medikamenten kann sofort protokolliert werden, was eine **lückenlose Rückverfolgbarkeit** ermöglicht. Dies ist besonders wichtig in Krankenhausumgebungen, in denen sich mehrere Teams bei der Behandlung desselben Patienten abwechseln. Die Übertragung von Informationen von einem Team zum anderen ist reibungsloser und das Risiko von Fehlkommunikation wird minimiert.

Die **Datensicherheit** ist ein weiterer zentraler Aspekt von DMI. Im Gegensatz zu Papierakten, die leicht verloren gehen oder von Unbefugten eingesehen werden können, werden ICDs durch robuste IT-Sicherheitssysteme geschützt. Der Zugriff auf die Daten wird streng kontrolliert und nur autorisierte Personen können die Patientenakte einsehen oder ändern. Dies gewährleistet sowohl die **Vertraulichkeit der medizinischen Informationen** als auch den Schutz vor Datenverletzungen.

## 4. Erleichterung der klinischen Entscheidungsfindung

Elektronische Patientenakten bieten dem Gesundheitspersonal auch Werkzeuge, um **die klinische Entscheidungsfindung zu erleichtern**. Durch den Echtzeitzugriff auf alle Patientendaten können Ärzte schneller und genauer diagnostizieren. Beispielsweise kann ein Arzt bei einer Notfallkonsultation sofort die Ergebnisse früherer Untersuchungen, medizinische Bilder oder die von anderen Spezialisten verschriebenen Behandlungen einsehen. So kann er eine fundierte Entscheidung treffen, ohne auf weitere Informationen warten zu müssen.

Einige IVD-Systeme integrieren auch **klinische Entscheidungshilfen**, mit automatischen Warnungen oder Empfehlungen auf der Grundlage der besten medizinischen Praxis. Wenn beispielsweise ein Arzt ein Medikament verschreibt, das eine gefährliche Wechselwirkung mit einer laufenden Behandlung haben könnte, kann das System einen Alarm ausgeben, um den Arzt zu warnen und so einen potenziell schwerwiegenden Fehler zu vermeiden. Diese Funktionen erhöhen die Sicherheit und die Qualität der Pflege, während sie die kognitive Belastung des medizinischen Personals verringern.

Darüber hinaus erleichtern DMI die **Zusammenarbeit** zwischen den verschiedenen Fachbereichen. In komplexen Fällen, in denen mehrere Fachärzte involviert sind, kann jeder auf die vollständige Akte zugreifen und die Notizen, Beobachtungen und Entscheidungen der anderen einsehen. Dies fördert einen kohärenten multidisziplinären Ansatz und hilft, Widersprüche in der Behandlung zu vermeiden. Multidisziplinäre Besprechungen werden durch den gleichzeitigen Zugang zu aktuellen Informationen über jeden Patienten erleichtert.

## 5. Die Herausforderungen und Grenzen von IMDs

Trotz ihrer vielen Vorteile sind elektronische Patientenakten nicht frei von Herausforderungen. Eines der größten Hindernisse ist die **Komplexität der Systeme** und der **Verwaltungsaufwand**, den sie mit sich bringen können. Einige IVD-Systeme können komplex in der Anwendung sein, mit einer wenig intuitiven Schnittstelle oder langwierigen Prozessen zur Eingabe von Informationen. Dies kann dazu führen, dass das Pflegepersonal **mehr Zeit** vor dem Computer **verbringt**, als es für die Patienten zur Verfügung hat. Die administrative Überlastung kann auch zu **digitaler Müdigkeit**, Frustration oder Erschöpfung bei den Gesundheitsfachkräften führen.

Andererseits ist die **Interoperabilität** zwischen verschiedenen IVD-Systemen manchmal eine Herausforderung. In einigen Ländern oder Regionen verwenden verschiedene Gesundheitseinrichtungen unterschiedliche Software, die nicht gut miteinander kommunizieren. Dies kann zu Schwierigkeiten bei der Übermittlung von Informationen führen, wenn der Patient die Einrichtung wechselt oder verschiedene Spezialisten konsultiert. Die Harmonisierung und Kompatibilität von IVD-Systemen ist eine wichtige Herausforderung, um die Kontinuität der Pflege zu verbessern.

# 6. Entwicklungsperspektiven

Die Zukunft der elektronischen **Patientenakten** ist vielversprechend, mit Entwicklungsperspektiven, **die** darauf abzielen, **die Effizienz** und **Benutzerfreundlichkeit** dieser Werkzeuge zu **verbessern**. Die Integration von Technologien wie **künstlicher Intelligenz** (KI) könnte dazu beitragen, die ICDs intuitiver zu gestalten und einige administrative Aufgaben zu automatisieren, so dass mehr Zeit für das Pflegepersonal zur Verfügung steht. KI könnte auch verwendet werden, um große Mengen an medizinischen Daten zu analysieren und **prädiktive Diagnosen** oder personalisierte Behandlungen vorzuschlagen.

**Mobile Anwendungen** sind ein weiteres Entwicklungsfeld. Sie würden es dem Gesundheitspersonal ermöglichen, direkt von ihrem Smartphone oder Tablet aus auf die ICDs zuzugreifen und so die Akteneinsicht zu erleichtern, wenn sie in den verschiedenen Krankenhausabteilungen oder bei Hausbesuchen unterwegs sind.

Schließlich wird erwartet, dass das **Engagement der Patienten** für die Verwaltung ihrer eigenen medizinischen Unterlagen zunimmt. Über Patientenportale und spezielle Anwendungen können die Patienten bereits ihre Akten einsehen, auf Untersuchungsergebnisse zugreifen und sogar mit ihren Betreuern kommunizieren. Diese **aktive Beteiligung** könnte ein Hebel sein, um die Verwaltung der Gesundheitsfürsorge zu verbessern, indem die Patienten stärker in ihre eigene Gesundheit einbezogen werden.

&#9702;   Der Einsatz von Fernüberwachungstechnologien und ihre Rolle bei der postoperativen Nachsorge.

Der **Einsatz von Fernüberwachungstechnologien** bei der postoperativen Nachsorge stellt einen bedeutenden Fortschritt bei der Betreuung von Patienten nach einem chirurgischen Eingriff dar. Diese Technologien ermöglichen eine genauere, kontinuierliche und personalisierte Nachsorge und reduzieren die Notwendigkeit häufiger Besuche im Krankenhaus. Sie bringen eine innovative Dimension in das Pflegemanagement und verbessern nicht nur die Sicherheit der Patienten, sondern auch ihren Komfort und ihre Lebensqualität nach einer Operation. Dank der zunehmenden Verbreitung von Telemedizin, vernetzten Sensoren und Nachsorgeanwendungen wird die Fernüberwachung zu einem wesentlichen Bestandteil der **postoperativen Nachsorge** und fördert eine sicherere und effizientere Genesung.

# 1. Die verschiedenen Technologien der Fernüberwachung

**Fernüberwachungstechnologien** umfassen eine Reihe von Instrumenten, die es ermöglichen, den Gesundheitszustand der Patienten in Echtzeit zu überwachen, ohne dass diese physisch im Krankenhaus anwesend sein müssen. Diese Technologien umfassen **angeschlossene Sensoren**, **tragbare Geräte** wie Smartwatches oder Tracking-Armbänder sowie **mobile Anwendungen**, mit denen die Patienten ihre Symptome melden oder ihre Gesundheitsdaten übermitteln können.

Zu den am häufigsten verwendeten Technologien gehören **Herzfrequenzmonitore**, **Pulsoximeter** und **Geräte zur Überwachung des Blutdrucks**. Diese Sensoren, die der Patient nach der Operation trägt, zeichnen kontinuierlich wichtige Vitalparameter auf. Die gesammelten Daten werden dann über sichere Anwendungen an das medizinische Personal weitergeleitet, das sie aus der Ferne analysieren kann. Weitere fortschrittliche Technologien sind **vernetzte Pflaster**, **die** Atmung, Bewegung oder Sauerstoffgehalt überwachen, sowie **intelligente Waagen** zur Überwachung von Wassereinlagerungen, insbesondere nach Herz- oder Nierenoperationen.

Darüber hinaus entwickelt sich die Telemedizin zu einer unverzichtbaren Ergänzung der Überwachungstechnologien. Mit Hilfe von Videokonferenzplattformen können Patienten ihren Chirurgen oder Arzt aus der Ferne konsultieren, so dass regelmäßige **virtuelle Konsultationen** möglich sind, um die

Genesung zu besprechen, Behandlungen anzupassen oder Fragen zu beantworten, ohne dass die Patienten selbst reisen müssen.

## 2. Die Rolle der Fernüberwachung bei der postoperativen Nachsorge

Die **postoperative Nachsorge** ist eine kritische Phase, in der die Patienten noch anfällig für Komplikationen sein können. Traditionell erfolgte diese Nachsorge in Form von persönlichen Konsultationen, bei denen das Gesundheitspersonal die Vitalzeichen überprüfte, die Wundheilung überwachte und die Behandlungen an den Zustand des Patienten anpasste. Mit der Fernüberwachung kann diese Überwachung nun jedoch viel **kontinuierlicher und präziser** erfolgen und bietet einen Echtzeitüberblick über den Gesundheitszustand des Patienten.

Diese Technologien ermöglichen es, postoperative **Komplikationen** wie Infektionen, Blutungen oder Atemstörungen frühzeitig zu erkennen, indem sie physiologische Zeichen messen, noch bevor die Symptome offensichtlich werden. So kann beispielsweise ein subtiler Anstieg der Körpertemperatur oder ein leichter Abfall der Sauerstoffsättigung von den Überwachungsgeräten erfasst werden, wodurch das Pflegepersonal auf ein mögliches Problem aufmerksam gemacht wird, bevor es ernst wird.

Dies ist vor allem in Situationen relevant, in denen Komplikationen nach der Entlassung aus dem Krankenhaus auftreten können. Patienten, die sich größeren Operationen wie Herz-, Bauch- oder orthopädischen Eingriffen unterzogen haben, können Probleme wie **Lungenembolien, tiefe Venenthrombosen** oder **Wundinfektionen** entwickeln. Mit Hilfe von Fernüberwachungstechnologien können die ersten Anzeichen dieser Komplikationen frühzeitig erkannt werden, so dass eine schnelle Intervention möglich ist.

Die **Schmerzkontrolle** ist ebenfalls ein Bereich, in dem diese Technologien nützlich sind. Patienten können mit Hilfe von Apps regelmäßig ihr Schmerzniveau notieren, so dass das Pflegepersonal den Verlauf der Schmerzen verfolgen und die Schmerzmittel gegebenenfalls anpassen kann. Darüber hinaus kann die Überwachung der Bewegungen des Patienten (mit Hilfe von Beschleunigungsmessern oder Schrittzählern in tragbaren Geräten) dazu dienen, zu überprüfen, ob die Mobilität wie geplant voranschreitet oder ob der Patient Anzeichen einer Verlangsamung oder übermäßigen Immobilität zeigt, was auf eine Komplikation hindeuten könnte.

## 3. Verbesserung des Komforts und der Lebensqualität der Patienten

Einer der größten Vorteile der Fernüberwachungstechnologien besteht darin, dass sie es den Patienten ermöglichen, **sich zu Hause zu erholen** und gleichzeitig eine qualitativ hochwertige medizinische Betreuung zu erhalten. Dies ist besonders aus psychologischer Sicht von Vorteil, da die meisten Patienten es vorziehen, sich in einer vertrauten und komfortablen Umgebung im Kreise ihrer Angehörigen zu erholen, anstatt ihren Aufenthalt im Krankenhaus zu verlängern. **Telemonitoring** reduziert daher den Stress, der mit der Genesung in einem Krankenhaus verbunden ist, und fördert eine bessere Einhaltung der Pflege, da die Patienten sich stärker in ihre eigene Genesung einbezogen fühlen.

Die Reduzierung der physischen Besuche im Krankenhaus ist auch für Patienten mit **eingeschränkter Mobilität** von Vorteil, insbesondere nach schweren chirurgischen Eingriffen, oder für Patienten, die weit entfernt von Gesundheitszentren leben. Durch Fernüberwachung und Telekonsultation können diese Patienten anstrengende oder kostspielige Reisen vermeiden, während sie weiterhin eine sorgfältige medizinische Betreuung erhalten. Dies ist besonders wichtig in ländlichen Gebieten oder in Situationen, in denen die Krankenhäuser überlastet sind.

Darüber hinaus gibt die Möglichkeit, den eigenen Gesundheitszustand in Echtzeit über angeschlossene Geräte zu verfolgen, dem Patienten ein **Gefühl der Kontrolle**. Sie können sehen, wie sich ihre Vitalparameter entwickeln, was ihnen Sicherheit über ihren Gesundheitszustand gibt. In Zeiten des Zweifels oder der Sorge können diese Informationen auch sofort mit dem Pflegeteam geteilt werden, so dass Fragen schneller beantwortet werden können oder auf aufkommende Probleme reagiert werden kann.

## 4. Verbesserung der Effizienz für die Angehörigen der Gesundheitsberufe

Für das Gesundheitspersonal ist die Fernüberwachungstechnologie eine Möglichkeit, **die postoperative Betreuung zu optimieren** und gleichzeitig die Arbeitsbelastung durch persönliche Besuche zu reduzieren. Durch den Empfang der medizinischen Daten des Patienten in Echtzeit kann das Pflegepersonal **die Maßnahmen** entsprechend den tatsächlichen Bedürfnissen **priorisieren** und bei Anzeichen einer Verschlechterung sofort eingreifen oder den Patienten in Ruhe weiter genesen lassen, wenn alles unter Kontrolle ist.

Die Ärzte können **ihre Effizienz steigern**, da sie mehrere Patienten gleichzeitig aus der Ferne überwachen können, ohne wiederholte Besuche durchführen zu müssen. Automatische Alarme, die auf Anomalien in den von den Überwachungsgeräten übermittelten Daten hinweisen, ermöglichen ein proaktives Eingreifen. Dies ermöglicht eine bessere **individuelle Betreuung**, da medizinische Entscheidungen auf objektiven und kontinuierlichen Daten und nicht auf einmaligen Beobachtungen basieren.

Die Fernüberwachungstechnologien ermöglichen eine **bessere Koordination** zwischen den verschiedenen Akteuren, die an der postoperativen Nachsorge beteiligt sind. Chirurgen, Hausärzte, Krankenpfleger, Physiotherapeuten und andere Spezialisten können alle in Echtzeit auf die Patientendaten zugreifen.

## 5. Herausforderungen und Zukunftsaussichten

Obwohl die Fernüberwachungstechnologien viele Vorteile bieten, sind sie auch mit Herausforderungen verbunden. Eine der ersten Hürden ist die **Beherrschung der technischen Hilfsmittel** durch die Patienten selbst. Nicht alle Patienten sind mit der Verwendung von vernetzten Geräten oder Überwachungsanwendungen vertraut, insbesondere ältere Patienten oder solche mit geringer digitaler Kompetenz. Es ist daher wichtig, dass das Pflegepersonal die Patienten beim Erlernen **dieser Technologien** unterstützt, sie in der Anwendung schult und sicherstellt, dass die Geräte einfach zugänglich und nutzbar sind.

Eine weitere Herausforderung ist die **Interoperabilität** zwischen den verschiedenen Überwachungssystemen und den elektronischen Patientenakten. Nicht alle Geräte kommunizieren gut miteinander, was zu Datensilos führen kann. Um dieses Hindernis zu überwinden, müssen gemeinsame Standards entwickelt werden, **die** es ermöglichen, **die Daten** zu **zentralisieren** und sie allen beteiligten Gesundheitsfachleuten zugänglich zu machen.

Schließlich ist der **Schutz persönlicher Daten** ein wichtiges Thema bei der Nutzung von Fernüberwachungstechnologien. Die übertragenen Informationen sind oft sensibel und ihre Online-Speicherung muss sicher sein, um das Risiko eines Lecks oder eines Hackerangriffs zu vermeiden. Die Systeme müssen daher strenge Sicherheitsstandards erfüllen, um die **Privatsphäre der Patienten** zu schützen.

Was die Zukunftsaussichten betrifft, so entwickeln sich die Fernüberwachungstechnologien mit immer ausgeklügelteren und präziseren Geräten weiter. Fortschritte im Bereich der **künstlichen Intelligenz** könnten eine bessere Interpretation der übermittelten Daten und eine effizientere Vorhersage von postoperativen Komplikationen ermöglichen. Mit der Verbesserung der telemedizinischen Instrumente und der Integration der Fernpflege in die Gesundheitssysteme ist es außerdem wahrscheinlich, dass diese Technologien zunehmend zugänglich und für die postoperative Nachsorge üblich werden.

- **Innovationen im Wundmanagement und in der Wundheilung**

  ○ Neue Techniken für fortschrittliche Verbände, Unterdrucktherapie.

Die **neuen fortschrittlichen Verbandstechniken** und die **Unterdrucktherapie** stellen große Fortschritte bei der Behandlung komplexer Wunden dar, insbesondere im Bereich der Chirurgie und der Pflege von Patienten mit chronischen oder schlecht heilenden Wunden. Diese Techniken beschleunigen die Heilung, reduzieren infektiöse Komplikationen und verbessern die Lebensqualität der Patienten, während sie gleichzeitig die Notwendigkeit einer längeren stationären Behandlung verringern. Sie sind zu unverzichtbaren Hilfsmitteln für das Pflegepersonal geworden, insbesondere bei der Behandlung von postoperativen Wunden, chronischen Geschwüren, Druckgeschwüren und traumatischen Wunden. Die Integration dieser Methoden in die klinische Praxis hat das Wundmanagement verändert, die Ergebnisse optimiert und das mit langsamer Wundheilung verbundene Leiden verringert.

## 1. Fortschrittliche Wundauflagen: eine technologische Entwicklung im Wundmanagement

**Fortschrittliche Wundauflagen** sind so konzipiert, dass sie eine optimale Umgebung für die Wundheilung bieten, indem sie spezifische Bedingungen schaffen, die die Gewebereparatur fördern und gleichzeitig das Infektionsrisiko minimieren. Im Gegensatz zu herkömmlichen Verbänden, die sich darauf beschränken, die Wunde vor äußeren Einflüssen zu schützen, spielen fortschrittliche Verbände eine aktive Rolle im Heilungsprozess. Sie können aus verschiedenen Materialien bestehen, jedes mit spezifischen Eigenschaften, die je nach Art der Wunde und ihrem Heilungsstadium besonderen Bedürfnissen entsprechen.

Zu den fortschrittlichen Arten von Verbänden gehören **Hydrokolloidverbände**, **Hydrogelverbände**, **Alginatverbände** und **Schaumstoffverbände**. Jedes dieser Materialien ist so konzipiert, dass es eine feuchte Umgebung um die Wunde herum aufrechterhält, was für die Förderung einer schnellen Wundheilung entscheidend ist. Die kontrollierte Feuchtigkeit **stimuliert das Zellwachstum**, beschleunigt die Migration von Keratinozyten (**Zellen**, die an der Hautregeneration beteiligt sind) und begrenzt die Bildung von Krusten, die die Heilung verlangsamen können. Die feuchte Umgebung verhindert auch die Austrocknung des Gewebes und fördert das autolytische Debridement, einen natürlichen Prozess, bei dem nekrotisches Gewebe vom Körper selbst abgebaut wird.

**Hydrokolloidverbände** verwandeln sich in ein weiches Gel, wenn sie mit dem Wundsekret in Berührung kommen, wodurch eine Schutzbarriere geschaffen und die Wundheilung gefördert wird. Sie sind besonders nützlich für Wunden mit geringer Exsudation und eignen sich für Geschwüre, Druckgeschwüre und oberflächliche Wunden.

**Alginat-Wundauflagen**, die aus Algen gewonnen werden, sind besonders wirksam bei stark exsudierenden Wunden wie venösen Ulzera oder infizierten Wunden. Ihre Fähigkeit, große Mengen Exsudat zu absorbieren und dabei Kalzium freizusetzen, das für die Blutgerinnung wichtig ist, ermöglicht eine effektive Behandlung von stark drainierenden Wunden und verringert das Risiko von Mazeration und Infektion.

**Hydrogel-Verbände** sind für trockene oder nekrotische Wunden geeignet. Ihre gelartige Zusammensetzung sorgt für ein feuchtes Wundmilieu, während sie die Wunde mit Feuchtigkeit versorgt und so den Debridementprozess unterstützt. Diese Art von Verband wird häufig bei Verbrennungen oder traumatischen

Wunden verwendet, bei denen die umgebende Haut empfindlich ist.

Schließlich werden **Schaumstoffverbände** für mäßig bis stark exsudierende Wunden verwendet, da sie überschüssige Flüssigkeit absorbieren und gleichzeitig die für die Wundheilung erforderliche Feuchtigkeit aufrechterhalten. Sie schützen die Wunde auch vor Reibung und äußeren Verletzungen, was für Körperbereiche, die Druck ausgesetzt sind, wie Fersen oder Ellbogen, von entscheidender Bedeutung ist.

## 2. Die Unterdrucktherapie (NPT): eine Revolution in der Wundheilung

Die **Unterdrucktherapie (NPT)**, auch bekannt als Vakuum-Wundbehandlung, stellt einen bedeutenden Fortschritt bei der Behandlung komplexer und schwer heilender Wunden dar. Bei dieser Technik wird mit Hilfe eines hermetisch versiegelten Systems, das in der Regel aus einem speziellen Verband, einem Drainageschlauch und einer Pumpeneinheit besteht, ein kontrollierter Unterdruck (Aspiration) auf die Wunde ausgeübt.

Das Prinzip der TPN beruht auf mehreren Mechanismen, die **die Wundheilung fördern**. Zunächst wird durch den Sog des Unterdrucks überschüssige exsudative Flüssigkeit entfernt, wodurch das Risiko von Infektionen und Ödemen um die Wunde herum verringert wird. Durch die Entfernung der Flüssigkeit wird das Milieu für das Wachstum von Bakterien weniger günstig und das Gewebe wird besser mit Sauerstoff versorgt, was die Geweberegeneration fördert. Der Unterdruck erzeugt auch eine **sanfte Kompression der** Wundränder, wodurch **das Gewebe schrumpft** und die Wunde schneller schließt.

Ein weiterer wichtiger Vorteil der TPN ist die **Stimulierung der Blutversorgung** im Wundgebiet. Die sanfte Absaugung erhöht die lokale Blutversorgung, wodurch mehr Sauerstoff und Nährstoffe, die für die Gewebereparatur wichtig sind, zugeführt werden. Darüber hinaus wird die Produktion von regenerativen

Zellen wie Fibroblasten und Endothelzellen angeregt, die für die Bildung neuer Blutgefäße und die Wundheilung von entscheidender Bedeutung sind.

Die TPN ist besonders geeignet für **tiefe Wunden, infizierte Wunden**, offene **chirurgische Wunden** und komplexe **diabetische** oder venöse **Ulzera**. Sie wird auch häufig nach größeren chirurgischen Eingriffen eingesetzt, z.b. bei Hauttransplantationen oder bei Wunden, die durch ein chirurgisches Débridement entstanden sind. Postoperativ kann die TPN die Heilungsdauer verkürzen und Komplikationen wie Infektionen oder Dehiszenzen (offene Wunden) verhindern.

TPN-Systeme sind in verschiedenen Formen erhältlich, darunter auch tragbare Einheiten, **die** es den Patienten ermöglichen, **ihre Behandlung zu Hause fortzusetzen** und gleichzeitig von einer medizinischen Fernüberwachung **zu** profitieren. Dies verbessert die Lebensqualität der Patienten erheblich, da die Notwendigkeit längerer Krankenhausaufenthalte oder täglicher Verbände verringert wird.

## 3. Klinische Auswirkungen und Vorteile für die Patienten

Die Einführung dieser **fortschrittlichen Verbände und TPN-Techniken** hat einen großen Einfluss auf das Wundmanagement, insbesondere im Krankenhaus und im ambulanten Bereich. Diese Methoden bieten **erhebliche Vorteile**, nicht nur in Bezug auf die Geschwindigkeit der Wundheilung, sondern auch in Bezug auf die **Reduzierung von Infektionen**, die Verbesserung der Lebensqualität der Patienten und die Senkung der Gesamtkosten für die Pflege.

Einer der bemerkenswertesten Vorteile ist die **Reduzierung von Komplikationen**. Indem sie eine optimale Umgebung für die Wundheilung aufrechterhalten und das Risiko einer bakteriellen Kontamination verringern, tragen fortschrittliche Verbände und TPN dazu bei, **Infektionen** und zusätzliche chirurgische Eingriffe zu **minimieren**. Patienten mit chronischen oder postoperativen Wunden profitieren von einer schnelleren und sichereren Wundheilung mit einem geringeren Risiko eines erneuten Krankenhausaufenthalts.

Darüber hinaus können diese Technologien **die** mit der Wundversorgung verbundenen **Schmerzen reduzieren**. Die fortschrittlichen Verbände vermeiden durch ihre schützenden Eigenschaften und ihre Fähigkeit, die Feuchtigkeit zu kontrollieren, wiederkehrende Wundtraumata, die durch häufige Verbandswechsel verursacht werden. Durch die Reduzierung von Ödemen und die Förderung einer schnelleren Wundheilung hilft TPN auch bei der Linderung von Schmerzen, die mit offenen Wunden verbunden sind.

Auch der psychologische Aspekt darf nicht vernachlässigt werden. Patienten mit chronischen Wunden oder komplexen postoperativen Wunden können **große Angst** vor der langsamen Wundheilung, dem Infektionsrisiko und der Notwendigkeit ständiger Pflege haben. Fortschrittliche Wundauflagen und NPT können die Patienten **beruhigen**, indem sie eine effektivere und komfortablere Lösung bieten. Durch die Reduzierung von wiederholter Pflege und längeren Krankenhausaufenthalten verbessern diese Technologien die Lebensqualität der Patienten, die oftmals von einer Behandlung zu Hause profitieren können, während sie sicher sein können, dass ihre Wunde optimal überwacht und behandelt wird.

## 4. Herausforderungen und Zukunftsaussichten

Obwohl **fortschrittliche Verbände und TPN** ihre Wirksamkeit bewiesen haben, bleiben einige Herausforderungen bestehen. Eines der größten Hindernisse **sind die hohen Kosten** dieser Technologien, die ihre Zugänglichkeit einschränken können, insbesondere in Gesundheitseinrichtungen mit geringen Ressourcen oder in Entwicklungsländern. Langfristig können diese Techniken jedoch häufig die Gesamtkosten der Pflege senken, da sie die Dauer der Krankenhausaufenthalte verkürzen und kostspielige Komplikationen vermeiden.

Darüber hinaus ist eine **angemessene Ausbildung** des Gesundheitspersonals erforderlich, um eine optimale Nutzung dieser Technologien zu gewährleisten. Die Einrichtung und Verwaltung von TPN beispielsweise erfordert ein gutes Verständnis der Druckparameter, der Anwendung von hermetischen Verbänden und der Überwachung der klinischen Ergebnisse. Fehler bei der Anwendung dieser Geräte können die Wundheilung beeinträchtigen und zu weiteren Komplikationen führen.

Was die Aussichten betrifft, so entwickelt sich die Innovation auf dem Gebiet der **fortschrittlichen Wundauflagen und der TPN** weiter. Neue Materialien wie **intelligente** Verbände, die frühe Anzeichen einer Infektion erkennen oder Medikamente direkt in die Wunde abgeben können, sind in der Entwicklung. Diese Technologien versprechen, das Wundmanagement weiter zu revolutionieren, indem sie noch individuellere und effektivere Lösungen bieten.

○   Die Auswirkungen dieser Technologien auf die Aufenthaltsdauer von Patienten und die häusliche Pflege.

Die Einführung **fortschrittlicher Technologien in der Wundbehandlung**, wie z.B. **fortschrittliche Wundverbände** und **Unterdrucktherapie (NPT)**, hat die Art und Weise, wie Patienten nach einer Operation oder bei komplexen Wunden versorgt werden, erheblich verändert. Eine der wichtigsten Folgen dieser Innovationen ist ihr direkter Einfluss auf die **Dauer des Krankenhausaufenthalts** und die **Entwicklung der häuslichen Pflege**. Diese Technologien ermöglichen ein verbessertes Wundmanagement, indem sie die Wundheilung beschleunigen und Komplikationen reduzieren, was nicht nur zu kürzeren Krankenhausaufenthalten beiträgt, sondern auch einen schnelleren und sichereren Übergang zur häuslichen Pflege fördert. Dies verbessert die Lebensqualität der Patienten und optimiert gleichzeitig die Krankenhausressourcen.

## 1. Verkürzung der Aufenthaltsdauer im Krankenhaus

Eine der ersten Auswirkungen der fortschrittlichen Technologien im Wundmanagement ist die **deutliche Verkürzung der Aufenthaltsdauer von Patienten** im Krankenhaus. Traditionell blieben Patienten mit komplexen Wunden oder postoperativen Wunden, die eine verstärkte Überwachung erforderten, für lange Zeiträume im Krankenhaus. Dies ermöglichte es den medizinischen Teams, den Heilungsverlauf zu überwachen, häufige Pflegemaßnahmen durchzuführen, Infektionen zu verhindern und mögliche Komplikationen zu behandeln. Mit den modernen Technologien zur Wundbehandlung können diese Bedürfnisse jedoch auch aus der Ferne wirksamer behandelt werden.

**Fortschrittliche Wundauflagen** beispielsweise **schaffen eine optimale Umgebung** für die Wundheilung und minimieren gleichzeitig die Notwendigkeit häufiger Verbandswechsel. Durch die Kontrolle des Exsudats und die Verringerung des Infektionsrisikos können diese Verbände die Wunden für mehrere Tage oder sogar eine Woche in einem stabilen Zustand halten, ohne dass eine tägliche Überwachung erforderlich ist. Die Patienten können so **schneller** aus dem Krankenhaus **entlassen** werden, da ihre Wunden zu Hause mit einer weniger häufigen, aber ebenso wirksamen Pflege betreut werden können.

Die **Unterdrucktherapie** (NPT) hat auch einen direkten Einfluss auf die Dauer des Krankenhausaufenthalts. Durch die Beschleunigung der Wundheilung und die Verringerung des Infektionsrisikos durch die kontrollierte Absaugung von Flüssigkeiten und die Verbesserung der Gewebeperfusion verkürzt die NPT die Zeit der aktiven Überwachung nach einem chirurgischen Eingriff oder einer Wundbehandlung. Dies ist besonders vorteilhaft bei **komplexen chirurgischen Wunden** wie tiefen Einschnitten oder Wunden nach Transplantationen, bei denen die Verwaltung von Sekreten und die Vermeidung von Infektionen vorrangig sind. Die Möglichkeit, den Zustand der Wunde mit tragbaren TPN-Systemen aus der Ferne zu überwachen, kann **Krankenhäuser entlasten** und gleichzeitig sicherstellen, dass die Patienten zu Hause weiterhin eine qualitativ hochwertige Versorgung erhalten.

## 2. Übergang in die häusliche Pflege

Eine der transformativsten Auswirkungen dieser Technologien ist die **Erleichterung der häuslichen Pflege.** Früher mussten Patienten mit chronischen oder postoperativen Wunden häufig im Krankenhaus bleiben oder sich häufig in ärztliche Behandlung begeben, um ihre Wunden sorgfältig zu versorgen. Dank der Fortschritte bei den Wundbehandlungstechnologien kann diese Pflege jetzt zu Hause durchgeführt werden.

**Fortgeschrittene Verbände** erfordern weniger häufige Wechsel, so dass die Patienten ihre Pflege zu Hause mit Hilfe von Krankenschwestern oder Pflegekräften, die in diesen neuen Techniken geschult sind, durchführen können. Dies reduziert nicht nur die Häufigkeit von Krankenhausbesuchen, sondern ermöglicht es den Patienten auch, in ihrer vertrauten Umgebung zu bleiben, was häufig zu einer besseren psychologischen und emotionalen Genesung führt. Verbände aus Schaumstoff, Hydrokolloiden oder Alginaten können beispielsweise mehrere Tage an Ort und Stelle belassen werden, ohne die Wundheilung zu beeinträchtigen, so dass die Patienten ihre täglichen Aktivitäten mit minimaler Unterbrechung fortsetzen können.

Die **Unterdrucktherapie**, die zunehmend in Form von tragbaren Geräten verfügbar ist, stellt eine große Bereicherung für die häusliche Pflege dar. Diese Systeme sind so konzipiert, dass sie von Patienten oder Pflegekräften zu Hause einfach zu bedienen sind und gleichzeitig eine kontinuierliche Wundüberwachung bieten. Die Patienten können ihre Behandlung zu Hause mit einer medizinischen Fernüberwachung fortsetzen, was die häufigen

Krankenhausbesuche für Konsultationen reduziert. TPN ist besonders vorteilhaft für Patienten mit **chronischen Wunden** wie diabetischen Geschwüren oder Dekubitus, die eine langfristige Überwachung erfordern. Durch die Ermöglichung der Wundheilung in einer nicht-klinischen Umgebung verbessern diese Technologien die Lebensqualität der Patienten und optimieren gleichzeitig die Pflegeressourcen.

## 3. Wirtschaftliche Auswirkungen und Management der Krankenhausressourcen

Die **Verkürzung der Krankenhausaufenthaltsdauer** durch diese Technologien hat auch erhebliche wirtschaftliche Auswirkungen für die Gesundheitseinrichtungen. Indem sie eine schnellere Entlassung der Patienten ermöglichen und gleichzeitig die Kontinuität der häuslichen Pflege gewährleisten, tragen die Technologien zur Wundbehandlung dazu bei, die **mit längeren** Krankenhausaufenthalten **verbundenen Kosten** zu senken. Dies ist besonders relevant in Gesundheitssystemen, in denen die Ressourcen begrenzt sind und ein effizientes Management von Krankenhausbetten von entscheidender Bedeutung ist.

Durch die **Entlastung der Krankenhäuser** können diese Technologien Betten für Patienten freimachen, die eine Akutversorgung oder komplexe Operationen benötigen. Sie reduzieren auch das Risiko von nosokomialen Infektionen, da gefährdete Patienten weniger Zeit im Krankenhaus verbringen, wo das Risiko einer Sekundärinfektion höher ist. Dies führt zu einer besseren Verwaltung der Krankenhausressourcen, einer Senkung der Kosten für postoperative Komplikationen und einer allgemeinen Verbesserung der Qualität der angebotenen Pflege.

Für die **Patienten** reduziert die Möglichkeit, zu Hause gepflegt zu werden, auch die Kosten, die mit häufigen Fahrten ins Krankenhaus oder regelmäßigen Konsultationen verbunden sind. Die Patienten profitieren nicht nur von einer kontinuierlichen medizinischen Betreuung, sondern auch von einer Umgebung, die der Genesung förderlich ist. Die Kosten für das allgemeine

Gesundheitssystem werden ebenfalls gesenkt, da die häusliche Pflege weniger institutionelle Ressourcen erfordert als eine intensive Krankenhausbetreuung.

## 4. Verbesserung der Lebensqualität und der Erholung

Neben den wirtschaftlichen Auswirkungen hat der Einsatz dieser Technologien bei der Behandlung von postoperativen Wunden auch einen erheblichen Einfluss auf **die Verbesserung der Lebensqualität der** Patienten. Die **Flexibilität**, die durch die Überwachungsgeräte zu Hause erreicht wird, und die Reduzierung der im Krankenhaus erforderlichen Intensivpflege ermöglichen es den Patienten, schneller eine gewisse Autonomie zu erlangen, während sie weiterhin von einer optimalen Pflege profitieren.

Durch die Förderung einer schnelleren und effizienteren Wundheilung können **fortschrittliche** Verbände und **NPT** die mit häufigen Verbandswechseln verbundenen Schmerzen reduzieren, infektiöse Komplikationen vermeiden und den allgemeinen Komfort der Patienten während der Rekonvaleszenz verbessern. Die Möglichkeit, eine Wundheilungstherapie zu Hause mit diskreten und nicht-invasiven Technologien durchzuführen, reduziert auch den Stress und die Angst, die mit einem Krankenhausaufenthalt verbunden sind, und schafft so ein **günstigeres Umfeld für die Genesung**.

Technologien wie TPN ermöglichen auch eine **frühzeitige Mobilisierung**, ein wesentlicher Faktor zur Vermeidung von Komplikationen, die mit längerer Immobilität verbunden sind, wie z.B. Embolien oder Druckgeschwüren. Patienten, die wegen schwerer Krankheiten wie Bauchoperationen oder orthopädischen Eingriffen operiert werden, können sich so unter optimalen Bedingungen erholen, mit leichten, tragbaren Geräten, die ihre Bewegungen nicht einschränken und gleichzeitig eine schnelle Wundheilung fördern.

## 5. Ausblick und zukünftige Herausforderungen

Die Auswirkungen dieser Technologien auf die Verkürzung der Krankenhausaufenthaltsdauer und die Entwicklung der häuslichen Pflege **sind** eindeutig positiv, aber es gibt noch **Herausforderungen** für eine breitere Einführung. Eines der Haupthindernisse ist **der ungleiche Zugang** zu diesen Technologien, die für viele Gesundheitseinrichtungen und Patienten immer noch kostspielig sind. Während die langfristigen Einsparungen offensichtlich sind, können die anfänglichen Kosten ihre Einführung in bestimmten Kontexten behindern. Es müssen Anstrengungen unternommen werden, um diese Geräte erschwinglicher und breiter verfügbar zu machen.

Darüber hinaus ist eine **angemessene Ausbildung** des Pflegepersonals, sowohl im Krankenhaus als auch zu Hause, von entscheidender Bedeutung, um eine optimale Nutzung dieser Produkte zu gewährleisten. Das Pflegepersonal muss in der Anwendung der fortschrittlichen Technologien, der Überwachung der Patienten zu Hause und der Erkennung möglicher Komplikationen geschult werden. Die Patienten selbst müssen unterstützt werden, um zu verstehen, wie diese Geräte zu verwenden sind, insbesondere diejenigen, die täglich gehandhabt werden müssen, wie z.B. die TPN.

Zukünftige **technologische Entwicklungen** wie intelligente Wundauflagen, die in der Lage sind, den Zustand der Wunde in Echtzeit zu überwachen und bei Bedarf Medikamente freizusetzen, dürften die Fähigkeit, eine effiziente und sichere häusliche Pflege zu gewährleisten, weiter verbessern. Die zunehmende Integration von **Fernüberwachungstechnologien** und Telemedizin in das Wundmanagement könnte auch neue Lösungen zur Verbesserung der Kontinuität der Pflege bieten, mit Systemen, die das Pflegepersonal sofort alarmieren können, wenn Anomalien festgestellt werden.

# Kapitel 8

# Postoperative Rehabilitation und Rekonvaleszenz

- **Funktionelle Rehabilitation nach der Operation**

  ○ Zusammenarbeit mit Physiotherapeuten zur frühzeitigen Mobilisierung der Patienten.

Die **Zusammenarbeit mit Physiotherapeuten bei der frühen Mobilisierung von Patienten** spielt eine entscheidende Rolle für die postoperative Genesung und die Vermeidung von Komplikationen, die mit längerer Immobilität verbunden sind. In der Chirurgie, auf der Intensivstation oder nach schweren Traumata hat die Fähigkeit, Patienten in den ersten Tagen nach einem Eingriff zu mobilisieren, einen direkten Einfluss auf die Qualität ihrer Genesung. Diese frühe Mobilisierung, die in Zusammenarbeit mit dem Pflegepersonal, Krankenschwestern, Pfleger und Physiotherapeuten durchgeführt wird, ist zu einem wesentlichen Bestandteil der Rehabilitationsprotokolle geworden.

Frühmobilisierung bedeutet, Patienten zu ermutigen und ihnen zu helfen, sich in den Stunden oder Tagen nach einer Operation zu bewegen, zu gehen, zu sitzen oder Atem- und Körperübungen durchzuführen. Dies ist besonders wichtig, um Komplikationen wie **tiefe Venenthrombosen**, **Lungenembolien**, **Atemwegsinfektionen** und **Druckgeschwüre** zu verhindern, die häufig bei Patienten auftreten, die für längere Zeit bettlägerig sind. Darüber hinaus aktiviert diese Methode den Blutkreislauf, verbessert die Lungenfunktion und beschleunigt den Wundheilungsprozess.

# 1. Bedeutung der Zusammenarbeit mit Physiotherapeuten

Die Frühmobilisierung beruht auf einer **engen Zusammenarbeit** zwischen den verschiedenen Gesundheitsfachkräften, die jeweils ihre spezifischen Fähigkeiten einbringen. Physiotherapeuten, die Experten für Bewegung und Rehabilitation sind, spielen eine Schlüsselrolle bei der Planung und Durchführung von Mobilisierungsprogrammen für Patienten. Der Erfolg dieser Programme hängt jedoch von einer **reibungslosen Kommunikation und einer koordinierten Teamarbeit** zwischen dem Physiotherapeuten und dem Pflegepersonal ab, insbesondere den Krankenschwestern und -pflegern, die täglich mit den Patienten interagieren und deren Fortschritte überwachen.

Die Rolle der Physiotherapeuten besteht darin, die Patienten zu **beraten, zu beurteilen und sie** zu Übungen **anzuleiten,** die ihrem Zustand angepasst sind, wobei sie vermeiden, die operierten Bereiche oder geschwächten Körperteile zu stark zu belasten. Sie stellen einen individuellen Mobilisierungsplan auf, der auf die Art der Operation, die Begleiterkrankungen und den allgemeinen Zustand des Patienten abgestimmt ist. Die **Krankenschwestern und Pfleger** sind für die kontinuierliche Überwachung des Patienten und die tägliche Umsetzung der Übungen verantwortlich. Sie müssen sicherstellen, dass der Patient richtig gelagert wird, dass die Bewegungen sicher ausgeführt werden und dass es keine Komplikationen im Zusammenhang mit der körperlichen Aktivität gibt.

Diese **interdisziplinäre Koordination** stellt sicher, dass die Mobilisierung schrittweise und angemessen erfolgt, ohne Eile oder unnötige Risiken für den Patienten. In Fällen orthopädischer Chirurgie, wie z.B. nach einer Hüft- oder Knieprothese, beginnen die Physiotherapeuten mit einfachen Übungen wie **passiven Mobilisierungen** (bei denen der Pfleger hilft, die Gelenke des Patienten zu bewegen), um Muskelschwund zu vermeiden und die Durchblutung anzuregen. Die Pflegekräfte setzen diese Übungen dann im Alltag fort und stellen sicher, dass der Patient allmählich zu aktiven Bewegungen wie Aufstehen oder Gehen mit Unterstützung übergeht.

## 2. Umsetzung der Frühmobilisierung

Die **Frühmobilisierung** von Patienten beginnt, sobald ihr allgemeiner Zustand es zulässt, häufig innerhalb von **24 bis 48 Stunden nach einem chirurgischen Eingriff.** Der erste Schritt besteht darin, **den körperlichen Zustand** des Patienten zu **beurteilen,** um festzustellen, wie viel Aktivität er verträgt. Diese Beurteilung wird vom Pflegeteam unter Aufsicht des

Physiotherapeuten durchgeführt, um sicherzustellen, dass es keine Kontraindikationen für die Mobilisierung gibt, wie z.B. kardiovaskuläre Komplikationen oder Atembeschwerden.

Die Physiotherapeuten stellen dann ein individuelles Rehabilitationsprogramm zusammen, das auf die Operation und die Vorerkrankungen des Patienten abgestimmt ist. Beispielsweise kann das Mobilisierungsprogramm nach einer **Bauchoperation** Atemübungen zur Vermeidung von Lungenkomplikationen und sanfte Bewegungen zur Vermeidung von Adhäsionen und postoperativen Schmerzen umfassen. Nach einer **Herzoperation** hingegen sollte die Mobilisierung schrittweise erfolgen, mit zunächst begrenzten Bewegungen, um das Herz nicht zu sehr zu belasten.

Die Pflegekräfte sind in diesem Prozess von entscheidender Bedeutung, da sie oft an vorderster Front stehen, wenn es darum geht, den Patienten zum Aufstehen, Gehen oder zu Bewegungen im Bett zu ermutigen. Unter Anleitung der Physiotherapeuten helfen die Pflegekräfte dem Patienten, aufzustehen oder sich mit einer Gehhilfe fortzubewegen, während sie auf Anzeichen von Müdigkeit, Schmerzen oder Unwohlsein achten. Dieser koordinierte Ansatz ermöglicht es dem Patienten, in seinem eigenen Rhythmus voranzukommen, entsprechend seiner Fähigkeiten und seiner Toleranz gegenüber Belastungen.

**Atemübungen** sind ebenfalls ein wichtiger Bestandteil der Frühmobilisierung. Physiotherapeuten unterrichten die Patienten in tiefen Atemtechniken und der Verwendung von Spirometern, um Lungeninfektionen und Atemwegskomplikationen vorzubeugen, die häufig mit Immobilität verbunden sind. Die Krankenschwestern und Pfleger, die in diesen Techniken geschult wurden, führen diese Übungen mehrmals täglich mit den Patienten durch und sorgen dafür, dass die Lungenfunktion optimal bleibt.

## 3. Vorteile für den Patienten

Die **frühe Mobilisierung** der Patienten, die in enger Zusammenarbeit mit den Physiotherapeuten durchgeführt wird, hat **klare und gut dokumentierte Vorteile** für die Genesung und die Vermeidung von Komplikationen. Einer der wichtigsten Vorteile ist die **Verringerung der mit Immobilität verbundenen Komplikationen** wie tiefe Venenthrombosen, Lungenembolien und Druckgeschwüre. Durch die Förderung der Blutzirkulation und der Muskelkontraktion reduziert die Mobilisierung das Risiko der Bildung von Blutgerinnseln in den tiefen Beinvenen, einer häufigen Komplikation bei bettlägerigen Patienten.

Darüber hinaus verbessert eine frühzeitige Mobilisierung die **Atemfunktion**. Immobilisierte Patienten haben ein höheres Risiko für **Lungeninfektionen** oder **Atelektasen** (verminderte Lungenkapazität), da sich die Sekrete in der Lunge staut. Atemübungen in Verbindung mit einer progressiven körperlichen Mobilisierung können diese Komplikationen verhindern, indem sie die Lungenventilation erhöhen.

Darüber hinaus **beschleunigt die Mobilisierung die** Wundheilung und verringert das Risiko einer Infektion der Operationsstelle. Eine verbesserte Blutzirkulation führt zu einer erhöhten Versorgung des heilenden Gewebes mit Nährstoffen und Sauerstoff und fördert so die Gewebereparatur. Patienten, die frühzeitig mobilisiert werden, zeigen oft eine **schnellere Erholung** der Muskel- und Gelenkfunktion, wodurch Steifheit und Muskelatrophie vermieden werden.

Schließlich spielt die Frühmobilisierung auch eine positive **psychologische** Rolle, indem sie dem Patienten das Gefühl von Kontrolle und Autonomie zurückgibt. In der Lage zu sein, aufzustehen, zu gehen oder aktiv an der Rehabilitation teilzunehmen, steigert das Selbstvertrauen, verringert die Angst vor Immobilität und das Gefühl der Abhängigkeit und fördert eine bessere allgemeine Erholung. Die Anwesenheit von Pflegepersonal und Physiotherapeuten, die den Patienten in diesen ersten Schritten ermutigen und begleiten, verstärkt dieses Gefühl der Unterstützung, was für die Motivation des Patienten zur Fortsetzung der Rehabilitation von entscheidender Bedeutung ist.

## 4. Herausforderungen und Aussichten auf Verbesserung

Trotz der vielen Vorteile der Frühmobilisierung gibt es **Herausforderungen**, die es zu überwinden gilt, um ihren Erfolg in allen Kontexten zu gewährleisten. Eines der größten Hindernisse ist **der physische und psychologische Zustand** der Patienten nach einer Operation. Einige Patienten können sich zu schwach oder ängstlich fühlen, um sich zu mobilisieren, was einen sanften und schrittweisen Ansatz sowie eine ständige Unterstützung durch das Pflegepersonal und die Physiotherapeuten erfordert. Es ist auch wichtig, den Rhythmus des Patienten zu respektieren und übermäßigen Druck zu vermeiden, um das Risiko eines Rückfalls oder weiterer Verletzungen zu vermeiden.

Die **Weiterbildung** des Pflegepersonals ist ein weiterer entscheidender Aspekt für die Verbesserung der Zusammenarbeit mit den Physiotherapeuten. Pfleger und Krankenschwestern müssen in Mobilisierungstechniken, im Umgang mit technischen Hilfsmitteln (wie Rollatoren, elektrischen Betten oder Transfergurten) und in der Erkennung von Anzeichen von Ermüdung oder Komplikationen während der Übungen geschult werden. Eine **regelmäßige Koordination** zwischen den Rehabilitationsteams und dem Pflegepersonal ermöglicht es, die Mobilisierungsprogramme an die Fortschritte des Patienten anzupassen.

Die **Zukunftsaussichten** umfassen die Integration neuer Technologien, um die Rehabilitation und frühe Mobilisierung zu erleichtern. So könnten beispielsweise **Virtual-Reality-Geräte** oder Technologien zur **Bewegungsverfolgung** eingesetzt werden, um die Patienten bei der Rehabilitation zu Hause oder im Krankenhaus anzuleiten und zu motivieren. Diese Innovationen könnten in Verbindung mit einer besseren Integration der Pflege und einer effektiven Kommunikation zwischen den Teams die Ergebnisse der Programme zur Frühmobilisierung weiter verbessern.

      °   Techniken zur Förderung der Wiedererlangung der Selbständigkeit: tägliche Pflege, Hygiene und Komfort.

Die **Wiedererlangung der Selbständigkeit der** Patienten, insbesondere nach einem chirurgischen Eingriff oder während der Rekonvaleszenz nach einer längeren Krankheit, ist ein zentrales Ziel des Rehabilitationsprozesses. Die Wiedererlangung der Selbständigkeit hängt davon ab, dass der Patient allmählich in der Lage ist, die **tägliche Pflege**, die **Hygiene** und den eigenen **Komfort** selbständig durchzuführen. Dies ist ein wesentlicher Prozess, um die Genesung zu fördern, das Selbstvertrauen wiederherzustellen und die Lebensqualität zu verbessern. Die Förderung der Wiedererlangung der Selbständigkeit erfordert einen wohlwollenden und progressiven Ansatz seitens der Pflegekräfte, der eine Koordination zwischen Krankenpflegern, Pflegehelfern, Physiotherapeuten und dem Patienten selbst erfordert.

# 1. Ermutigung zur Wiederaufnahme der täglichen Pflege

Die **tägliche Pflege** umfasst eine Reihe von einfachen, aber grundlegenden Handlungen, die der Patient nach und nach wieder lernen muss, selbst zu erledigen, wie z.B. sich anzuziehen, zu essen und seine grundlegenden Aktivitäten zu erledigen. Nach einem Krankenhausaufenthalt oder einer längeren Immobilität kann es schwierig erscheinen, diese Aufgaben selbständig zu erledigen. Die Rolle des Pflegepersonals besteht darin, den Patienten bei der Wiederaufnahme dieser Tätigkeiten anzuleiten, zu unterstützen und zu ermutigen.

### a. Anpassung des Rhythmus

Einer der ersten Schritte zur Förderung der Wiedererlangung der Selbständigkeit besteht darin, den **Rhythmus des Patienten** zu respektieren. Es ist wichtig, die Pflege an das Energieniveau und die Fähigkeiten des Patienten anzupassen, ohne ihn zu überstürzen. Der Pfleger sollte den Patienten ermutigen, die Aufgaben schrittweise zu erledigen, beginnend mit einfachen Handlungen. Dies kann z.B. das Anziehen der Kleidung oder das Hinsetzen zum Essen mit minimaler Unterstützung sein. Nach und nach sollte die Unterstützung reduziert werden, um der Selbständigkeit Platz zu machen.

### b. Verwendung von technischen Hilfsmitteln

Der Einsatz von **technischen** Hilfsmitteln kann sehr hilfreich sein, um die Wiedererlangung der Selbständigkeit zu erleichtern. Hilfsmittel wie Haltegriffe, Sitzerhöhungen, angepasste Küchenutensilien (wie ergonomisches Besteck) oder Gehhilfen können dem Patienten mehr Selbständigkeit in seinen Bewegungen und bei der Durchführung der täglichen Pflege ermöglichen. Beispielsweise kann eine Person mit Mobilitätsproblemen dazu ermutigt werden, einen Rollstuhl oder eine Gehhilfe zu benutzen, um ins Badezimmer oder ins Esszimmer zu gelangen, während sie aktiv an ihrer Pflege teilnimmt.

### c. Positive Verstärkung

Einer der wichtigsten psychologischen Aspekte ist die **Ermutigung** und **positive Verstärkung**. Jede noch so kleine erfolgreiche Handlung muss gewürdigt werden, um das Vertrauen des Patienten in seine Fähigkeiten zu stärken. Ein Patient, der sich unterstützt und ermutigt fühlt, ist eher bereit, durchzuhalten und seine Autonomie zu entwickeln. Eine wohlwollende Begleitung ohne Ungeduld ermöglicht es dem Patienten, in seinem eigenen Tempo Fortschritte zu machen und sich dabei als Herr seiner Fortschritte zu fühlen.

## 2. Übernahme der Verantwortung für die persönliche Hygiene

**Persönliche Hygiene** ist oft eine Priorität für Patienten, aber es ist auch eine Aufgabe, die nach einer Zeit der Gebrechlichkeit kompliziert werden kann, wenn sie alleine durchgeführt werden soll. Die Rolle des Pflegepersonals besteht darin, diese Aufgabe so einfach wie möglich zu gestalten und den Patienten dabei zu ermutigen, seine Unabhängigkeit allmählich wiederzuerlangen.

**a. Die Umgebung anpassen**

Um den Patienten zu ermutigen, sich um seine Hygiene zu kümmern, ist es wichtig, **die Umgebung sicher und praktisch zu gestalten.** Einfache Veränderungen im Badezimmer, wie Haltegriffe, ein Duschsitz, rutschfeste Matten oder Rückenwaschvorrichtungen, können dem Patienten helfen, sich ohne Hilfe zu waschen. Die Pflegekräfte können auch zeigen, wie diese Hilfsmittel zu benutzen sind und den Patienten bei den ersten Versuchen anleiten.

**b. Ermutigen Sie zu einer schrittweisen Beteiligung.**

Auch wenn der Patient anfangs vielleicht Hilfe bei Dingen wie Waschen oder Zähneputzen benötigt, ist es wichtig, ihn zu ermutigen, sich zunehmend an dieser Pflege zu beteiligen. Dies kann mit einfachen Tätigkeiten wie dem Waschen des Gesichts, dem Bürsten der Haare oder dem Abtrocknen nach dem Baden beginnen. Nach und nach wird der Patient in der Lage sein, diese Aufgaben mit weniger Unterstützung durch die Pflegekraft zu erledigen.

**c. Achtung der Würde und der Intimsphäre**

Die persönliche Hygiene ist eine Aktivität, die eng mit der **Würde** des Patienten verbunden ist. Es ist wichtig, dass das Pflegepersonal die Intimsphäre des Patienten respektiert, auch wenn er bei bestimmten Aufgaben Hilfe benötigt. Indem der Patient ermutigt wird, so viel wie möglich selbst zu tun, und indem er diskret begleitet wird, wird sein Gefühl der Würde bewahrt. Beispielsweise kann eine Pflegekraft in der Nähe bleiben, um bei Bedarf einzugreifen, während der Patient Raum hat, um selbständig hygienische Maßnahmen durchzuführen.

# 3. Verbesserung des Komforts und Förderung der Bewältigung des Alltags

**Komfort** ist ein Schlüsselfaktor für die Genesung eines Patienten und für seine Bereitschaft, seinen Alltag wieder selbst in die Hand zu nehmen. Komfort bezieht sich nicht nur auf physische Aspekte wie die Position im Bett oder im Stuhl, sondern auch auf das emotionale und geistige Wohlbefinden des Patienten.

### a. Schmerzmanagement
Einer der ersten Schritte, um einem Patienten zu helfen, **seine** Selbständigkeit wiederzuerlangen, ist eine **effektive Schmerzkontrolle**. Unkontrollierte Schmerzen können die Bemühungen des Patienten, sich zu bewegen, aufzustehen oder grundlegende Aufgaben zu erledigen, beeinträchtigen. Das Pflegepersonal muss sicherstellen, dass die Schmerzmittel richtig eingestellt sind und dass der Patient ermutigt wird, sich zu bewegen, sobald die Schmerzen unter Kontrolle sind. Auch nicht-medikamentöse Techniken wie **Positionswechsel**, **leichte Massagen** oder die Verwendung von **Stützkissen** können den Komfort verbessern und die Bewegung fördern.

### b. Emotionaler und relationaler Komfort
**Emotionaler Komfort** ist ebenso wichtig wie physischer Komfort. Ein Patient, der sich ängstlich, isoliert oder deprimiert fühlt, wird es schwerer haben, sich auf die Wiedererlangung seiner Selbständigkeit einzulassen. Das Pflegepersonal spielt eine entscheidende Rolle dabei, dem Patienten **aktiv zuzuhören**, sich die Zeit zu nehmen, mit ihm zu sprechen, seine Fragen zu beantworten und ihn zu beruhigen. Die **moralische Unterstützung** und die **wohlwollende Präsenz** des Pflegepersonals tragen dazu bei, eine beruhigende Umgebung zu schaffen, in der sich der Patient wohl fühlt und die Initiative ergreifen kann.

### c. Ermutigung zur Selbständigkeit bei der Wahl der täglichen Aktivitäten
Neben der Hygiene ist die Ermutigung des Patienten,

**Entscheidungen** in seinem Alltag zu **treffen**, von wesentlicher Bedeutung für die Stärkung seines Selbstbewusstseins. Der Pfleger kann ihm beispielsweise anbieten, seine Kleidung auszuwählen, den Zeitpunkt des Badens zu bestimmen oder sich an der Zubereitung seiner Mahlzeiten zu beteiligen (sofern dies möglich ist). Die Idee ist, dem Patienten nach und nach die Kontrolle über seine eigenen Entscheidungen und seinen Tagesablauf zurückzugeben. Dies trägt nicht nur zur Wiederherstellung des Gefühls der Autonomie bei, sondern auch zur Verbesserung der Lebensqualität.

## 4. Techniken zur Aufrechterhaltung der Motivation

Eine der Schwierigkeiten bei der Wiedererlangung der Selbständigkeit besteht darin, die **Motivation** des Patienten aufrechtzuerhalten, insbesondere wenn der Prozess langwierig oder mit Schwierigkeiten verbunden ist. Um zu verhindern, dass der Patient entmutigt wird, ist es wichtig, ihm realistische Ziele zu setzen und jeden Fortschritt zu würdigen.

### a. Setzen Sie sich schrittweise Ziele.
Eines der wirksamsten Mittel, um die Motivation aufrechtzuerhalten, ist das **Setzen von kurzfristigen**, realistischen und erreichbaren **Zielen**. Anstatt zu ehrgeizige Ergebnisse anzustreben, die den Patienten entmutigen könnten, wenn sie nicht schnell erreicht werden, ist es besser, Zwischenziele vorzuschlagen. Jeder kleine Erfolg, wie z.B. das selbstständige Waschen oder der Gang zum Badezimmer, sollte wertgeschätzt werden, um den Patienten zum Weitermachen zu ermutigen.

### b. Den Patienten in seine Behandlung einbeziehen
Die aktive Beteiligung des Patienten an seinem eigenen Rehabilitationsprozess ist von entscheidender Bedeutung. Das Pflegepersonal kann mit dem Patienten seinen Pflegeplan besprechen und ihn ermutigen, seine Präferenzen und Bedenken zu äußern. Der Patient muss sich als Teil seiner Genesung fühlen,

was sein Engagement für die Erreichung der gesetzten Ziele stärkt.

**c. Schaffung einer stimulierenden Umgebung**
Eine **stimulierende** und motivierende **Umgebung** kann ebenfalls eine Schlüsselrolle bei der Wiedererlangung der Autonomie spielen. Das Pflegepersonal kann soziale Interaktionen mit anderen Patienten, Familienbesuche oder die Integration von angenehmen Aktivitäten in die Routine des Patienten (Lesen, Musik, Spiele) fördern. Diese Momente des Vergnügens und der Entspannung helfen dem Patienten, sich unabhängiger zu fühlen und eine positive Einstellung beizubehalten.

- **Postoperative Nachsorge zu Hause**

  - Vorbereitung des Patienten und seiner Familie auf die Entlassung: Verwaltung der häuslichen Pflege.

Die **Vorbereitung des Patienten und seiner Familie auf die Entlassung aus dem Krankenhaus** und die Pflege zu Hause ist ein entscheidender Schritt im Genesungsprozess. Der Übergang vom Krankenhaus in die häusliche Umgebung kann für den Patienten und seine Angehörigen wegen der neuen Herausforderungen im Zusammenhang mit der Kontinuität der Pflege, der Verwaltung der Behandlungen und der Anpassung an eine nicht-medizinische Umgebung Anlass zur Sorge sein. Um eine erfolgreiche Entlassung und eine optimale Nachsorge zu Hause zu gewährleisten, ist es wichtig, dass sowohl der Patient als auch seine Familie gut **informiert, geschult und unterstützt** werden. Die Rolle des Pflegepersonals besteht darin, klare Ratschläge zu erteilen, detaillierte Erklärungen zu geben und eine persönliche Betreuung zu gewährleisten, damit die häusliche Pflege in aller Ruhe und Sicherheit erfolgen kann.

# 1. Vorbereitung des Patienten und seiner Familie: die Bedeutung der Information

Eine gute Vorbereitung auf die Entlassung beginnt mit einer **klaren und umfassenden Information**. Das Pflegepersonal muss in Zusammenarbeit mit dem medizinischen Team eine detaillierte Erklärung über die Pflege, die der Patient zu Hause fortsetzen muss, die zu befolgenden Behandlungen und die zu treffenden Vorsichtsmaßnahmen geben. Diese Informationen müssen auf jeden einzelnen Patienten zugeschnitten sein, um seinen spezifischen Bedürfnissen gerecht zu werden, sei es die postoperative Versorgung, der Umgang mit einer chronischen Krankheit oder die Erholung nach einem Unfall oder einem längeren Krankenhausaufenthalt.

**a. Erläuterungen zur häuslichen Pflege**
Die **häusliche Pflege** kann verschiedene Tätigkeiten umfassen, wie z.b. die Reinigung von Wunden, das Wechseln von Verbänden, die Verabreichung von Medikamenten, die Überwachung der Lebenszeichen oder auch die körperliche Rehabilitation. Das Pflegepersonal muss **diese Techniken** den Angehörigen des Patienten oder dem Patienten selbst **beibringen**, je nach dessen Fähigkeit, sich selbst zu versorgen. Praktische Demonstrationen sind oft unerlässlich, um sicherzustellen, dass die Handgriffe verstanden und zu Hause richtig ausgeführt werden.

**b. Behandlungsmanagement und medizinische Betreuung**
Eine weitere Priorität ist die **Überwachung der Behandlung**. Wenn der Patient Medikamente zu festen Zeiten einnehmen, bestimmte Dosen einnehmen oder Injektionen erhalten muss, ist es wichtig, dass er und seine Familie die Dosierung und die Art der Verabreichung genau verstehen. Das Pflegepersonal kann einen **schriftlichen** Behandlungsplan oder einen Leitfaden zur Verfügung stellen, in dem genau erklärt wird, welche Medikamente zu welchem Zeitpunkt eingenommen werden müssen und welche Nebenwirkungen zu beachten sind. Dies kann auch die Verwendung einer Pillenbox beinhalten, um die Medikamente für die Woche zu organisieren, oder die Einrichtung von Erinnerungshilfen, um die Einnahme nicht zu vergessen.

### c. Antizipation möglicher Komplikationen

Es ist auch wichtig, **die Familie darauf vorzubereiten, wie** sie im Falle einer Komplikation oder einer unvorhergesehenen Situation **reagieren** soll. Das Pflegepersonal sollte auf Warnzeichen hinweisen, die einen Arztbesuch oder eine Rückkehr ins Krankenhaus erforderlich machen. Zu diesen Anzeichen können ungewöhnliche Schmerzen, Fieber, Atembeschwerden, Blutungen oder Anomalien bei der Wundkontrolle gehören. Die Angehörigen sollten gut über das Vorgehen und die Kontaktnummern für Notfälle informiert werden.

## 2. Ausbildung und Demonstration der häuslichen Pflege

Der Erfolg des häuslichen Pflegemanagements hängt von der **Schulung der pflegenden Angehörigen** und, wenn möglich, des Patienten ab. Diese Schulung erfolgt in mehreren Schritten und beinhaltet sowohl theoretische Erklärungen als auch **praktische Demonstrationen**. Dadurch soll sichergestellt werden, dass die häusliche Pflege richtig verstanden und angewendet wird, um Fehler zu vermeiden, die die Genesung beeinträchtigen oder die Gesundheit des Patienten gefährden könnten.

### a. Demonstration von technischen Handlungen

Bei speziellen Pflegemaßnahmen wie dem Wechseln von Verbänden, Insulininjektionen oder dem Management von Infusionen müssen die Pflegekräfte **praktische Demonstrationen** direkt am Bett des Patienten durchführen. Die Familie wird ermutigt, sich zu beteiligen und die Handlungen unter der Aufsicht des Pflegepersonals nachzuvollziehen, bis sie sich sicher genug fühlen, diese Pflege selbst durchzuführen. Es ist auch hilfreich, ihnen **illustrierte technische Karten** zur Verfügung zu stellen, in denen die einzelnen Schritte der Pflege zusammengefasst sind.

### b. Nutzung von technischen Hilfsmitteln und medizinischen Geräten

Wenn der Patient mit **medizinischen** Hilfsmitteln wie einem

Pflegebett, einem Rollstuhl, einer Infusionspumpe oder einem Gerät zur künstlichen Beatmung nach Hause kommt, ist es wichtig, die Familie in der korrekten Verwendung dieser Geräte zu schulen. Das Pflegepersonal erklärt nicht nur, wie diese Geräte installiert werden, sondern auch, wie sie gewartet, gereinigt und häufige Fehler behoben werden. Sie geben auch Anweisungen, wie die **Sicherheit** des Patienten zu Hause gewährleistet werden kann, z.B. indem der Raum so gestaltet wird, dass Stürze oder Unfälle vermieden werden.

**c. Hygiene in der häuslichen Pflege**
Einer der wichtigsten Punkte bei der häuslichen Pflege ist die Aufrechterhaltung einer guten **Hygiene** bei der Pflege, um Infektionen zu verhindern. Das Pflegepersonal sollte die Bedeutung des **Händewaschens**, der Verwendung von Handschuhen, der Desinfektion von Oberflächen und Geräten sowie der Vorsichtsmaßnahmen beim Umgang mit Verbänden oder medizinischen Geräten betonen. Diese Prävention ist besonders wichtig bei Patienten mit Wunden, intravenösen Geräten oder Kathetern.

# 3. Organisation und Anpassung der häuslichen Umgebung

Die Rückkehr nach Hause erfordert oft eine **Umgestaltung des Wohnbereichs,** um den spezifischen Bedürfnissen des Patienten gerecht zu werden, insbesondere wenn dieser körperlich eingeschränkt oder in seiner Mobilität beeinträchtigt ist. Die häusliche Umgebung muss sicher, funktional und komfortabel sein, um den Übergang zu erleichtern und die Wiedererlangung der Selbständigkeit des Patienten zu fördern.

**a. Den Raum für mehr Sicherheit einrichten**
Es kann notwendig sein, **bestimmte Räume** wie das Schlafzimmer oder das Badezimmer **anzupassen,** um Unfälle zu vermeiden. Es können **Haltegriffe**, **Duschsitze** oder **Rampen** installiert werden, um dem Patienten zu helfen, sich sicher zu bewegen. Hindernisse in Fluren müssen beseitigt werden, um

Stürze zu vermeiden, und ein Pflegebett kann aufgestellt werden, wenn der Patient Hilfe beim Aufstehen oder häufigen Positionswechsel benötigt.

**b. Schaffung einer Umgebung, die den Komfort fördert**
Neben den Sicherheitsaspekten ist es wichtig, eine **komfortable Umgebung** zu schaffen, die zum Wohlbefinden des Patienten beiträgt. Ein gut beleuchteter, belüfteter Raum, der mit allem Notwendigen in Reichweite ausgestattet ist (Wasser, Fernbedienung, Telefon), kann das tägliche Leben erleichtern und die allmähliche Mobilität fördern. Das Pflegepersonal sollte auch die Familie über die Bedeutung einer ruhigen und beruhigenden Umgebung aufklären, was der physischen und psychischen Erholung des Patienten zugute kommt.

# 4. Psychologische und emotionale Unterstützung des Patienten und seiner Familie

Die **emotionale Dimension** der Entlassung aus dem Krankenhaus darf nicht vernachlässigt werden. Die Rückkehr nach Hause wird zwar oft mit Ungeduld erwartet, kann aber für den Patienten und seine Angehörigen eine Quelle der Angst sein, insbesondere wenn eine komplexe Pflege erforderlich ist. Es ist wichtig, dass das Pflegepersonal neben praktischen Ratschlägen auch **psychologische Unterstützung** leistet.

### a. Beruhigung der Sorgen
Angehörige, die manchmal zu **Hauptpflegepersonen** werden, können sich mit der Verantwortung für die Pflege überfordert fühlen. Das Pflegepersonal muss sie nicht nur fachlich schulen, sondern ihnen auch versichern, dass sie in der Lage sind, den Patienten zu pflegen. Es ist wichtig, sie daran zu erinnern, dass sie nicht allein sind und dass **externe Hilfe** (Hauskrankenpflege, ambulanter Pflegedienst) angefordert werden kann, wenn dies erforderlich ist.

### b. Aufrechterhaltung der Verbindung mit dem Pflegepersonal
Der Patient und seine Familie müssen wissen, dass sie auch nach

der Entlassung aus dem Krankenhaus **eine Verbindung** mit dem medizinischen Team aufrechterhalten können. Sie sollten über die Möglichkeiten der **Fernüberwachung**, Hausbesuche durch medizinisches Fachpersonal oder regelmäßige Konsultationen zur Überwachung der gesundheitlichen Entwicklung des Patienten informiert werden. Diese Kontinuität der Pflege ist wichtig, um erneute Krankenhausaufenthalte zu vermeiden und um mögliche Komplikationen zu überwachen.

**c. Umgang mit den Ängsten des Patienten**
Die Entlassung aus dem Krankenhaus kann für den Patienten mit einem Gefühl der **Sorge** über seine neue Autonomie einhergehen, insbesondere wenn er noch Schmerzen hat oder sich nur schwer fortbewegen kann. Das Pflegepersonal sollte sich die Zeit nehmen, mit dem Patienten zu sprechen, seine Fragen zu beantworten und ihn über die zu Hause verfügbaren Ressourcen zu beruhigen, um ihm das gleiche Niveau an Pflege und Komfort wie im Krankenhaus zu bieten. Moralische Unterstützung und die Anwesenheit von Angehörigen sind ebenfalls wichtige Faktoren, um diese Ängste zu mildern.

## 5. Einbeziehung von häuslichen Pflegediensten und medizinischem Fachpersonal

Schließlich ist es wichtig, ein **Unterstützungsnetzwerk zu Hause** aufzubauen, um die Kontinuität der Pflege zu gewährleisten. **Häusliche Pflegedienste, freiberufliche Krankenpfleger** oder **häusliche Pflegehilfen** können die Krankenhauspflege übernehmen, um eine qualitativ hochwertige Betreuung zu gewährleisten.

**a. Häusliche Pflegedienste**
Wenn die häusliche Pflege besondere Fähigkeiten erfordert (Wechsel komplexer Verbände, Verabreichung intravenöser Behandlungen usw.), empfiehlt es sich, **häusliche Krankenpfleger** zu beauftragen, die diese medizinischen Maßnahmen übernehmen. Diese Fachkräfte können auch regelmäßige Besuche durchführen, um den Gesundheitszustand

des Patienten zu überwachen, die Wundheilung zu überprüfen oder die Behandlung anzupassen, wenn dies erforderlich ist.

**b. Unterstützung bei den täglichen Aufgaben**
In manchen Fällen kann es sinnvoll sein, eine **häusliche Hilfe** zu beantragen, die den Patienten bei den täglichen Aufgaben wie der Zubereitung von Mahlzeiten, der Reinigung oder der Hilfe bei der Körperpflege unterstützt. Diese Dienste entlasten die Familie und stellen sicher, dass der Patient eine Hilfe erhält, die seinen Bedürfnissen entspricht.

○ A u f k l ä r u n g   d e r   P a t i e n t e n   ü b e r Infektionsprävention, Ernährung und Schmerzmanagement.

Die **Patientenaufklärung** ist ein wesentlicher Bestandteil der Gesundheitsfürsorge, insbesondere im Zusammenhang mit der Vermeidung von Infektionen, der Ernährung und der Schmerzbehandlung. Für die Patienten spielt die Information und Schulung über diese Aspekte ihrer Gesundheit eine wesentliche Rolle bei ihrer Genesung, ihrer Lebensqualität und der Vermeidung von Komplikationen nach einem chirurgischen Eingriff oder bei chronischen Krankheiten. Das Pflegepersonal ist in Zusammenarbeit mit anderen Gesundheitsfachkräften dafür verantwortlich, das notwendige Wissen auf einfache und zugängliche Weise zu vermitteln, damit die Patienten aktiv an ihrer eigenen Gesundheit teilhaben können.

# 1. Infektionsverhütung: eine Priorität für die Heilung

Die **Vermeidung von Infektionen** ist eine absolute Priorität, insbesondere nach einer Operation oder wenn medizinische Geräte wie Katheter, Sonden oder Verbände auf offenen Wunden vorhanden sind. Eine Infektion kann nicht nur die Heilung verzögern, sondern auch zu ernsthaften Komplikationen führen. Daher ist es von entscheidender Bedeutung, dass Patienten und ihre Angehörigen gut über **Hygienemaßnahmen** und Vorsichtsmaßnahmen zu Hause aufgeklärt werden.

### a. Handhygiene

Die erste Maßnahme zur Vorbeugung von Infektionen ist das **Händewaschen**. Das Pflegepersonal muss die Wichtigkeit des regelmäßigen Händewaschens betonen, insbesondere vor dem Berühren von Wunden, dem Wechseln von Verbänden oder dem Umgang mit medizinischen Geräten. Der Patient und seine Angehörigen müssen verstehen, dass das Händewaschen mit Wasser und Seife oder die Verwendung von hydroalkoholischen Lösungen die erste Barriere gegen Infektionen ist. Eine gute Handwaschtechnik, bei der alle Oberflächen mindestens 20 Sekunden lang geschrubbt werden, sollte demonstriert und gefördert werden.

### b. Umgang mit Wunden und medizinischen Geräten

Wenn der Patient **Wunden** hat, die regelmäßiger Pflege bedürfen, ist es unerlässlich, dass er weiß, wie diese unter strengen hygienischen Bedingungen zu **reinigen und die Verbände zu wechseln** sind. Das Pflegepersonal kann zeigen, wie Verbände ohne Kontaminationsrisiko gehandhabt werden und wie wichtig es ist, den Bereich sauber und trocken zu halten. Es ist auch notwendig, den Patienten auf Anzeichen einer Infektion aufmerksam zu machen, auf die er achten sollte, wie z.B. Rötung, Schwellung, abnormale Schmerzen oder Ausfluss aus der Wunde.

Bei medizinischen Geräten wie **Kathetern** oder **Harnkathetern** ist es wichtig, die Vorsichtsmaßnahmen zur Vermeidung von Infektionen zu erläutern. Dazu gehören der richtige Umgang mit den Geräten, ihre regelmäßige Reinigung und die Beobachtung von Anzeichen einer Infektion oder Fehlfunktion. Die Patienten sollten auch darüber informiert werden, wie wichtig es ist, **die medizinische Versorgung nicht zu verzögern**, wenn Zweifel oder beunruhigende Symptome auftreten.

### c. Saubere häusliche Umgebung

Schließlich ist die Prävention von Infektionen auch durch die

Aufrechterhaltung einer **sauberen** häuslichen **Umgebung** möglich. Die Patienten sollten dazu angehalten werden, die Oberflächen im Haus regelmäßig zu reinigen, medizinische Geräte zu desinfizieren und für eine gute Belüftung in den Räumen zu sorgen, in denen sie sich aufhalten. Eine gesunde Umgebung trägt zum Schutz vor Infektionen bei und fördert die Genesung.

## 2. Ernährung: ein Pfeiler der Genesung

Eine **ausgewogene Ernährung** spielt eine Schlüsselrolle im Heilungsprozess und bei der Aufrechterhaltung einer guten allgemeinen Gesundheit. Nach einer Operation oder während der Genesung von einer Krankheit erhöht sich der Nährstoffbedarf des Körpers, um die Gewebereparatur zu unterstützen, das Immunsystem zu stärken und die Energie wiederherzustellen. Die Aufklärung des Patienten über die Grundlagen einer gesunden und auf seinen Zustand abgestimmten Ernährung ist daher für eine optimale Genesung von entscheidender Bedeutung.

### a. Bedeutung der essentiellen Nährstoffe
Die Patienten müssen über die **essentiellen Nährstoffe** informiert werden, die die Heilung fördern. Proteine zum Beispiel sind für die **Gewebereparatur** und die Zellregeneration unerlässlich. Sie sind in magerem Fleisch, Fisch, Eiern, Hülsenfrüchten und Milchprodukten enthalten. **Vitamine** und **Mineralien** wie Vitamin C (in Zitrusfrüchten und grünem Gemüse) und Zink (in Fleisch, Nüssen und Vollkornprodukten) sind ebenfalls entscheidend für die Unterstützung des Immunsystems und die Beschleunigung der Wundheilung.

Die Patienten müssen auch die Bedeutung **der Hydratation** verstehen. Ausreichend Wasser zu trinken hilft, eine gute Blutzirkulation aufrechtzuerhalten, Giftstoffe auszuscheiden und eine schnelle Wundheilung zu fördern. Es wird empfohlen, mindestens 1,5 bis 2 Liter Wasser pro Tag zu trinken, sofern keine medizinischen Kontraindikationen vorliegen.

**b. An den Gesundheitszustand angepasste Ernährung**

Einige Patienten können aufgrund ihres Gesundheitszustands **besondere Ernährungsbedürfnisse** haben. Nach einem chirurgischen Eingriff am Verdauungssystem wird beispielsweise eine leichtere und leicht verdauliche Kost bevorzugt. Patienten mit chronischen Krankheiten wie Diabetes oder Niereninsuffizienz müssen ihre Ernährung ebenfalls anpassen, um den medizinischen Empfehlungen zu entsprechen. Das Pflegepersonal muss in Zusammenarbeit mit den Diätassistenten eine angemessene und persönliche Beratung anbieten, um dem Patienten bei der Auswahl der richtigen Lebensmittel zu helfen und gleichzeitig seine Vorlieben und Essgewohnheiten zu respektieren.

**c. Ermutigung zur Selbständigkeit beim Essen.**

Die Ernährungserziehung darf **sich** nicht auf die Theorie beschränken; es ist wichtig, den Patienten zu ermutigen, die **Kontrolle** über seine Mahlzeiten **wieder zu erlangen**, indem er einfache und ausgewogene Gerichte zubereitet, auch wenn dies anfangs eine gewisse Begleitung erfordert. Der Pfleger kann bei der Erstellung eines ausgewogenen **Essensplans** helfen, der Lebensmittel mit vielen essentiellen Nährstoffen enthält, und die Familie ermutigen, sich an der Ernährungsunterstützung des Patienten zu beteiligen. Es ist auch hilfreich, auf die Wichtigkeit der Vermeidung von **verarbeiteten**, zucker- und fettreichen **Lebensmitteln** hinzuweisen, die den Heilungsprozess verlangsamen und die allgemeine Gesundheit beeinträchtigen können.

# 3. Schmerzmanagement: ein wesentlicher Bestandteil des Wohlbefindens

Die **Schmerzbehandlung** ist ein weiterer grundlegender Aspekt der Patientenaufklärung, insbesondere nach einer Operation oder bei chronischen Krankheiten. Unzureichend kontrollierte Schmerzen können nicht nur die Lebensqualität des Patienten beeinträchtigen, sondern auch den Heilungsprozess verlangsamen, indem sie eine frühzeitige Mobilisierung verhindern und Ängste auslösen. Daher ist es von entscheidender Bedeutung, dass Patienten und ihre Angehörigen wissen, wie man Schmerzen effektiv **behandelt**, sowohl mit **Medikamenten** als auch **mit nicht-medikamentösen Techniken**.

**a. Die medikamentöse Behandlung verstehen und anwenden.**
Das Pflegepersonal muss dem Patienten erklären, wie wichtig es ist, **die Schmerzmittel** wie verordnet **einzunehmen**, auch wenn die Schmerzen nur mäßig sind. Wenn Sie mit der Einnahme eines Medikaments warten, bis die Schmerzen unerträglich werden, kann dies die Kontrolle erschweren. Die Patienten sollten auch über die verschiedenen Kategorien von Schmerzmitteln (Paracetamol, Entzündungshemmer, Opioide), ihre Nebenwirkungen und die Anzeichen einer Überdosierung oder einer unerwünschten Wirkung aufgeklärt werden.

**b. Nicht-medikamentöse Techniken zur Schmerzlinderung**
Zusätzlich zu den Medikamenten können die Patienten auch **nicht-medikamentöse Techniken** zur Schmerzbehandlung erlernen. Zu diesen Methoden gehören **Entspannung**, **kontrollierte Atmung, Wärme- oder Kälteanwendung** auf die schmerzenden Bereiche oder regelmäßige **Positionswechsel**, um Muskelversteifungen zu vermeiden. Physiotherapeuten können auch **sanfte Übungen** einführen, die die Blutzirkulation verbessern und den Schmerz reduzieren.

Auch der Einsatz von **Ablenkung** durch Lesen, Musik oder andere angenehme Aktivitäten kann helfen, die Schmerzwahrnehmung zu reduzieren. Das Pflegepersonal sollte den Patienten ermutigen, für ihn geeignete Strategien zu finden und diese ergänzend zur medikamentösen Behandlung einzusetzen.

**c. Überwachung und Anpassung der Schmerzbehandlung**
Es ist wichtig, dass die Patienten wissen, dass sich die **Schmerzbehandlung weiterentwickelt**. Die Schmerzen können im Laufe der Genesung abnehmen oder schwanken, so dass die

Behandlung manchmal angepasst werden muss. Patienten und ihre Angehörigen sollten ermutigt werden, **mit dem Pflegepersonal zu kommunizieren**, um die Intensität der Schmerzen regelmäßig zu beurteilen und die Behandlung gegebenenfalls anzupassen. Das Ziel ist die Aufrechterhaltung eines optimalen Komfortniveaus, um die Genesung und die Wiederaufnahme eines aktiven Lebens zu fördern.

- **Koordination mit den häuslichen Hilfsdiensten**

  ◦ Gewährleistung der Kontinuität der postoperativen Pflege mit den häuslichen Pflegeteams.

Die Gewährleistung einer **kontinuierlichen postoperativen Pflege** ist ein wesentlicher Bestandteil des Genesungsprozesses, insbesondere für Patienten, die nach einem chirurgischen Eingriff nach Hause zurückkehren. Der Übergang zwischen dem Krankenhaus und der häuslichen Umgebung muss nahtlos erfolgen, wobei eine enge Koordination zwischen den **Krankenhausteams** und den Teams **der häuslichen Pflege** erforderlich ist. Diese Zusammenarbeit stellt sicher, dass die Patienten eine angemessene Pflege erhalten und ihre Genesung ohne Unterbrechung fortgesetzt wird, während das Risiko von Komplikationen oder einer erneuten Krankenhauseinweisung minimiert wird. Um diese Kontinuität zu gewährleisten, ist es notwendig, die Entlassung des Patienten gut vorzubereiten, die wichtigsten Informationen weiterzugeben und geeignete Strategien für die Nachsorge zu entwickeln.

# 1. Vorbereitung einer sicheren und gut koordinierten Entlassung

Die **Vorbereitung der Entlassung** aus dem Krankenhaus ist der erste Schritt, um eine optimale Kontinuität der Pflege zu gewährleisten. Sie beinhaltet eine gründliche Beurteilung des Zustands des Patienten und der Pflege, die er zu Hause benötigt. Diese Phase erfordert eine enge Kommunikation zwischen Ärzten, Krankenschwestern, Pflegekräften und dem häuslichen Pflegeteam, um sicherzustellen, dass die Übertragung der Verantwortung ohne Risiko für den Patienten erfolgt.

### a. Bewertung der Bedürfnisse des Patienten

Vor der Entlassung muss das Krankenhausteam eine **umfassende Bewertung** des Zustands des Patienten vornehmen. Dazu gehört die Beurteilung seiner Fähigkeit, sich selbst zu versorgen, die spezifische Pflege, die er benötigt, wie z.B. Verbandswechsel, Medikamentengabe oder Atmungspflege, sowie die medizinische Ausrüstung, die er zu Hause benötigen könnte. Wenn der Patient komplexe Bedingungen hat (offene Wunden, Sonden, Katheter), ist es wichtig zu beurteilen, ob er zu Hause ausreichend versorgt werden kann oder ob er auf **spezialisierte medizinische Fachkräfte** angewiesen ist.

### b. Koordination mit den häuslichen Pflegeteams

Nach der Beurteilung ist eine **aktive Koordination** mit den häuslichen Pflegeteams unerlässlich. Die wichtigsten Informationen über den Zustand des Patienten müssen präzise und vollständig an die häuslichen Krankenschwestern oder Pfleger weitergeleitet werden. Diese Informationsübermittlung umfasst den Pflegeplan, die laufenden Behandlungen, die zu beachtenden Arzttermine sowie die zu beobachtenden Punkte (Infektionsrisiko, Wundentwicklung, Schmerzmanagement). Die Einrichtung einer **gemeinsamen** Patientenakte oder der Einsatz digitaler telemedizinischer Hilfsmittel erleichtert diese Informationsübertragung in Echtzeit und gewährleistet so eine nahtlose Kontinuität zwischen dem Krankenhaus und der häuslichen Umgebung.

### c. Einbeziehung des Patienten und seiner Familie

Die Einbeziehung des Patienten und seiner Familie ist für einen erfolgreichen Übergang von entscheidender Bedeutung. Sie müssen umfassend informiert und in die

Entlassungsvorbereitungen einbezogen werden, insbesondere im Hinblick auf die häusliche Pflege. Das Pflegepersonal muss sich die Zeit nehmen, die notwendigen Maßnahmen zu erklären und alle Fragen des Patienten und seiner Angehörigen zu beantworten. Insbesondere die pflegenden Angehörigen sollten in der Grundpflege wie Wundreinigung und Verabreichung von Medikamenten geschult werden, um sicherzustellen, dass sie sich nach der Rückkehr nach Hause in der Lage fühlen, diese Aufgaben zu übernehmen.

## 2. Medizinische Überwachung und Anpassung der häuslichen Pflege

Die **Kontinuität der postoperativen Versorgung** beruht auf einer regelmäßigen Überwachung des Patienten zu Hause, um die Behandlung an die Entwicklung seines Gesundheitszustands anzupassen. Dazu gehören Hausbesuche durch medizinisches Fachpersonal, Telefon- oder Telekonsultationen sowie eine strenge medizinische Überwachung, um Komplikationen zu vermeiden und einen optimalen Genesungsverlauf zu gewährleisten.

**a. Regelmäßige Besuche der häuslichen Krankenpflege**
Die **häuslichen Krankenpfleger** spielen eine Schlüsselrolle bei der postoperativen Betreuung. Sie sind für die technische Pflege zuständig, wie z.B. den Wechsel von Verbänden, die Überwachung von Operationswunden, die Verabreichung von Medikamenten (oral, intravenös oder per Injektion) oder die Überwachung von medizinischen Geräten (Sonden, Katheter usw.). Diese regelmäßigen Besuche ermöglichen es, den Heilungsverlauf zu beurteilen, Infektionen zu verhindern und sicherzustellen, dass die medizinischen Anweisungen befolgt werden. Die häusliche Krankenpflege ist ebenfalls ein wichtiger Ansprechpartner, um Fragen des Patienten zu beantworten und die Pflege gegebenenfalls anzupassen.

**b. Kommunikation mit dem medizinischen Team**
Die **Kommunikation zwischen den Teams der häuslichen**

Krankenpflege **und dem medizinischen Team** des Krankenhauses ist von größter Bedeutung, um eine nahtlose Kontinuität zu gewährleisten. Die häuslichen Krankenpfleger müssen in der Lage sein, sich bei Zweifeln oder Problemen schnell mit den Ärzten oder Chirurgen in Verbindung zu setzen. Sie fungieren als Schnittstelle, indem sie regelmäßig Informationen über die Entwicklung des Patienten übermitteln. Wenn Komplikationen auftreten, wie z.B. eine Wundinfektion, zunehmende Schmerzen oder Anzeichen einer Fehlfunktion eines medizinischen Geräts, ist es entscheidend, dass diese Informationen schnell weitergeleitet werden, um die Behandlung anzupassen und schwerwiegendere Komplikationen zu vermeiden.

### c. Anpassung der Pflege an die Entwicklung des Patienten

Mit fortschreitender Genesung muss die postoperative Pflege angepasst werden. Die Teams der häuslichen Krankenpflege bewerten in Zusammenarbeit mit den Ärzten regelmäßig den Zustand des Patienten und passen die Behandlung oder die Häufigkeit der Besuche an den Fortschritt des Patienten an. Wenn beispielsweise die Wunden gut heilen und der Patient an Selbständigkeit gewinnt, können die Besuche in kürzeren Abständen erfolgen. Wenn jedoch Komplikationen auftreten oder sich der Zustand des Patienten verschlechtert, kann eine intensivere Pflege oder ein erneuter Krankenhausaufenthalt in Betracht gezogen werden.

## 3. Patientenschulung zur Stärkung der Autonomie

Eines der Ziele der postoperativen **Pflegekontinuität** ist es, **die Autonomie** des Patienten zu **stärken**, so dass er allmählich die Verantwortung für seine eigene Pflege übernehmen kann. Dies ist für das Wohlbefinden des Patienten und die Vermeidung von Komplikationen, die durch eine übermäßige Abhängigkeit von externer Pflege entstehen, von entscheidender Bedeutung.

### a. Schulung in der täglichen Pflege

Die Teams der häuslichen Krankenpflege spielen eine wichtige

Rolle bei der **Ausbildung des Patienten**, damit er in der Lage ist, bestimmte Pflegemaßnahmen selbst durchzuführen, wie z.B. einen einfachen Verband zu wechseln, seine Wunde zu überwachen oder seine Medikamente richtig einzunehmen. Diese Ausbildung muss schrittweise erfolgen und dem Rhythmus des Patienten angepasst werden. Jeder Fortschritt muss gefördert werden und der Patient muss unterstützt werden, damit er Vertrauen in die Verwaltung seiner eigenen Gesundheit gewinnt.

**b. Überwachung der Vitalparameter und Überwachung von Warnzeichen**

Die Patienten müssen auch in der **Überwachung ihrer Vitalparameter** wie Körpertemperatur, Blutdruck oder Sauerstoffsättigung geschult werden, wenn sie besondere Risiken aufweisen. Das Erkennen von **Warnzeichen** (Fieber, Rötung der Wundumgebung, starke Schmerzen, Kurzatmigkeit) ist eine wichtige Fähigkeit für den Patienten und seine Familie, um im Falle einer Komplikation schnell reagieren zu können. Die häusliche Pflege muss nicht nur diese Informationen bereitstellen, sondern auch erklären, wie man reagieren muss und an wen man sich im Falle eines Problems wenden kann.

**c. Förderung von Mobilität und Unabhängigkeit**

Eine der Prioritäten der postoperativen Pflege **zu** Hause ist die **Förderung der Mobilität** des Patienten und die Wiedererlangung einer gewissen Unabhängigkeit. Dies kann Rehabilitationsübungen zur Wiederherstellung der Mobilität nach einer orthopädischen Operation umfassen oder das Erlernen einfacher Handgriffe, um die Belastung der operierten Bereiche zu vermeiden. Physiotherapeuten zu Hause spielen eine wichtige Rolle bei dieser Rehabilitation, indem sie geeignete Übungen anbieten und den Patienten ermutigen, sich allmählich zu bewegen.

# 4. Einsatz von Telemedizin und Fernüberwachung

Mit dem technologischen Fortschritt spielen **Telemedizin** und **Telemonitoring** eine immer wichtigere Rolle bei der Kontinuität der postoperativen Versorgung. Diese Instrumente ermöglichen es, den Zustand des Patienten aus der Ferne zu überwachen und eine schnelle Reaktion auf Probleme zu gewährleisten.

**a. Online-Konsultationen**
**Telekonsultationen** sind eine praktische Lösung, die es Patienten ermöglicht, ihren Arzt oder Chirurgen zu konsultieren, ohne selbst reisen zu müssen. Diese Fernbetreuung ist besonders nützlich für Patienten, die nicht in der Nähe von Krankenhäusern wohnen oder deren Mobilität eingeschränkt ist. Während dieser Konsultationen kann der Patient über seine Fortschritte sprechen, Fragen stellen und gegebenenfalls Anpassungen der Behandlung vornehmen lassen. Diese Konsultationen ermöglichen es auch den häuslichen Pflegekräften, sich direkt mit den Ärzten auszutauschen, um die Pflege in Echtzeit anzupassen.

**b. Fernüberwachungsgeräte**
Einige Patienten, insbesondere diejenigen mit einem höheren postoperativen Risiko, können von **Telemonitoring-Geräten** profitieren, die eine kontinuierliche Überwachung ihrer Vitalparameter (wie Herzfrequenz oder Sauerstoffsättigung) und die frühzeitige Erkennung von Anomalien ermöglichen. Diese Geräte senden Alarmmeldungen an das Gesundheitspersonal, wenn sie besorgniserregende Anzeichen feststellen, so dass schnell eingegriffen und ernsthafte Komplikationen vermieden werden können.

- ◦ Organisation der Übermittlungen zwischen der chirurgischen Abteilung und den externen Teams.

Die **Organisation der Überweisungen** zwischen der chirurgischen Abteilung und externen Teams, wie z.B. der häuslichen Pflege oder Rehabilitation, ist ein entscheidender Schritt zur Gewährleistung der Kontinuität der Pflege nach einem chirurgischen Eingriff. Eine effiziente Übertragung stellt sicher, dass die wichtigsten Informationen über den Zustand des Patienten, seine medizinischen Bedürfnisse und seinen Pflegeplan korrekt übermittelt werden, so dass Fehler oder Unterbrechungen in der Pflege vermieden werden. Diese Koordination zwischen dem Krankenhaus und den externen Teams trägt dazu bei, die Entlassung des Patienten zu sichern, Komplikationen zu verhindern und eine optimale Genesung zu fördern. Damit diese Übermittlungen reibungslos und vollständig ablaufen, müssen sie methodisch geplant, strukturiert und zeitnah durchgeführt werden.

## 1. Die Bedeutung einer klaren und strukturierten Kommunikation

Die **Kommunikation** zwischen der chirurgischen Abteilung und den externen Teams muss **klar, strukturiert und präzise** sein, um zu gewährleisten, dass jeder an der Versorgung des Patienten beteiligte Fachmann über die notwendigen Informationen verfügt, um die Versorgung ohne Unterbrechung fortzusetzen. Diese Kommunikation betrifft sowohl das **Pflegepersonal**, die **häuslichen Pflegekräfte**, die **Physiotherapeuten** als auch die **behandelnden Ärzte**, die die Genesung des Patienten zu Hause überwachen.

### a. Identifizierung der spezifischen Bedürfnisse des Patienten
Der erste Schritt der Übertragung besteht darin, **die spezifischen Bedürfnisse** des Patienten nach der Operation zu **identifizieren**. Es geht darum, die Pflege zu bewerten, die nach der Entlassung des Patienten aus der chirurgischen Abteilung erforderlich ist. Dazu gehören Verbandsmanagement, Wundversorgung, Verabreichung von Medikamenten (einschließlich Injektionen oder Infusionen, falls erforderlich), Überwachung der Vitalparameter und eventuelle Rehabilitation oder Physiotherapie. Eine **umfassende Bewertung** des Gesundheitszustands des Patienten ist von entscheidender Bedeutung, um die Bedürfnisse zu Hause zu antizipieren und die Pflege an die Fähigkeiten und die Umgebung des Patienten anzupassen.

### b. Wesentliche zu übermittelnde Informationen
Bei der Weitergabe von Informationen an externes Pflegepersonal ist es unerlässlich, **einen detaillierten Bericht** über den

chirurgischen Eingriff, die Nachsorge und den aktuellen Gesundheitszustand des Patienten zu **liefern**. Dies umfasst :

- Die Ergebnisse der Operation: die Art des Eingriffs, mögliche Komplikationen und die unmittelbare postoperative Versorgung.
- Spezifische Empfehlungen des Chirurgen: Wundversorgung, körperliche Einschränkungen, Anweisungen für die Rehabilitation.
- Behandlungsplan: ärztliche Verschreibungen (Antibiotika, Schmerzmittel, Antikoagulantien usw.), Dosis, Häufigkeit und Dauer der Behandlung.
- Die verwendeten medizinischen Geräte (Katheter, Sonden, Drainagen) und ihre Handhabung zu Hause.
- Die Termine für die postoperative Nachsorge und die geplanten Kontrolluntersuchungen.

Diese Informationen müssen klar und zusammenfassend formuliert werden, unter Verwendung **präziser medizinischer Terminologien,** um Unklarheiten zu vermeiden. Die Krankenakte kann eine **Entlassungszusammenfassung** enthalten, in der diese Informationen detailliert aufgeführt sind und die dann an externe Teams weitergeleitet wird.

## 2. Strukturierung der Übertragungen für eine reibungslose Kontinuität

Die Übermittlung von Informationen muss methodisch und strukturiert erfolgen, um Informationsverluste zu vermeiden und eine reibungslose Pflege zu gewährleisten. Eine gute Organisation ermöglicht eine effiziente und lückenlose Kontinuität der Pflege.

### a. Koordinationssitzungen

Vor der Entlassung des Patienten ist es wichtig, **eine Koordinationssitzung** zwischen dem Personal der chirurgischen Abteilung und den externen Pflegeteams, insbesondere den häuslichen Krankenpflegern, zu **planen**. Diese Besprechungen dienen dazu, den Zustand des Patienten zu überprüfen, die erforderliche Pflege zu bestätigen und sicherzustellen, dass das

Heimteam die Anweisungen versteht und den Bedürfnissen des Patienten gerecht werden kann. Sie bieten auch die Gelegenheit, Fragen zu stellen, mögliche Schwierigkeiten zu antizipieren und den Pflegeplan gegebenenfalls anzupassen.

Koordinationssitzungen können physisch stattfinden, aber auch per **Videokonferenz** oder Telefonanruf, insbesondere in Umgebungen mit eingeschränkter Mobilität oder für Teams in abgelegenen Gebieten.

**b. Schriftliche und mündliche Übermittlungen**
Die **mündliche Übertragung** zwischen dem Krankenhaus und den externen Teams ist zwar schnell und effizient, muss aber immer durch eine **schriftliche Übertragung** ergänzt werden. Ein **Entlassungsbericht** muss für den Patienten verfasst und entweder persönlich ausgehändigt oder an die externen Teams geschickt werden. Dieses Dokument muss alle Informationen über den Eingriff, die postoperative Versorgung, spezielle Empfehlungen und die Ergebnisse der während des Krankenhausaufenthalts durchgeführten zusätzlichen Untersuchungen enthalten.

Der **mündliche Aspekt** der Übermittlungen bleibt ebenfalls entscheidend, vor allem um bestimmte Informationen zu verdeutlichen oder um auf die wichtigsten Punkte hinzuweisen, auf die geachtet werden muss. Wenn der Patient beispielsweise ein hohes Infektionsrisiko hat, ist es unerlässlich, die externen Teams auf diese Priorität hinzuweisen, damit sie besonders auf Warnsignale achten.

# 3. Die Bedeutung der Technologie für die Verbesserung der Übertragungen

Der Einsatz von **Technologie** und digitalen Werkzeugen ermöglicht es, die Kommunikation zwischen den Pflegeteams zu vereinfachen und zu verbessern. Die Digitalisierung von Krankenakten, die Nutzung sicherer Plattformen für den

Informationsaustausch und die Telemedizin spielen eine wichtige Rolle bei der Verbesserung der Kontinuität der Pflege.

### a. Gemeinsame medizinische Akten

**Gemeinsame** Online-Patientenakten ermöglichen den verschiedenen medizinischen Teams (Chirurgen, behandelnde Ärzte, Krankenschwestern, Physiotherapeuten) einen sofortigen Zugriff auf die medizinischen Informationen des Patienten und gewährleisten so eine schnelle und kontinuierliche Aktualisierung der Gesundheitsüberwachung. Diese Werkzeuge verringern das Risiko von Informationsverlusten oder unvollständigen Übermittlungen und erleichtern die **Koordination in Echtzeit**.

### b. Einsatz von Telemedizin

Die **Telemedizin** bietet interessante Möglichkeiten, um eine regelmäßige Betreuung der Patienten zu Hause zu gewährleisten. Mit Hilfe von Fernkonsultationen können Ärzte oder Chirurgen die Entwicklung des Patienten überprüfen, Fragen beantworten und die Pflege gegebenenfalls anpassen. Diese Fernbetreuung ermöglicht es auch externen Teams, das chirurgische Team bei Zweifeln oder Komplikationen leicht zu kontaktieren.

Darüber hinaus kann die **Fernüberwachung** genutzt werden, um bestimmte Vitalparameter (Blutdruck, Herzfrequenz, Sauerstoffsättigung) oder die Entwicklung der Operationswunde mit Hilfe von vernetzten Geräten zu überwachen. Die Ergebnisse werden dann direkt an die Ärzteteams gesendet, was eine schnellere Reaktion auf Anomalien ermöglicht.

## 4. Antizipation von Komplikationen und Förderung einer kontinuierlichen Kommunikation

Eines der Hauptziele der Überweisungen ist die **Vermeidung von Komplikationen** und die Gewährleistung einer kontinuierlichen und sorgfältigen Überwachung des Patienten. Es ist daher von entscheidender Bedeutung, dass die Teams der häuslichen Pflege gut über die zu beachtenden Warnzeichen, mögliche

Komplikationen und die im Falle eines Problems zu unternehmenden Schritte informiert sind.

**a. Erkennung von postoperativen Risiken**

Bestimmte postoperative Komplikationen, wie **Infektionen**, **Blutungen** oder **Atemprobleme**, müssen frühzeitig erkannt werden. Das Krankenhausteam muss daher die häuslichen Pflegekräfte klar über die zu beachtenden **Warnzeichen** (Fieber, abnormale Wundaustritte, Kurzatmigkeit, starke Schmerzen) und die zu befolgenden **Notfallprotokolle** informieren. Eine ständige Kommunikation mit den überweisenden Ärzten stellt sicher, dass diese Anzeichen sofort gemeldet und behandelt werden.

**b. Überwachung der Behandlung und Anpassung der Pflege**

Das Behandlungsmanagement zu Hause (Medikamenteneinnahme, Verbandsmanagement usw.) erfordert eine **enge Koordination** zwischen den Pflegekräften und den chirurgischen Teams. Notwendige Anpassungen müssen schnell vorgenommen werden, wenn die Entwicklung des Patienten dies erfordert. Diese kontinuierliche Kommunikation zwischen dem Chirurgen, dem Pflegepersonal und dem Patienten ist von entscheidender Bedeutung, um sicherzustellen, dass die Pflege dem Heilungsverlauf angepasst bleibt und um Rückfällen vorzubeugen.

**c. Den Patienten in die Nachsorge einbeziehen**

Schließlich ist es von entscheidender Bedeutung, den Patienten aktiv in seine eigene Nachsorge einzubeziehen. Der Patient muss **über die Warnzeichen aufgeklärt** werden, darüber, was er selbst tun kann und wann er seinen Arzt konsultieren sollte. Dieser Ansatz stärkt nicht nur die Autonomie des Patienten, sondern verringert auch das Risiko von Komplikationen, wenn der Patient frühzeitig gewarnt wird.

# Kapitel 9

# Umgang mit Konflikten und schwierigen Situationen mit Patienten

- **Umgang mit aggressiven oder schwierigen Patienten**

  ◦ Deeskalationstechniken bei der Konfrontation mit ängstlichen oder aggressiven Patienten.

**Deeskalationstechniken** sind wichtige Strategien, um mit Situationen umzugehen, in denen man mit ängstlichen oder aggressiven Patienten konfrontiert wird, insbesondere im Krankenhaus oder im medizinischen Bereich. Angst, Schmerzen, Verwirrung oder sogar psychiatrische Störungen können bei manchen Patienten Stressreaktionen oder Aggressionen hervorrufen, die für das Pflegepersonal schwer zu bewältigende Situationen schaffen. Daher ist es wichtig, geeignete Deeskalationstechniken anzuwenden, um Spannungen zu entschärfen, Emotionen zu beruhigen und eine respektvolle und wohlwollende Kommunikation wiederherzustellen. Diese Techniken basieren auf **aktivem Zuhören**, **einfühlsamer Kommunikation** und einer **nicht bedrohlichen Haltung**, um eine sichere Umgebung für den Patienten und das Pflegepersonal **zu** schaffen.

# 1. Schaffung einer sicheren und beruhigenden Umgebung

Der erste Schritt zur Bewältigung einer konfrontativen Situation besteht darin, **eine sichere** und beruhigende **Umgebung** für den Patienten zu **schaffen**. Eine stressige oder laute Umgebung kann die Angst verstärken und zu Aggressionen führen. Daher ist es wichtig, auf die physische und emotionale Umgebung einzuwirken, um die Spannungen abzubauen.

### a. Reduzierung von Stressreizen
In einem medizinischen Kontext kann eine laute, überfüllte oder chaotische Umgebung die Angst eines Patienten auslösen oder verstärken. Daher ist es wichtig, **die Stressreize zu reduzieren**, indem der Patient in einen ruhigeren, weniger beleuchteten oder von anderen Personen isolierten Raum gebracht wird, wenn dies möglich ist. Dadurch wird die Reizüberflutung reduziert und dem Patienten eine beruhigende Umgebung geboten.

**b. Nicht bedrohliche Haltung**

Eine **nicht bedrohliche Körperhaltung** ist ebenfalls entscheidend, um eine potenziell aggressive Situation zu entschärfen. Dazu gehört, dass Sie nicht zu nahe am Patienten stehen, die Arme verschränken oder eine Haltung einnehmen, die als autoritär oder aggressiv wahrgenommen werden könnte. Es wird häufig empfohlen, sich etwas seitlich vom Patienten zu positionieren, die Hände sichtbar und entspannt zu halten und längeren oder aufdringlichen Augenkontakt zu vermeiden, der als Herausforderung empfunden werden könnte. Dies fördert ein Klima der Sicherheit und zeigt dem Patienten, dass es keine Bedrohung gibt.

## 2. Empathische und aktive Kommunikation nutzen

Die **einfühlsame Kommunikation** ist das Herzstück der Deeskalationstechniken. Wenn Patienten das Gefühl haben, dass ihnen zugehört und sie verstanden werden, neigen sie dazu, sich zu beruhigen und ihr Verhalten zu mäßigen. Die Art und Weise, wie der Pfleger kommuniziert, sowohl verbal als auch nonverbal, kann daher den Ausgang der Situation erheblich beeinflussen.

**a. Aktives Zuhören**

**Aktives Zuhören** bedeutet, den Worten des Patienten Aufmerksamkeit zu schenken, ohne ihn zu unterbrechen, während Sie seine Äußerungen umformulieren, um zu zeigen, dass er verstanden wurde. Es ist wichtig, den Patienten seine Angst, Frustration oder Wut ausdrücken zu lassen, ohne zu versuchen, ihn sofort zu korrigieren oder seine Gefühle zu verharmlosen. Wenn ein Patient beispielsweise wegen einer Verzögerung bei der Pflege verärgert ist, kann der Pfleger mit einer Neuformulierung antworten: *"Ich verstehe, dass Sie wegen dieser Verzögerung verärgert sind. Sie haben das Recht, frustriert zu sein, und ich bin hier, um zu versuchen, Ihnen zu helfen"*. Diese Vorgehensweise zeigt, dass die Emotionen des Patienten anerkannt und ernst genommen werden, was zur Beruhigung der Situation beiträgt.

**b. Ruhig und sanft sprechen**

Der **Tonfall** ist ebenfalls ein mächtiges Werkzeug bei der Deeskalation. Ruhiges, langsames und sanftes Sprechen hilft, die aufgeheizten Emotionen zu beruhigen. Es ist wichtig, die Stimme nicht zu erheben oder zu schnell zu sprechen, da dies als Aggression aufgefasst werden oder den Stresspegel erhöhen kann. Durch einen beruhigenden Ton und kurze Sätze vermittelt der Pfleger Kontrolle und Ruhe, was den Patienten oft dazu veranlasst, sein eigenes Verhalten anzupassen.

**c. Empathie und Validierung der Emotionen des Patienten**

**Einfühlungsvermögen** ist von grundlegender Bedeutung, um eine angespannte Situation zu entschärfen. Die Emotionen des Patienten zu validieren bedeutet, seine Gefühle anzuerkennen, ohne notwendigerweise mit ihm übereinzustimmen. Sagen Sie z.B.: *"Ich sehe, dass Sie sehr besorgt sind. Das ist in Ihrer Situation durchaus verständlich"* gibt dem Patienten *das* Gefühl, dass ihm zugehört und er respektiert wird, was seine Aggressivität verringern kann. Die Anerkennung von Emotionen muss aufrichtig sein, da eine oberflächliche oder herablassende Bestätigung die Situation verschlimmern kann.

# 3. Entschärfung von Spannungen durch einen kooperativen Ansatz

Durch einen **kooperativen Ansatz** kann die Konfrontation in eine gemeinsame Lösungssuche umgeleitet werden. Indem der Patient in die Lösung des Problems einbezogen wird, fühlt er sich wahrgenommen und in der Lage, aktiv an seiner eigenen Versorgung mitzuwirken, was häufig zu einer Verringerung der Spannungen führt.

**a. Wahlmöglichkeiten anbieten, um die Kontrolle zurückzugewinnen**

Patienten mit Angstzuständen oder Aggressionen können sich **ihrer Autonomie beraubt** fühlen oder das Gefühl haben, die Kontrolle über ihre Situation zu verlieren. Eine wirksame Möglichkeit, diese Wahrnehmung zu entschärfen, besteht darin, dem Patienten **Wahlmöglichkeiten anzubieten**, auch wenn diese eingeschränkt sind. Zum Beispiel: *"Wir müssen Ihre Behandlung fortsetzen, aber ich biete Ihnen an, zu entscheiden, ob Sie dies lieber jetzt oder in fünf Minuten tun möchten"*. Indem man dem Patienten eine gewisse Entscheidungsmacht einräumt, gibt man ihm eine Art Kontrolle über die Situation zurück, was ihn beruhigen kann.

**b. Verwenden Sie offene Fragen**
Das Stellen **offener Fragen** hilft, die Bedürfnisse des Patienten besser zu verstehen und einen Dialog zu beginnen. Wenn Sie beispielsweise fragen: *"Wie kann ich Ihnen jetzt helfen?"* oder *"Was ist Ihnen in dieser Situation am unangenehmsten?"*, öffnet dies die Tür zu einer ruhigeren und konstruktiveren Kommunikation und ermöglicht es dem Patienten, seine Bedenken auf weniger aggressive Weise zum Ausdruck zu bringen.

**c. Gemeinsam Lösungen finden**
Wenn die Quelle des Konflikts identifiziert ist, kann der Pfleger mit dem Patienten zusammenarbeiten, um **geeignete Lösungen zu finden**. Wenn ein Patient beispielsweise Angst vor einer Behandlung hat, kann der Pfleger verschiedene Optionen zur Unterstützung des Patienten vorschlagen, wie z.B. regelmäßige Pausen, ausführlichere Erklärungen oder psychologische Unterstützung. Auf diese Weise kann sich der Patient in den Entscheidungsprozess einbezogen fühlen und eine kooperativere Haltung einnehmen.

# 4. Vermeidung von Eskalation durch Selbstbeherrschung

Ein Schlüsselelement im Umgang mit angespannten Situationen ist die **Selbstbeherrschung** des Pflegepersonals. In potenziell angespannten Situationen ist es für das Personal leicht, sich gestresst, frustriert oder eingeschüchtert zu fühlen. Die Fähigkeit, ruhig zu bleiben und nicht emotional zu reagieren, ist jedoch entscheidend, um zu verhindern, dass die Situation eskaliert.

### a. Sich zurücknehmen und Ruhe bewahren

Es ist entscheidend, dass der Pfleger die **Ruhe bewahrt**, auch wenn der Patient verbal aggressiv wird. Pflegende sollten es vermeiden, mit Irritation oder Ungeduld zu reagieren, da dies die Situation verschlimmern kann. Manchmal ist es hilfreich, **tief durchzuatmen** und sich selbst einige Sekunden Bedenkzeit zu geben, bevor man auf eine Provokation reagiert. In einer angespannten Situation Ruhe zu zeigen, vermittelt Kontrolle und Sicherheit und hilft, den Patienten zu beruhigen.

### b. Körpersprache verwenden

Die **Körpersprache** des Pflegers spielt ebenfalls eine wesentliche Rolle bei der Konfliktbewältigung. Eine entspannte Körperhaltung, ein offenes und ruhiges Gesicht und die Vermeidung von plötzlichen oder bedrohlichen Gesten tragen dazu bei, Spannungen abzubauen. **Augenkontakt** sollte wohldosiert sein: Er kann Aufmerksamkeit zeigen, aber übermäßiger Augenkontakt kann als Provokation empfunden werden.

## 5. Wissen, wann und wie man um Hilfe bittet

In manchen Situationen kann der Patient trotz aller Deeskalationstechniken aggressiv oder gefährlich bleiben. In diesem Fall ist es wichtig, **die Grenzen** der eigenen Interventionen zu **erkennen** und **um Hilfe zu bitten**, wenn dies erforderlich ist.

### a. Bewerten Sie den Grad der Gefahr

Es ist wichtig, die Situation zu bewerten, um festzustellen, ob sie eine **unmittelbare Gefahr** für den Patienten, den Pfleger oder andere anwesende Personen darstellt. Wenn das Verhalten des Patienten gewalttätig oder unkontrollierbar wird, kann es notwendig sein, Kollegen oder Fachkräfte hinzuzuziehen, die für den Umgang mit solchen Situationen ausgebildet sind.

### b. Professionelle Hilfe anfordern

In extremen Fällen, in denen die verbale Deeskalation nicht

funktioniert, können Sie einen Sicherheitsdienst **oder** Spezialisten für Krisenmanagement hinzuziehen, insbesondere wenn der Patient sich selbst oder andere gefährdet. Diese Interventionen müssen immer unter Wahrung der Rechte des Patienten und unter Minimierung der Anwendung von Zwang erfolgen.

&#9702; Verständnis der Ursachen schwierigen Verhaltens: Schmerz, Stress, postanästhetische Verwirrung.

Die **Ursachen für schwieriges Verhalten** bei einem Patienten **zu** verstehen, ist ein wesentlicher Schritt, um mit angespannten Situationen effektiv umzugehen und eine angemessene Pflege zu bieten. Schwierige Verhaltensweisen wie Aggressivität, übersteigerte Angst oder Verwirrung treten nie ohne Grund auf. Sie spiegeln oft eine zugrunde liegende unangenehme Situation wider, sei es ein schlecht kontrollierter Schmerz, starker Stress oder postanästhetische Verwirrung. Für das Pflegepersonal ist es wichtig, diese Ursachen zu erkennen, nicht nur um Konflikte zu entschärfen, sondern auch um menschlicher und angemessener auf die Bedürfnisse des Patienten reagieren zu können. Durch einen empathischen Ansatz und das Verständnis dieser Mechanismen kann das medizinische Personal die Patienten besser bei ihrer Genesung unterstützen und gleichzeitig ein respektvolles und sicheres Pflegeklima aufrechterhalten.

# 1. Schmerz: ein häufiger Auslöser für schwieriges Verhalten

**Schmerzen** sind eine der Hauptursachen für schwieriges Verhalten von Patienten. Nach einem chirurgischen Eingriff, in der postoperativen Phase oder bei akuten oder chronischen Erkrankungen können Schmerzen zu einer Quelle starker Bedrängnis werden, die das Verhalten des Patienten verändert. Es ist wichtig zu verstehen, dass sich **unkontrollierte Schmerzen** nicht immer in expliziten Beschwerden äußern, sondern auch in Unruhe, Reizbarkeit oder aggressiven Reaktionen.

**a. Physischer Schmerz und seine emotionalen Auswirkungen**

Schmerzen, insbesondere wenn sie intensiv sind oder lange andauern, wirken sich nicht nur auf den Körper, sondern auch auf die Psyche des Patienten aus. Eine Person, die unter chronischen oder postoperativen Schmerzen leidet, kann schnell **frustriert**, **verzweifelt** oder **ungeduldig** werden. Wenn die Schmerzlinderung unzureichend ist oder der Patient den Eindruck hat, dass seine Beschwerden nicht berücksichtigt werden, kann dies zu aggressiven Reaktionen oder unruhigem Verhalten führen. Schmerzen beeinträchtigen das Denkvermögen und die emotionale Toleranz, was den Patienten anfälliger für impulsives Verhalten macht.

**b. Nicht verbalisierter Schmerz**

Es ist wichtig zu beachten, dass einige Patienten, insbesondere ältere Menschen, Kinder oder Patienten mit kognitiven Störungen, möglicherweise nicht in der Lage sind, ihre Schmerzen korrekt zu **verbalisieren**. Das Pflegepersonal sollte dann auf **nicht-verbale Zeichen** achten, wie z.B. verkrampfte Gesichtsausdrücke, körperliche Unruhe, Veränderungen in der Körperhaltung, Schreien oder Stöhnen. Diese Signale können auf ein Leiden hinweisen, das der Patient nicht direkt ausdrückt.

**c. Proaktiver Umgang mit Schmerzen**

Um zu verhindern, dass Schmerzen zu einem Faktor für schwierige Verhaltensweisen werden, ist ein **proaktiver** Ansatz bei der Schmerzbehandlung von entscheidender Bedeutung. Dazu gehört die regelmäßige Verabreichung von Schmerzmitteln, auch wenn keine Beschwerden auftreten, und die Anwendung nicht-medikamentöser Techniken zur Schmerzlinderung, wie z.B. Positionswechsel, leichte Massagen oder die Anwendung von Wärme oder Kälte. Eine aufmerksame Überwachung ermöglicht es, besser vorauszusehen, wann der Schmerz unbeherrschbar werden kann und Aggressions- oder Erregungsschübe zu verhindern.

## 2. Stress: ein emotionaler Verstärker

**Stress** ist ein weiterer wichtiger Faktor, der zum schwierigen Verhalten von Patienten beiträgt. Ein Krankenhausaufenthalt, das Warten auf Untersuchungsergebnisse, die Ungewissheit über den Verlauf der Krankheit oder die Angst vor einem chirurgischen Eingriff können zu starkem Stress führen. Dieser Stress, der oft mit tiefsitzenden Ängsten (Angst vor Schmerzen, Tod oder Abhängigkeit) verbunden ist, kann sich in Abwehrhaltungen oder aggressiven Reaktionen äußern.

### a. Angst und Ungewissheit
Patienten können sich überfordert fühlen, wenn sie mit medizinischen Situationen konfrontiert werden, die sie nicht vollständig verstehen. Medizinische Untersuchungen, Diagnosen oder chirurgische Eingriffe sind häufig Quellen der Angst. Die **Angst vor dem Unbekannten**, kombiniert mit dem Gefühl, die Kontrolle über den eigenen Körper und die eigene Situation zu verlieren, kann zu unverhältnismäßigen Reaktionen führen. Beispielsweise kann ein Patient, der auf ein wichtiges Untersuchungsergebnis wartet, ängstlich, ungeduldig oder sogar aggressiv werden, wenn die Wartezeit länger dauert oder die Informationen nicht schnell genug weitergegeben werden.

### b. Das Gefühl der Hilflosigkeit
Das **Gefühl der Hilflosigkeit** ist ebenfalls ein Auslöser für schwieriges Verhalten. Patienten im Krankenhaus befinden sich oft in einem Zustand der Abhängigkeit von den Betreuern, was zu Frustrationen führen kann. Sie haben keine Kontrolle über ihren Tagesablauf, ihre Behandlung oder die Entscheidungen, die über sie getroffen werden. Dieses Gefühl des Kontrollverlustes kann den Stress verstärken und zu defensivem Verhalten oder Ablehnung der Autorität des Pflegepersonals führen.

### c. Techniken zur Stressbewältigung
Um die Auswirkungen von Stress auf das Verhalten des Patienten zu verringern, ist es wichtig, ihm **jeden Schritt der** Pflege **klar zu erklären,** ihm so viele Informationen wie möglich zu geben

und ihn in die ihn betreffenden Entscheidungen einzubeziehen. Eine **transparente Kommunikation** ist ein wirksames Mittel, um Ängste zu reduzieren und Vertrauen aufzubauen. Psychologische Unterstützung wie aktives Zuhören oder Entspannungsübungen können dem Patienten helfen, mit seinen Emotionen umzugehen und sich sicherer zu fühlen.

## 3. Postanästhetische Verwirrung: eine häufige Ursache für unvorhersehbares Verhalten

**Postanästhetische Verwirrung** oder postoperatives Delirium ist ein häufiges Phänomen nach einem chirurgischen Eingriff, insbesondere bei älteren oder gebrechlichen Patienten. Dieses Syndrom äußert sich durch vorübergehende Desorientierung, Bewusstseinsstörungen, Gedächtnisstörungen und sogar Halluzinationen. Es kann von einigen Stunden bis zu mehreren Tagen andauern und wird häufig von unruhigem oder unzusammenhängendem Verhalten begleitet.

### a. Desorientierung und Verlust der Orientierung
**Desorientierung** ist ein Hauptmerkmal der postanästhetischen Verwirrung. Der Patient erkennt möglicherweise nicht, wo er sich befindet, erinnert sich nicht an den Eingriff oder das Personal, das ihn betreut. Dieser Verlust der Orientierung ist äußerst beängstigend und kann zu irrationalen Verhaltensweisen führen, wie z.B. unerlaubtes Aufstehen, Schreien oder Verweigerung der Kooperation. Der Patient kann auch über die Uhrzeit oder das Datum **verwirrt** sein, was das Gefühl des Unbehagens noch verstärkt.

### b. Halluzinationen und Wahnvorstellungen
In schweren Fällen kann die postanästhetische Verwirrung mit **Halluzinationen** oder **Wahnvorstellungen** einhergehen, bei denen der Patient Ereignisse oder Personen wahrnimmt, die nicht existieren. Diese Halluzinationen können Angst- oder Abwehrreaktionen auslösen, wie plötzliche Unruhe oder Aggressionen gegen das Pflegepersonal, das er als Bedrohung empfinden kann.

**c. Behandlung der Verwirrung**

Die Behandlung der postanästhetischen Verwirrung beruht auf einem **sanften und beruhigenden** Ansatz. Es ist wichtig, **den Patienten regelmäßig neu zu orientieren** und ihm zu erklären, wo er sich befindet, was passiert ist und warum er hier ist. Das Pflegepersonal sollte ruhig und deutlich sprechen und nicht ungeduldig auf die Unruhe des Patienten reagieren. Darüber hinaus ist es oft hilfreich, **die Reize** (helles Licht, übermäßiger Lärm) zu **reduzieren**, um die Rückkehr zur Ruhe zu fördern. In einigen Fällen kann die Anwesenheit eines Angehörigen dem Patienten helfen, sich schneller wieder zurechtzufinden.

# 4. Kognitive und psychiatrische Störungen: ein erschwerender Faktor

**Kognitive Störungen** (wie Demenz) oder **psychiatrische Störungen** (wie Schizophrenie oder bipolare Störungen) können ebenfalls zu schwierigem Verhalten führen. Diese Patienten können aufgrund ihres Zustands anfälliger für den Stress eines Krankenhausaufenthalts oder für postoperative Störungen sein, und ihre Reaktionen können unvorhersehbarer sein.

**a. Die Bedeutung der Kenntnis der Vorgeschichte des Patienten**

Bei Patienten mit kognitiven oder psychiatrischen Störungen ist es von entscheidender Bedeutung, dass das Pflegepersonal über die **Krankengeschichte** und den mentalen Zustand des Patienten informiert ist. Dies ermöglicht es, die Pflege anzupassen und riskante Verhaltensweisen besser zu antizipieren. Ein Patient mit Demenz kann sich beispielsweise eher verloren fühlen und mit Unruhe reagieren, während ein Patient mit Schizophrenie eher zu wahnhaften Episoden neigt.

**b. Die Pflege muss angepasst werden**

Die Behandlung von Patienten mit kognitiven oder psychiatrischen Störungen muss an ihren Zustand angepasst werden, wobei darauf zu achten ist, dass ihre Ängste oder Verwirrung nicht verstärkt werden. Oft ist es notwendig,

**Erklärungen zu vereinfachen**, Informationen zu wiederholen und Geduld zu haben. Die Begleitung durch **spezialisierte Fachleute** wie Psychologen oder Psychiater kann ebenfalls in Betracht gezogen werden, um mit Symptomen und schwierigen Verhaltensweisen besser umgehen zu können.

- **Arbeiten mit nicht-kooperierenden Patienten**

  ○ Wie man die Zusammenarbeit zum Wohle des Patienten fördert: einfühlsame Kommunikation, aktives Zuhören.

Die Förderung der **Kooperation** eines Patienten im Rahmen der medizinischen Versorgung ist von grundlegender Bedeutung, um sein **Wohlbefinden** zu gewährleisten und seine Genesung zu optimieren. In stressigen, komplexen und manchmal beängstigenden medizinischen Situationen kann der Patient aus Angst, Informationsmangel oder Vertrauensverlust zögern, mitzuarbeiten. In diesem Zusammenhang müssen die Pflegekräfte Techniken der **einfühlsamen Kommunikation** und des **aktiven Zuhörens** anwenden, zwei Ansätze, die nicht nur den Widerstand entschärfen, sondern auch eine vertrauensvolle Beziehung schaffen, die eine bessere medizinische Versorgung ermöglicht. Wenn die Beziehung zwischen Pflegekraft und Patient menschlich gestaltet wird und der Patient in den Mittelpunkt seiner Behandlung gestellt wird, kann seine Beteiligung an der Behandlung verstärkt und sein allgemeines Wohlbefinden verbessert werden.

## 1. Einfühlsame Kommunikation: ein Schlüsselansatz zur Schaffung einer vertrauensvollen Beziehung

**Einfühlsame Kommunikation** bedeutet, sich in den Patienten hineinzuversetzen, seine Gefühle zu erkennen und ihm zu zeigen, dass seine Gefühle verstanden werden und legitim sind. Dadurch wird eine **emotionale Verbindung** hergestellt, die den Patienten ermutigt, sich zu öffnen und zu kooperieren, da er sich angehört, verstanden und respektiert fühlt. Dieser Ansatz spielt eine wesentliche Rolle beim Aufbau einer vertrauensvollen Beziehung, die die Grundlage für eine erfolgreiche Zusammenarbeit bildet.

### a. Sich in die Lage des Patienten versetzen

In einer medizinischen Situation kann sich ein Patient **verletzlich**, gestresst oder sogar frustriert fühlen. Daher ist es wichtig, dass sich die Pflegekraft die Zeit nimmt, die Gefühle des Patienten zu verstehen. Eine **einfühlsame Haltung** bedeutet, dass man versucht, die Situation aus der Sicht des Patienten zu sehen und seine Ängste, Sorgen und persönlichen Erfahrungen zu berücksichtigen. Beispielsweise könnte ein Patient, der eine Behandlung ablehnt, eher von der Angst vor Schmerzen oder Nebenwirkungen motiviert sein als von echtem Widerstand. Wenn *Sie* diese Angst anerkennen und bestätigen, indem Sie sagen: *"Ich verstehe, dass Sie wegen dieser Behandlung besorgt sind, es ist normal, sich so zu fühlen"*, wird die Grundlage für eine offene Kommunikation geschaffen.

### b. Achten Sie auf eine wohlwollende und respektvolle Sprache.

Die **Sprache** des Pflegers muss von Wohlwollen und Respekt geprägt sein. Jedes Wort zählt bei der Interaktion mit einem Patienten. Anstatt einen direktiven oder autoritären Ansatz zu wählen, ist es besser, einen beruhigenden und besänftigenden Ton zu verwenden und zu technische oder einschüchternde Begriffe zu vermeiden. Anstatt beispielsweise zu sagen: *"Sie müssen dies sofort tun"*, ist *es* besser zu sagen: *"Es wäre für Ihre Gesundheit hilfreich, wenn Sie dies tun würden, was denken Sie?"*. Diese Art zu sprechen bezieht den Patienten in den Entscheidungsprozess mit ein und vermeidet, dass er sich aufgedrängt oder genötigt fühlt.

### c. Schaffung eines Klimas der emotionalen Sicherheit

Empathie hilft, ein **Klima der emotionalen Sicherheit** zu schaffen, in dem der Patient sich frei fühlt, seine Ängste, Zweifel oder Vorbehalte zu äußern, ohne Angst vor Verurteilung zu haben.

Der Behandler sollte den Patienten dazu ermutigen, seine Gefühle, Fragen oder sogar seine Ablehnung der vorgeschlagenen Behandlung mitzuteilen. Dies bedeutet nicht, dass der Pfleger alles einfach hinnehmen muss, sondern dass er den Bedenken des Patienten mit Offenheit und Verständnis begegnen sollte. Indem der Pfleger auf die Ängste des Patienten eingeht, zeigt er ihm, dass er ernst genommen wird, was wiederum das Vertrauensverhältnis stärkt.

## 2. Aktives Zuhören: Förderung des Ausdrucks und des gegenseitigen Verständnisses

**Aktives Zuhören** ist eine Technik, bei der die volle Aufmerksamkeit auf das gerichtet wird, was der Patient sagt, ohne Unterbrechung oder Beurteilung, und dem Patienten gezeigt wird, dass er wirklich gehört wird. Dieser Ansatz ermutigt den Patienten, sich frei zu äußern, wodurch es leichter wird, Hindernisse für die Zusammenarbeit zu erkennen und gemeinsam zu überwinden. Aktives Zuhören stärkt das **Gefühl der Autonomie** des Patienten und verbessert die Qualität der therapeutischen Beziehung.

### a. Zeit für das Gespräch einräumen
In einem medizinischen Umfeld, das oft unter Zeitdruck steht, ist es manchmal schwierig, sich die Zeit zu nehmen, einem Patienten ausführlich zuzuhören. **Geduldig und aufmerksam zuzuhören** ist jedoch eine wesentliche Investition, um eine bessere Zusammenarbeit **zu** gewährleisten. Indem der Pfleger dem Patienten Raum gibt, seine Bedenken, Fragen oder Zweifel zu äußern, zeigt er, dass seine Meinungen und Gefühle wertvoll sind. Dies hilft dem Patienten, sich respektiert und in seine eigene Behandlung einbezogen zu fühlen.

### b. Reformulierung und Verdeutlichung der Äußerungen des Patienten
Eine der wichtigsten Techniken des aktiven Zuhörens ist die **Reformulierung**. Das Umformulieren der Äußerungen des Patienten stellt nicht nur sicher, dass die Botschaft richtig

verstanden wurde, sondern zeigt dem Patienten auch, dass seine Worte beachtet werden. Wenn ein Patient beispielsweise seine Angst vor einem chirurgischen Eingriff zum Ausdruck bringt, kann der Pfleger mit einer Neuformulierung antworten: *"Wenn ich Sie richtig verstanden habe, ist Ihre größte Sorge der Schmerz nach der Operation, ist das richtig?"*. Diese Reformulierung gibt dem Patienten die Gelegenheit, seine Äußerungen gegebenenfalls zu präzisieren und ermöglicht es dem Pfleger, seine Antwort an die tatsächlichen Sorgen des Patienten anzupassen.

**c. Offene Fragen stellen, um zum Sprechen anzuregen**
Aktives Zuhören bedeutet auch, **offene Fragen** zu stellen, die den Patienten dazu anregen, seine Gedanken in der Tiefe auszudrücken. Anstatt geschlossene Fragen zu stellen, die mit "Ja" oder "Nein" beantwortet werden, können offene Fragen eine umfassendere Information über die Gefühle oder Gedanken des Patienten liefern. Anstatt beispielsweise zu fragen: *"Verstehen Sie die Behandlung?"*, ist es effektiver zu *sagen: "Können Sie mir sagen, wie Sie die Behandlung verstehen und was Sie daran beunruhigt?"*. Dies ermutigt den Patienten, seine Wahrnehmungen zu erläutern und seine Bedenken zu erörtern, wodurch der Weg für eine konstruktive Diskussion geebnet wird.

# 3. Förderung der Beteiligung des Patienten an Behandlungsentscheidungen

Die Einbeziehung des Patienten in die **medizinischen Entscheidungen** ist ein Schlüsselfaktor für die Zusammenarbeit. Indem der Patient in den Mittelpunkt seines eigenen Behandlungspfades gestellt wird, wird er zu einem **Akteur seiner Gesundheit**, was seine Motivation erhöht, die Behandlungen zu befolgen und die Verhaltensweisen anzunehmen, die zur Verbesserung seines Wohlbefindens notwendig sind.

### a. Wahlmöglichkeiten bieten, um die Autonomie wiederherzustellen
Patienten können oft das Gefühl haben, keine **Kontrolle** über ihre Situation zu haben, wenn sie im Krankenhaus oder in Behandlung

sind. Die Wiederherstellung einer Form von Autonomie durch das Angebot von **Wahlmöglichkeiten** ist eine hervorragende Möglichkeit, die Kooperation der Patienten zu fördern. Wenn ein Patient beispielsweise eine schwierige oder schmerzhafte Behandlung über sich ergehen lassen muss, kann das Angebot von Optionen, selbst einfacher Art, wie die Wahl des Zeitpunkts der Behandlung oder der Begleitung während der Behandlung, das Gefühl der Hilflosigkeit verringern. Dies gibt dem Patienten das Gefühl, dass er seine Situation beeinflussen kann, selbst unter Umständen, in denen medizinische Entscheidungen unvermeidbar sind.

**b. Erklären Sie die Vorteile der Behandlungen.**
Das **Verständnis** der vorgeschlagenen Behandlungen ist entscheidend dafür, dass der Patient sie akzeptiert und befolgt. Wenn Sie den **Nutzen der Behandlung** auf klare und pädagogische Weise erklären, hilft dies dem Patienten, den Nutzen der Befolgung der medizinischen Empfehlungen zu erkennen. Indem der Pfleger zeigt, wie die Behandlung den Zustand des Patienten verbessert oder Komplikationen vorbeugt, stärkt er die Motivation des Patienten. Anstatt einfach ein Medikament zu verschreiben, kann der *Pfleger* beispielsweise sagen: "*Dieses Medikament wird die Entzündung reduzieren und Ihnen helfen, schneller wieder mobil zu werden*".

**c. Den Patienten ermutigen, Fragen zu stellen**
Ein Patient, der versteht, was mit ihm geschieht, und der ermutigt wird, Fragen zu stellen, fühlt sich engagierter und selbstbewusster. Der Pfleger muss einen Raum schaffen, in dem der Patient sich wohl fühlt, Fragen zu seiner Behandlung, den Nebenwirkungen oder anderen Anliegen zu stellen. Durch eine transparente und wohlwollende Antwort stärkt der Pfleger das Vertrauen des Patienten, so dass dieser eher bereit ist, den ärztlichen Rat zu befolgen.

# 4. Umgang mit Widerständen durch Verhandlungen und Flexibilität

Es kann vorkommen, dass ein Patient **Widerstand** gegen eine Behandlung oder eine medizinische Empfehlung zeigt. Diese Widerstände können aus Angst, Furcht oder Unverständnis resultieren. Anstatt den Patienten zu zwingen, ist es effektiver, mit diesen Widerständen durch **Verhandlungen** und **Flexibilität** umzugehen.

### a. Erkennen und Validieren von Widerständen
Der erste Schritt im Umgang mit Widerständen besteht darin, die Bedenken des Patienten zu **erkennen** und seine Emotionen zu **validieren**. Wenn ein Patient eine Behandlung ablehnt, ist es wichtig zu verstehen, warum. Sagen Sie z.B.: *"Ich verstehe, dass Sie Vorbehalte gegen diese Behandlung haben. Können Sie mir mehr darüber sagen, was Sie beunruhigt?"*, ermöglicht es, einen Dialog zu eröffnen, anstatt sich auf ein Machtgefälle einzulassen. Den Widerstand anzuerkennen, ohne ihn zu verurteilen, fördert eine konstruktive Diskussion.

### b. Alternativen oder Anpassungen vorschlagen
Wenn möglich, ist es hilfreich, **Anpassungen** oder **Alternativen anzubieten**, um auf die Bedenken des Patienten einzugehen. Wenn ein Patient Angst vor einer schmerzhaften Behandlung hat, kann man ihm eine Technik der örtlichen Betäubung oder Pausen während der Behandlung anbieten. Dies zeigt dem Patienten, dass sein Wohlbefinden berücksichtigt wird und dass es möglich ist, Lösungen zu finden, die seinen Bedürfnissen gerecht werden und gleichzeitig den medizinischen Rahmen respektieren.

### c. Einbeziehung der Angehörigen in die Diskussion
Die Einbeziehung der **Angehörigen des Patienten** in die Diskussion kann ebenfalls dazu beitragen, Widerstände zu überwinden. Die Angehörigen können eine Rolle als moralische Unterstützung spielen und manchmal helfen, Bedenken zu klären. Wenn der Patient sie um ihre Anwesenheit bittet, kann er sich

stärker betreut und beruhigt fühlen, was zu einer höheren Akzeptanz der Pflege führt.

- **Umgang mit emotional schwierigen Situationen**

  ◦ Die emotionalen Auswirkungen einer Operation auf den Patienten und wie der Pfleger damit umgehen kann.

Eine **Operation** ist für den Patienten ein emotional tiefgreifendes Erlebnis. Abgesehen von den unmittelbaren körperlichen Auswirkungen des Eingriffs selbst, durchlebt der Patient oft einen **Strudel von Emotionen**, die Angst, Furcht, Ungewissheit, Kontrollverlust und manchmal sogar Traurigkeit oder Wut beinhalten können. Diese Emotionen können in jeder Phase des chirurgischen Prozesses auftreten: vor der Operation, beim Warten auf das ärztliche Urteil, während des Krankenhausaufenthalts und während der Genesungsphase. Der **Pfleger** spielt als wichtiges Mitglied des Behandlungsteams eine zentrale Rolle bei der Bewältigung dieser **emotionalen Auswirkungen**. Durch seinen regelmäßigen und engen Kontakt mit dem Patienten kann er eine wesentliche Unterstützung bieten, indem er eine wohlwollende und sichere Umgebung schafft, die den Umgang mit diesen Emotionen erleichtert.

# 1. Die emotionalen Auswirkungen der Operation: Angst, Furcht und Ungewissheit

Eine Operation ist für den Patienten oft mit **Angst** und **Furcht** verbunden, insbesondere wenn es sich um einen größeren oder unerwarteten Eingriff handelt. Die Aussicht auf eine Operation, eine Vollnarkose, eine örtliche Betäubung oder mögliche Komplikationen versetzt den Patienten in einen Zustand **emotionaler Verletzlichkeit**. Vor der *Operation werden* die Patienten von vielen Fragen geplagt: *"Werde ich nach der Operation aufwachen?"*, *"Wird alles gut gehen?"* oder *"Was* *passiert, wenn es nicht klappt?"*. Diese Sorgen können zu einem hohen, manchmal lähmenden Stressniveau führen.

**a. Angst vor dem Unbekannten und vor Schmerzen**
Die **Angst** vor **dem Unbekannten** ist häufig der Hauptgrund für die Angst der Patienten vor einer Operation. Die medizinischen Aspekte des Eingriffs können schwer zu verstehen sein, und die Vorstellung, den eigenen Körper einem Ärzteteam anzuvertrauen, ohne kontrollieren zu können, was geschieht, ist oft eine Quelle des Schreckens. Hinzu kommt die **Angst vor Schmerzen,** die für die meisten Patienten eine große Sorge darstellt. Auch wenn sich die Schmerzbehandlung stark verbessert hat, fürchten sich die Patienten vor den Folgen der Operation und den Unannehmlichkeiten, die mit der Rekonvaleszenz verbunden sind.

**b. Gefühl des Kontrollverlustes**
Die Patienten erleben auch ein **Gefühl des Kontrollverlustes**, da sie in Bezug auf ihre Gesundheit, ihren Komfort und manchmal sogar in Bezug auf einfache alltägliche Aufgaben vom medizinischen Personal abhängig werden. Diese Abhängigkeit, insbesondere für Patienten, die normalerweise aktiv und selbständig sind, kann schwer zu akzeptieren sein. Krankenhausaufenthalte, strenge medizinische Protokolle und das Warten auf andere, die wichtige Entscheidungen für sie treffen, können das Gefühl der Hilflosigkeit verstärken.

**c. Angst vor dem Ergebnis der Operation**
Die Ungewissheit über den **Ausgang der** Operation ist ein wichtiger Angstfaktor. Auch wenn die meisten Operationen ohne Komplikationen verlaufen, sind sich die Patienten oft der Risiken bewusst, die mit einem chirurgischen Eingriff verbunden sind. Diese Ungewissheit, zusammen mit den möglichen körperlichen oder funktionellen Veränderungen nach der Operation, wie z.B. Verlust der Mobilität, sichtbare Narben oder dauerhafte Einschränkungen, erhöht den emotionalen Stress. Der Patient kann befürchten, dass er seinen Gesundheitszustand oder seine Lebensqualität vor der Operation nie wieder erreichen wird.

## 2. Die zentrale Rolle des Helfers bei der Bewältigung dieser Emotionen

Der **Pfleger** ist oft die Person, die dem Patienten während des Krankenhausaufenthalts am nächsten steht. Aufgrund seiner physischen und emotionalen Nähe zum Patienten steht er an vorderster Front, wenn es darum geht, die **Emotionen** des Patienten zu erkennen und **darauf zu reagieren**. Die Rolle des Pflegers beschränkt sich nicht nur auf die physische Pflege, sondern umfasst auch die notwendige emotionale Begleitung, um dem Patienten zu helfen, diese schwierige Zeit mit mehr Gelassenheit zu überstehen.

### a. Eine tröstende Präsenz bieten

Eine der ersten Aufgaben des Pflegers ist es, dem Patienten eine **tröstende Präsenz** zu bieten. Die einfache Tatsache, dass man verfügbar ist, sich die Sorgen des Patienten anhört, ohne zu urteilen, und seine Fragen beantwortet, kann einen großen Teil der Angst des Patienten verringern. Manchmal ist die beste Art, einen Patienten zu beruhigen, einfach nur da zu sein, ihm zuzuhören und ihm zu zeigen, dass er in dieser Situation nicht allein ist. Ein Lächeln, eine beruhigende Geste oder ein paar tröstende Worte können einen großen Unterschied in der Art und Weise machen, wie der Patient mit der Situation umgeht.

### b. Aktives Zuhören und Empathie üben

**Einfühlsame Kommunikation** und **aktives Zuhören** sind wesentliche Werkzeuge für den Pfleger, wenn es darum geht, einen Patienten emotional zu unterstützen. Aktives Zuhören bedeutet, auf das zu achten, was der Patient sagt, seine Äußerungen umzuformulieren, um zu zeigen, dass er gehört wurde, und auf seine Bedenken mit Wohlwollen zu reagieren. Wenn ein Patient beispielsweise seine Angst äußert, nach einer Anästhesie nicht aufzuwachen, kann der Pfleger dies umformulieren und sagen: "*Ich verstehe, dass Sie sich Sorgen machen, das ist eine Angst, die viele Patienten vor einer Operation haben. Ich werde Ihnen erklären, was das medizinische*

*Team unternimmt, um Ihre Sicherheit zu gewährleisten.* Indem der Pflegende die Emotionen des Patienten erkennt und bestätigt, kann er ihm helfen, sich verstanden und unterstützt zu fühlen, was oftmals den Stress des Patienten mindert.

### c. Informieren und beruhigen
**Information** ist eine starke Waffe gegen Angst. Ungewissheit schürt oft die Ängste der Patienten und die Fähigkeit des Pflegers, ihre Fragen klar zu beantworten oder sie zu geeigneten Antworten zu führen, ist von entscheidender Bedeutung. Wenn ein Patient beispielsweise Bedenken wegen postoperativer Schmerzen äußert, kann der Pfleger die verschiedenen Strategien zur Schmerzbehandlung erklären, wie z.B. Schmerzmittel oder nicht-medikamentöse Techniken zur Schmerzlinderung. Dies kann dazu beitragen, **Missverständnisse auszuräumen** und die Sorgen des Patienten zu verringern. Wenn jedoch spezifische Fragen außerhalb des Kompetenzbereichs der Pflegekraft liegen, ist es wichtig, diese Fragen an das entsprechende medizinische Personal zu verweisen.

### d. Ermutigung zum Ausdruck von Emotionen
Patienten können **ihre Gefühle** manchmal **unterdrücken**, weil sie Angst haben, beurteilt zu werden oder schwach zu erscheinen. Daher ist es wichtig, dass der Pfleger sie ermutigt, ihre Gefühle auszudrücken, sei es Angst, Wut oder sogar Trauer. Beispielsweise kann es sein, dass ein Patient vor einer Operation weinen oder seinen Stress verbalisieren muss; dies ist Teil des Prozesses der Emotionsbewältigung. Indem der Pfleger diese Emotionen validiert und zeigt, dass sie in diesem Kontext normal sind, hilft er dem Patienten, sich nicht isoliert oder unverstanden zu fühlen.

## 3. Umgang mit den Emotionen nach der Intervention: Frustrationen und Verlustgefühle

Nach der Operation können **neue Emotionen** auftreten. Wenn die Operation gut verlaufen ist, kann der Patient Erleichterung empfinden, aber in vielen Fällen ist die Zeit nach der Operation eine **schwierige Zeit der Rekonvaleszenz**, die von Frustrationen aufgrund von Schmerzen, Verlust der Selbständigkeit oder langsamer Erholung geprägt ist. Die Rolle des Krankenpflegers besteht darin, den Patienten in dieser heiklen Phase zu **unterstützen** und ihm zu helfen, diese emotionalen Herausforderungen zu bewältigen.

### a. Frustration aufgrund von Schmerzen und körperlichen Einschränkungen

**Postoperative Schmerzen** sind oft eine Quelle der Frustration für die Patienten. Selbst bei einer angemessenen Behandlung kann es vorkommen, dass der Schmerz anhält, die Bewegungen einschränkt und die Fähigkeit des Patienten, einfache Aufgaben auszuführen, beeinträchtigt. Dies kann zu Reizbarkeit oder einem Gefühl der Hilflosigkeit führen. Der Pfleger kann durch **physische Unterstützung** helfen, wie z.B. die Position des Patienten anpassen, ihm beim Bewegen oder Aufstehen helfen und sich die Zeit nehmen, dem Patienten zu erklären, dass Schmerzen ein Teil des Heilungsprozesses sind und mit der Zeit nachlassen werden.

### b. Verlust der Selbständigkeit und Abhängigkeit

Der Verlust der Selbständigkeit ist oft einer der Aspekte, die für einen Patienten am schwierigsten zu akzeptieren sind. Die Notwendigkeit, bei alltäglichen Aufgaben wie Waschen, Fortbewegung und Nahrungsaufnahme unterstützt zu werden, kann Gefühle von **verletzter Würde oder Abhängigkeit** auslösen. Der Pfleger sollte dann **diskret und respektvoll** handeln und den Patienten ermutigen, seine Selbständigkeit allmählich wiederzuerlangen. Wenn der Helfer z.B. Hilfe anbietet, den Patienten aber das tun lässt, was er selbst tun kann, zeigt er dem Patienten, dass er an seine Genesungsfähigkeit glaubt.

### c. Traurigkeit oder Depression nach der Operation

In einigen Fällen können Patienten nach einem chirurgischen Eingriff eine Form von **Depression** empfinden, insbesondere wenn der Eingriff zu größeren körperlichen Veränderungen wie einer Amputation geführt hat oder wenn die Genesung länger dauert als erwartet. Diese Traurigkeit, die oft mit einem Gefühl des Verlustes oder der Frustration über die langsame Genesung verbunden ist, kann schwer zu bewältigen sein. Der Pfleger kann als Vertrauensperson eine **moralische Unterstützung** sein, indem er den Patienten ermutigt, über seine Gefühle zu sprechen und gegebenenfalls psychologische Hilfe zu suchen.

         ○    Umgang mit Stress und Emotionen in tragischen Situationen (Tod, schwere Komplikationen).

Der **Umgang mit Stress und Emotionen** ist ein grundlegender Aspekt des Pflegeberufs, insbesondere wenn man mit **tragischen Situationen** wie Todesfällen oder schweren Komplikationen konfrontiert wird. Diese Momente können emotional sehr belastend sein und es ist von entscheidender Bedeutung, dass Pfleger lernen, mit ihrem eigenen Stress umzugehen und gleichzeitig professionell und für ihre Patienten und deren Angehörige da zu sein. Ein Pfleger muss in der Lage sein, **andere** in schwierigen Zeiten zu **unterstützen** und gleichzeitig **seine eigenen Emotionen** zu **steuern**, um emotionale Erschöpfung, mitfühlende Erschöpfung oder Burnout zu vermeiden. Der Schlüssel dazu liegt im Erwerb von Selbsthilfestrategien ‚**Stressbewältigungstechniken** und einer guten Unterstützung innerhalb des Pflegeteams.

# 1. Die emotionale Auswirkung von tragischen Situationen auf den Pfleger

Die Arbeit in einem medizinischen Umfeld, insbesondere in Abteilungen, in denen Tod und schwere Komplikationen vorkommen (wie Chirurgie, Intensivpflege oder Onkologie), setzt das Pflegepersonal einer **starken emotionalen Belastung** aus. Der Tod eines Patienten, unvorhergesehene Komplikationen bei einer Operation oder ein sich plötzlich verschlechternder

Gesundheitszustand sind Situationen, die **Schock, Traurigkeit** oder sogar ein **Gefühl der Hilflosigkeit** bei den Pflegenden auslösen können.

**a. Die Konfrontation mit dem Tod**
Der Tod eines Patienten ist immer ein erschütternder Moment für das Pflegepersonal, egal wie viel Erfahrung es hat. Selbst wenn der Tod erwartet wird, löst er **tiefe Emotionen** aus. Traurigkeit, Frustration, weil man nicht mehr tun konnte, und manchmal sogar Wut über die Ungerechtigkeit der Situation sind Gefühle, die auftreten können. Darüber hinaus entwickeln Pfleger häufig emotionale Bindungen zu Patienten, die sie eng betreuen, was es noch schwieriger macht, ihren Tod zu akzeptieren.

**b. Schwere Komplikationen**
**Schwere** oder unerwartete **Komplikationen** während eines chirurgischen Eingriffs oder einer Behandlung können auch für das Pflegepersonal traumatisch sein. Sie rufen ein erhöhtes **Verantwortungsgefühl** hervor und können dazu führen, dass der Pfleger sich fragt, ob er etwas hätte anders machen können, um die Situation zu verhindern. In solchen Momenten führen das Gefühl der Hilflosigkeit und der Druck, die Sicherheit der Patienten zu gewährleisten, zu **starkem Stress**.

**c. Emotionale Erschöpfung**
Die Wiederholung dieser tragischen Situationen kann zu **emotionaler Erschöpfung** führen, wenn der Stress nicht gut bewältigt wird. Es wird dann schwierig, den Patienten und ihren Familien weiterhin emotionale Unterstützung zu geben, was die Qualität der Pflege beeinträchtigen kann. Die Anhäufung von emotionalem Stress ohne angemessene Entlastung führt häufig zu **Burnout** und mitfühlendem Überdruss, zwei große Risiken für Pflegekräfte.

# 2. Techniken zur Bewältigung von Stress und Emotionen

In solchen Situationen ist es wichtig, dass die Pflegekräfte lernen, **mit ihrem eigenen Stress umzugehen** und auf sich selbst zu achten, damit sie ihren Beruf weiterhin ruhig und effizient ausüben können. Es gibt verschiedene Techniken, um zu verhindern, dass sich emotionaler Stress aufbaut und schädlich wird.

**a. Umgang mit den unmittelbaren Emotionen**
Wenn ein tragisches Ereignis eintritt, ist es normal, **starke Emotionen** wie Traurigkeit, Wut oder Frustration zu empfinden. Es ist wichtig, **diese Emotionen** zu **erkennen und zu akzeptieren**, anstatt sie zu unterdrücken. Sich selbst gegenüber ehrlich zu sein, was man fühlt, ist der erste Schritt, um effektiv mit diesen Gefühlen umzugehen. Zum Beispiel kann sich ein Pfleger nach der Mitteilung eines Todesfalls einen Moment Zeit nehmen, um **tief durchzuatmen**, sich kurz von der emotional belasteten Szene zu entfernen und sich neu zu konzentrieren, bevor er an seinen Arbeitsplatz zurückkehrt.

**b. Entspannungstechniken anwenden**
**Entspannungstechniken** wie **tiefes Atmen**, **Achtsamkeitsmeditation** oder auch kurze Pausen, um sich zu strecken und körperliche Spannungen zu lösen, sind sehr effektiv, um Stress in Echtzeit zu bewältigen. Diese Techniken beruhigen das Nervensystem und verhindern, dass der Stress zu übermächtig wird. Zum Beispiel kann eine kurze Sitzung mit bewusster Atmung (tief einatmen, die Luft für einige Sekunden anhalten und dann langsam ausatmen) helfen, die Ruhe zu finden, bevor man zu Patienten oder Kollegen zurückkehrt.

**c. Teilen Sie Ihre Emotionen mit dem Team.**
Es ist wichtig, **die emotionale Last nicht allein zu tragen**. Pfleger arbeiten im Team und es ist oft hilfreich, die eigenen Gefühle mit den Kollegen zu teilen. Wenn man seine Emotionen gegenüber jemandem ausdrückt, der die Situation versteht, kann

man **die Stressbelastung reduzieren** und sich unterstützt fühlen. Dies trägt auch dazu bei, die Solidarität innerhalb des Teams zu stärken. Einige Einrichtungen bieten nach schwierigen Ereignissen ein **emotionales Debriefing** an, bei dem das Pflegepersonal seine Gefühle in einem sicheren und betreuten Rahmen ausdrücken kann.

### d. Das Grübeln einschränken

Nach einem Todesfall oder einer schweren Komplikation ist es üblich, die Ereignisse **wiederzukäuen** und in Gedanken zu wiederholen. Dies kann zu einer mentalen Überlastung führen und den Stress verstärken. Es ist wichtig zu lernen, diese Gedanken **loszulassen** und sich nicht in Schuldgefühlen zu verfangen. Wenn ein Pfleger sein Bestes getan und die Protokolle befolgt hat, muss er akzeptieren, dass er nicht alles kontrollieren kann. Die Unterstützung eines Mentors oder eines erfahreneren Kollegen kann hilfreich sein, um die Ereignisse in die richtige Perspektive zu rücken.

## 3. Langfristige Selbstfürsorge

Um eine Anhäufung von Stress und emotionale Erschöpfung zu vermeiden, ist es wichtig, dass Pflegende langfristige **Selbstpflegestrategien** anwenden. Diese Strategien sind unerlässlich, um ein gutes emotionales Gleichgewicht zu erhalten und auf die Bedürfnisse der Patienten einzugehen, ohne sich selbst zu erschöpfen.

### a. Aufrechterhaltung eines Gleichgewichts zwischen Berufs- und Privatleben

Eines der wirksamsten Mittel zur Vermeidung von emotionaler Erschöpfung ist die **Aufrechterhaltung eines Gleichgewichts zwischen Arbeit und Privatleben**. Es ist wichtig, dass Sie nach Feierabend von der Arbeit **abschalten** können, um sich emotional und körperlich zu erholen. Pflegende sollten sich **Ruhepausen** und angenehme Aktivitäten gönnen, die es ihnen ermöglichen, sich zu regenerieren, wie z.B. Zeit mit Angehörigen zu verbringen, einem Hobby nachzugehen oder sich körperlich zu betätigen.

**b. Bitten Sie bei Bedarf um psychologische Unterstützung.**
Angesichts der Anhäufung von Emotionen, die mit wiederholten tragischen Situationen verbunden sind, kann es hilfreich sein, **psychologische Unterstützung anzufordern.** Das Pflegepersonal muss verstehen, dass diese Art von Unterstützung kein Zeichen von Schwäche ist, sondern eine wertvolle Ressource, um mit Stress besser umgehen zu können. Viele Krankenhäuser bieten **psychologische Unterstützung** für Angehörige der Gesundheitsberufe an, damit diese ihre Erfahrungen mit einem Spezialisten besprechen können und Werkzeuge erhalten, um mit emotionalen Schwierigkeiten besser umgehen zu können.

**c. Entwicklung emotionaler Resilienz**
**Emotionale Resilienz** ist die Fähigkeit, sich nach stressigen oder traumatischen Ereignissen zu erholen. Sie entwickelt sich mit der Zeit und der Erfahrung, kann aber auch durch regelmäßige Praktiken wie **Meditation, positive Visualisierung** oder die Entwicklung von **Mitgefühl mit sich selbst** gestärkt werden. Wenn man akzeptiert, dass Traurigkeit und Frustration zum Beruf gehören, aber auch anerkennt, dass man sein Bestes tut, um den Patienten zu helfen, kann man eine Resilienz aufbauen, die hilft, schwierige Situationen zu überwinden, ohne zusammenzubrechen.

# 4. Solidarität und Unterstützung innerhalb des Teams pflegen

Die Arbeit in emotional belasteten Umgebungen wie Operationssälen oder Intensivstationen erfordert **Solidarität innerhalb des Teams.** Das Pflegepersonal muss in der Lage sein, sich **gegenseitig zu unterstützen,** Erfahrungen auszutauschen und emotionale Hilfe zu leisten. Diese **kollektive Unterstützung** ist ein Schlüsselfaktor für den besseren Umgang mit tragischen Situationen.

**a. Sich auf Kollegen verlassen**

Wenn der Stress oder die Emotionen zu stark werden, ist es wichtig, die Kollegen **um Hilfe zu bitten**. Manchmal ist es ein starkes Mittel, den Druck zu lindern, indem man einfach ein Gespräch teilt oder jemanden hat, der vorübergehend eine Aufgabe übernimmt, um eine Verschnaufpause zu ermöglichen. Pflegeteams, die eine Kultur der **gegenseitigen Unterstützung pflegen, sind** besser darauf vorbereitet, tragische Situationen gemeinsam zu bewältigen, indem sie verhindern, dass sich die Emotionen kumulieren.

**b. Nehmen Sie an Teambriefings teil.**

**Teamdebriefings** nach tragischen Ereignissen bieten die Möglichkeit, die Situation in einem formellen Rahmen zu diskutieren und aufgestaute Emotionen loszulassen. Diese Momente des Austauschs fördern ein **besseres kollektives Verständnis** der Geschehnisse und ermöglichen es, **die Gefühle in Worte zu fassen**. Dies hilft bei der Integration der schwierigen Erfahrung und stärkt die Beziehungen innerhalb des Teams.

# Schlussfolgerung

- **Ein lohnender und unverzichtbarer Weg**

  ○ Zusammenfassung der Bedeutung der Rolle der Pflegekraft in der Chirurgie.

Die Rolle des **Krankenpflegers in der Chirurgie** ist grundlegend und vielfältig, da sie sowohl die technischen als auch die menschlichen und emotionalen Aspekte der Patientenpflege betrifft. Die Pflegekraft ist in allen Phasen des chirurgischen Prozesses anwesend und spielt eine Schlüsselrolle für den reibungslosen Ablauf der Eingriffe, den Komfort und die Sicherheit der Patienten sowie den Zusammenhalt innerhalb des Pflegeteams. Seine Anwesenheit ist nicht nur für die Gewährleistung einer qualitativ hochwertigen Grundversorgung unerlässlich, sondern auch für die Schaffung einer beruhigenden Umgebung, in der sich der Patient angehört, respektiert und betreut fühlt.

# 1. Den Patienten vor dem Eingriff betreuen: vorbereiten, beruhigen, informieren

Vor einem chirurgischen Eingriff steht der Pfleger an vorderster Front, um den Patienten physisch und emotional vorzubereiten. Er sorgt dafür, dass der Patient auf die Operation vorbereitet ist, indem er technische Maßnahmen wie **Rasieren, antiseptisches Duschen** oder die **Vorbereitung der Ausrüstung** übernimmt. Diese Maßnahmen beschränken sich nicht nur auf die Grundpflege, sondern sind auch wichtig, um das Infektionsrisiko zu verringern und die Sicherheit des Patienten während der Operation zu gewährleisten.

Neben den technischen Aspekten ist der Pfleger jedoch oft derjenige, der durch seine Nähe zum Patienten eine **psychologisch unterstützende** Rolle spielt. Vor einer Operation ist der Patient häufig ängstlich, unsicher über den Ausgang der Operation oder hat Angst vor Schmerzen oder Komplikationen. Der Pfleger hilft durch seine beruhigende Präsenz, seine einfachen Gesten und seine beruhigenden Worte, diese Ängste abzubauen. Indem er die Vorbereitungsschritte erklärt, Fragen beantwortet oder **sich** Sorgen anhört, spielt er eine entscheidende Rolle bei der **Verringerung der Angst** des Patienten, so dass dieser dem Eingriff gelassener entgegensehen kann.

## 2. Zusammenarbeit mit Krankenpflegern und Chirurgen: eine wichtige Koordination

In einer chirurgischen Abteilung ist der Krankenpflegehelfer ein integraler Bestandteil des **multidisziplinären Teams**. Er arbeitet eng mit Krankenpflegern, Chirurgen und Anästhesisten zusammen, um die Sicherheit und das Wohlbefinden des Patienten zu gewährleisten. Diese **interdisziplinäre Koordination** ist von entscheidender Bedeutung, um sicherzustellen, dass jeder Schritt der Behandlung reibungslos und effizient durchgeführt wird.

Der Krankenpflegehelfer hat eine Schlüsselfunktion bei der Organisation und dem reibungslosen Ablauf des **Operationssaals**. Im Vorfeld der Operation ist er an der Verwaltung des Materials beteiligt, sorgt für die **Sterilisation der** chirurgischen Instrumente, die **Desinfektion der Räumlichkeiten** und die Vorbereitung der Operationsfelder. Er hilft auch bei der Identifizierung von Infektionsrisiken und der Umsetzung von **strengen Hygieneprotokollen**, um eine sichere Operationsumgebung zu gewährleisten.

Diese Zusammenarbeit endet nicht bei der Technik: Der Pflegehelfer ist auch **das Bindeglied zwischen dem Patienten und dem medizinischen Team**. Er vermittelt wertvolle Informationen über den emotionalen und physischen Zustand des Patienten, die es dem Team ermöglichen, die Pflege besser anzupassen. Er ist auch Teil der postoperativen Informationsvermittlung, indem er Änderungen des Gesundheitszustands des Patienten mitteilt oder sicherstellt, dass die verordnete Pflege ordnungsgemäß durchgeführt wird.

## 3. Betreuung des Patienten nach der Operation: kontinuierliche Überwachung und Unterstützung

Nach der Operation spielt der Krankenpflegehelfer eine zentrale Rolle bei der **postoperativen Überwachung** des Patienten. Er ist dafür verantwortlich, die Vitalparameter (wie Temperatur, Blutdruck, Puls) **zu** überwachen und auf **unmittelbar** auftretende **Komplikationen** wie Infektionen, Blutungen oder Atemprobleme zu achten. Diese Überwachungsfunktion ist entscheidend, um Anzeichen einer Notlage schnell zu erkennen und gegebenenfalls Pflegepersonal oder Ärzte zu alarmieren.

Der Krankenpflegehelfer ist auch derjenige, der dem Patienten hilft, die Zeit nach der Operation zu bewältigen, indem er für seinen Komfort und sein **Schmerzmanagement** sorgt. Die postoperative Pflege umfasst technische Maßnahmen wie das Wechseln von Verbänden, die Überwachung von Drainagen oder die Überwachung von Infusionen, aber sie beinhaltet auch eine wichtige psychologische Unterstützung. Ein frisch operierter Patient kann zerbrechlich sein, Angst vor der Genesung haben oder sich mit Schmerzen beschäftigen. Der Pfleger hilft durch seine ständige Präsenz und seine wohlwollende Interaktion, diese Sorgen zu lindern, indem er eine beruhigende und besänftigende Umgebung schafft.

## 4. Förderung der Erholung: Frühmobilisierung und Rehabilitation

Der Krankenpflegehelfer spielt auch eine aktive Rolle bei der **frühen Mobilisierung** des Patienten nach einer Operation. In enger Zusammenarbeit mit den **Physiotherapeuten** hilft er bei der Rehabilitation bettlägeriger Patienten, indem er ihnen hilft, sich im Bett zu bewegen, sich hinzusetzen oder mit dem Gehen zu beginnen, sobald ihr Zustand es zulässt. Frühe Mobilisierung ist ein Schlüsselfaktor bei der Vermeidung von Komplikationen wie **Thrombosen**, **Lungenembolien** oder **Druckgeschwüren**.

Durch die Förderung der allmählichen Wiederaufnahme von Bewegungen und die Unterstützung der Patienten bei der Wiedererlangung ihrer Selbständigkeit trägt der Pfleger nicht nur zur körperlichen Genesung, sondern auch zu ihrem **geistigen**

**Wohlbefinden** bei. Die wiedererlangte Selbständigkeit, auch wenn sie nur teilweise ist, stärkt das Vertrauen des Patienten in seine Fähigkeit, sich zu erholen und wieder ein normales Leben zu führen. Der Pfleger spielt durch seine physische und psychologische Begleitung eine entscheidende Rolle in dieser Phase.

# 5. Emotionale Unterstützung und Umgang mit Emotionen

Während des gesamten chirurgischen Prozesses ist der Pfleger eine **Quelle emotionaler Unterstützung** für den Patienten. Bei Angst, Furcht vor der Operation oder der Ungewissheit über die Genesung ist der Pfleger oft der erste Ansprechpartner des Patienten. Durch seine Fähigkeit, zuzuhören, zu verstehen und zu beruhigen, hilft er dem Patienten, **seine Emotionen** zu **bewältigen**, indem er eine vertrauensvolle Beziehung aufbaut, die den Behandlungsverlauf menschlicher macht.

Bei schwerwiegenden Komplikationen oder tragischen Situationen, wie einem Todesfall oder einem schwierigen Ausgang, muss der Krankenpflegehelfer auch in der Lage sein, **seine eigenen Emotionen** zu **bewältigen**, während er den Patienten und ihren Familien weiterhin Unterstützung bietet. Er begegnet diesen Momenten mit **Empathie**, indem er die Angehörigen in ihrem Schmerz begleitet und sich gleichzeitig auf seine eigenen Fähigkeiten stützt, um die emotionalen Auswirkungen auf sich selbst zu bewältigen. Es ist eine anspruchsvolle Rolle, die sowohl eine hohe Belastbarkeit als auch eine starke Anpassungsfähigkeit erfordert.

○ Ermutigung zu beruflichem Engagement und Streben nach Spitzenleistungen.

Die Förderung des **beruflichen Engagements** und des **Strebens nach Spitzenleistungen** bei Pflegekräften, insbesondere in einem so anspruchsvollen Bereich wie dem Gesundheitswesen, ist von entscheidender Bedeutung, um eine qualitativ hochwertige Pflege zu gewährleisten, ein erfüllendes Arbeitsumfeld zu fördern und eine Kultur des kontinuierlichen Fortschritts **zu** unterstützen. Engagement bedeutet nicht nur, die tägliche Arbeit gut zu machen, sondern auch, sich ständig zu verbessern, sich persönlich und beruflich weiterzuentwickeln und das **Wohl des Patienten** immer an die erste Stelle zu setzen. Die Förderung dieses Strebens nach Exzellenz, sowohl auf technischer als auch auf zwischenmenschlicher Ebene, führt nicht nur zur Verbesserung der Qualität der Pflege, sondern auch zur Steigerung der **beruflichen Zufriedenheit** und der Selbstverwirklichung des Pflegepersonals.

# 1. Schaffung eines Umfelds, das Engagement fördert

Einer der ersten Hebel zur Förderung des beruflichen Engagements ist die Schaffung eines **Arbeitsumfelds**, in dem sich jeder Pfleger wertgeschätzt, unterstützt und in der Lage fühlt, sich zu entwickeln. Ein gesundes Arbeitsumfeld fördert natürlich die Motivation und das Engagement, da es dem Gesundheitspersonal einen Rahmen bietet, in dem sie sich entwickeln, lernen und sich für ihre Bemühungen anerkannt fühlen können.

### a. Anerkennung und Wertschätzung der geleisteten Arbeit
**Anerkennung** ist ein starker Motor für Engagement. Wie alle anderen Berufsgruppen müssen auch Pflegende das Gefühl haben, dass ihre Arbeit anerkannt und geschätzt wird, sei es von Kollegen, Vorgesetzten oder den Patienten selbst. Die einfache Anerkennung von Anstrengungen und Erfolgen trägt dazu bei, das **Selbstwertgefühl** zu stärken und das Streben nach

Spitzenleistungen zu fördern. Pflegekräfte, die sich wertgeschätzt fühlen, sind eher bereit, ihre Bemühungen zur Verbesserung ihrer Praxis zu verdoppeln, nach innovativen Lösungen zu suchen und sich stärker in ihrer Arbeit zu engagieren.

**b. Förderung der Zusammenarbeit und des Teamgeistes**
Das Gefühl der Zugehörigkeit zu einem **solidarischen** Team spielt ebenfalls eine Schlüsselrolle für das berufliche Engagement. Die Arbeit in einem Klima der **Zusammenarbeit**, in dem jedes Teammitglied sich von seinen Kollegen unterstützt fühlt und seine Erfahrungen oder Schwierigkeiten mitteilen kann, fördert die persönliche und berufliche Entwicklung. Pfleger, die in einer effektiven **Teamarbeit** engagiert sind, lernen voneinander, tauschen Ideen aus und inspirieren sich gegenseitig, um hohe Qualitätsstandards zu erreichen. Ein Umfeld des **gegenseitigen Vertrauens** fördert die Zusammenarbeit und ermöglicht es den Pflegern, neue Wege zu beschreiten und ihre Fähigkeiten zu verbessern.

# 2. Ermutigung zu kontinuierlicher beruflicher Entwicklung

Das **Streben nach Spitzenleistungen** erfordert eine **ständige berufliche Weiterentwicklung**. Im Gesundheitswesen entwickeln sich die Praktiken, Technologien und das Wissen ständig weiter. Um auf dem neuesten Stand zu bleiben und ihre Praxis zu verbessern, muss das Pflegepersonal ermutigt werden, ständig zu lernen und sich während seiner gesamten Laufbahn weiterzubilden.

**a. Zugang zu Fortbildung und neuen Fähigkeiten**
Es ist wichtig, den Pflegern einen regelmäßigen Zugang zu **Fortbildungen** zu bieten, sei es durch Konferenzen, Workshops oder Weiterbildungskurse. Diese Möglichkeiten geben ihnen die Möglichkeit, neue **Fähigkeiten** zu **entwickeln**, ihr Wissen in bestimmten Bereichen zu vertiefen oder neue Praktiken zu

erlernen, die die Qualität der Pflege verbessern. Eine gut ausgebildete Pflegekraft, die mit den neuesten medizinischen Entwicklungen vertraut ist, fühlt sich in ihrer Arbeit sicherer und kompetenter, was wiederum den Wunsch nährt, weiterhin nach Spitzenleistungen zu streben.

### b. Ermutigung zu Neugier und Innovation

Pflegende sollten ermutigt werden, **ihre Neugier** zu **entwickeln** und neue Ideen und Arbeitsmethoden zu erforschen. Die Ermutigung von Pflegekräften, sich an **Innovationsprojekten** zu beteiligen, an Think Tanks teilzunehmen oder **klinische Forschung** zu betreiben, fördert ihr intellektuelles Engagement und ihren Wunsch, ihre Praxis zu verbessern. Innovation sollte nicht als eine Domäne von Ärzten oder Forschern angesehen werden; auch Pfleger, Krankenschwestern und andere Gesundheitsfachkräfte können eine Schlüsselrolle bei der Verbesserung von Pflegeprozessen spielen.

### c. Persönliche Betreuung und Mentoring

Ein weiterer wichtiger Hebel zur Förderung des beruflichen Engagements ist das **Mentoring**. Einen Mentor zu haben, oder einfach einen erfahreneren Vorgesetzten oder Kollegen, der **Anleitung** und **Ratschläge geben** kann, ist ein wertvoller Aktivposten in der Entwicklung einer Pflegekraft. Mentoring ermöglicht den Austausch von praktischem Wissen, inspiriert zu beispielhaftem Verhalten und ermutigt jüngere Pflegekräfte, sich dem Streben nach Perfektion zu verschreiben. Ein guter Mentor kann auch dabei helfen, **Ziele** für die berufliche Entwicklung zu **setzen** und die kritische Reflexion über die eigene Praxis zu fördern.

## 3. Pflege der Berufsethik und der Qualität der Pflege

**Berufsethik** ist ein Grundpfeiler des Strebens nach Spitzenleistungen in den Gesundheitsberufen. Die Förderung einer ethischen Haltung, die auf Prinzipien wie Freundlichkeit, Vertraulichkeit, Respekt für den Patienten und Integrität beruht, ermöglicht die Aufrechterhaltung hoher Qualitätsstandards in der

Pflege. Ein starkes Engagement für die Berufsethik fördert einen patientenzentrierten Ansatz und stellt sicher, dass jede Handlung zum **Wohle** des Patienten unternommen wird.

### a. Den Patienten in den Mittelpunkt stellen

Das berufliche Engagement im Gesundheitswesen ist ohne die **ständige Sorge um das Wohlergehen des Patienten** nicht denkbar. Die **umfassende Betreuung** der Patienten, die ihre physischen, emotionalen und psychologischen Bedürfnisse berücksichtigt, ist ein wesentlicher Bestandteil einer hervorragenden Pflege. Das Pflegepersonal sollte ermutigt werden, eine **empathische Haltung** einzunehmen und jeden Patienten als einzigartiges Individuum zu betrachten. Dieser Ansatz personalisiert die Pflege, verbessert die Beziehung zwischen Pflegekraft und Patient und stärkt das Engagement der Fachkräfte für eine Pflege von höchster Qualität.

### b. Förderung der ethischen Reflexion und der Einhaltung von Protokollen

Das Pflegepersonal muss auch dazu ermutigt werden, über die **ethischen Dilemmas**, denen es begegnet, nachzudenken und die **Pflegeprotokolle**, die die Sicherheit der Patienten gewährleisten, strikt zu befolgen. Berufsethik bedeutet, sich stets die Frage zu stellen, was in der jeweiligen Situation **richtig** und **angemessen** ist, und gleichzeitig sicherzustellen, dass die medizinischen Protokolle und die gute Praxis eingehalten werden. Die Einhaltung dieser Regeln ist keine reine Formalität, sondern ein wesentlicher Bestandteil des Strebens nach Spitzenleistungen, da sie die **Qualität der Behandlung** und die Sicherheit des Patienten gewährleistet.

## 4. Aufrechterhaltung des Gleichgewichts zwischen persönlicher Entfaltung und beruflicher Leistung

Berufliches Engagement und das Streben nach Spitzenleistungen können ohne ein **gesundes Gleichgewicht zwischen** Berufs- und Privatleben nicht langfristig aufrechterhalten werden. Pflegekräfte arbeiten oft in einem intensiven und emotional anspruchsvollen

Umfeld, was sie anfällig für Burnout machen kann. Es ist daher von entscheidender Bedeutung, ein Arbeitsumfeld zu fördern, das es den Pflegern ermöglicht, **ihr Wohlbefinden** zu **bewahren** und gleichzeitig zu versuchen, **sich** in ihrem Beruf auszuzeichnen.

### a. Ermutigung zur Selbstpflege und Stressbewältigung

Um ein **hohes Maß an Engagement** aufrechtzuerhalten, ist es wichtig, dass die Pflegekräfte ermutigt werden, sich um sich selbst zu kümmern, sowohl physisch als auch emotional. Techniken zur **Stressbewältigung**, wie Meditation, Entspannung oder regelmäßige Pausen, können in die tägliche Routine des Pflegepersonals integriert werden. Selbstfürsorge hilft, Burnout zu vermeiden und eine langfristige **und nachhaltige Motivation** aufrechtzuerhalten.

### b. Wertschätzung des emotionalen Wohlbefindens und der Resilienz

Die Kultivierung von **emotionaler** Widerstandsfähigkeit ist ebenfalls wesentlich, um das Streben nach Spitzenleistungen zu unterstützen. Pflegende sind oft mit emotional schwierigen Situationen konfrontiert, wie Krankheit, Leiden oder Tod. Es ist von entscheidender Bedeutung, ihnen die Werkzeuge für einen gesunden **Umgang mit ihren Emotionen** an die Hand zu geben, indem sie ermutigt werden, ihre Gefühle auszudrücken und bei Bedarf Unterstützung zu suchen. Ein Umfeld, in dem das **emotionale Wohlbefinden** geschätzt wird und psychologische Unterstützungsressourcen zugänglich sind, stärkt ihre Fähigkeit, sich weiterhin voll in ihre Arbeit zu investieren.

- **Zukünftige Herausforderungen des Berufs**

  - Die Entwicklung der chirurgischen Praxis und ihre Auswirkungen auf die Rolle der Pflegekraft.

Die **Entwicklung der chirurgischen Praktiken** in den letzten Jahrzehnten hat die Art und Weise, wie Pflege geleistet wird, tiefgreifend verändert, was nicht nur die Chirurgen und die medizinischen Teams, sondern auch die **Pflegekräfte** beeinflusst hat. Mit dem Aufkommen neuer Technologien, weniger invasiver

Techniken und Veränderungen in der Organisation der Pflege musste sich die Rolle des Krankenpflegers an diese Veränderungen anpassen. Dieser Beruf, der lange Zeit als rein assistierend angesehen wurde, ist reicher und vielfältiger geworden und erfordert erweiterte Kompetenzen und ein größeres Engagement in der **Gesamtbetreuung des Patienten**. Die Entwicklung der chirurgischen Praxis hat den Tätigkeitsbereich der Pflegekraft neu konfiguriert und sie noch stärker in den Mittelpunkt des Pflegeprozesses gestellt, sowohl vor, während und nach der Operation.

## 1. Das Aufkommen der minimal-invasiven Chirurgie: eine technische Revolution

Eine der wichtigsten Entwicklungen **der** letzten Jahrzehnte ist der **Aufschwung der minimal-invasiven Chirurgie**, wie laparoskopische, robotische oder endoskopische Chirurgie. Diese Techniken, die für den Körper viel weniger traumatisch sind als die traditionelle offene Chirurgie, ermöglichen kleinere Schnitte, eine schnellere Genesung und kürzere Krankenhausaufenthalte. Diese Entwicklung hat jedoch auch zu Veränderungen in der Rolle der Pflegekräfte geführt.

### a. Anpassung an neue Ausrüstung und Protokolle
Mit dem Einzug der **Technologie** in die Operationssäle mussten sich die Helfer mit anspruchsvolleren Geräten wie laparoskopischen Systemen, automatisierten Infusionspumpen und Operationsrobotern vertraut machen. Ihre Betreuungsrolle umfasst nun auch die Vorbereitung, Wartung und manchmal sogar die Überwachung dieser Geräte während der Operationen. Diese Verantwortung erfordert ein größeres technisches Verständnis und eine erhöhte Wachsamkeit, um sicherzustellen, dass alles ordnungsgemäß funktioniert.

### b. Veränderung in der Vorbereitung des Patienten
Die **Vorbereitung des Patienten** vor einer minimalinvasiven Operation hat sich ebenfalls verändert. Auch wenn die Eingriffe weniger invasiv sind, sind strenge Protokolle nach wie vor

unerlässlich, um Infektionen oder Komplikationen zu vermeiden. Der Pfleger spielt bei dieser Vorbereitung eine zentrale Rolle, indem er auf Asepsis achtet, sicherstellt, dass der Patient die präoperativen Anweisungen wie Fasten oder antiseptische Duschen befolgt, und indem er spezielle Pflegemaßnahmen wie das Anlegen von Kompressionsstrümpfen zur Vermeidung von Thrombosen durchführt.

### c. Verkürzung der Krankenhausaufenthalte und Intensivierung der ambulanten Versorgung.

Da die **Krankenhausaufenthalte** bei der minimal-invasiven Chirurgie kürzer sind, konzentriert sich die postoperative Pflege häufig auf einen **kurzen Krankenhausaufenthalt** oder auf eine ambulante Behandlung. Dieser Trend hat zu einer **verstärkten Rolle der Pflegekraft** in den ersten Stunden nach der Operation geführt, in denen der Patient sorgfältig auf mögliche unmittelbare Komplikationen überwacht werden muss. Häufig ist der Pfleger auch an der Aufklärung des Patienten darüber beteiligt, wie er seine Genesung zu Hause bewältigen kann, indem er ihm Ratschläge zur Wundversorgung oder zur Schmerzbehandlung gibt. Dies erfordert eine hohe Fähigkeit zur **Informationsvermittlung** und zur persönlichen Betreuung.

## 2. Die Einführung von Robotik und digitaler Technologie: eine organisatorische Veränderung

Die Einführung von **Operationsrobotern** wie dem Da Vinci-Roboter und die zunehmende Bedeutung digitaler Tools für das Pflegemanagement haben die chirurgische Praxis grundlegend verändert. Diese Entwicklungen haben auch einen direkten Einfluss auf die Rolle der Pflegekräfte, die sich nun an technologisch komplexere Umgebungen anpassen und gleichzeitig ein hohes Maß an menschlicher Pflege aufrechterhalten müssen.

### a. Interaktion mit modernster Technologie

Mit dem zunehmenden Einsatz von **Operationsrobotern** muss der Pfleger nicht nur sicherstellen, dass die Asepsis- und

Sterilisationsprotokolle eingehalten werden, sondern auch über gute Kenntnisse der eingesetzten Technologien verfügen. Häufig ist es erforderlich, **die** Roboterausrüstung vor dem Eingriff **vorzubereiten und zu überprüfen**, die Sicherheitssysteme während der Operation zu überwachen und mit den technischen Instrumenten zu interagieren, um die Arbeit der Chirurgen zu erleichtern. Diese neuen Verantwortlichkeiten erfordern ein hohes Maß an technischer Kompetenz und eine ständige Weiterbildung, um auf dem neuesten Stand zu bleiben.

**b. Verwaltung von digitalisierten Patientenakten und Telemedizin**

Die Entwicklung hin zu einer **digitalisierten Medizin** hat die Art und Weise, wie medizinische Informationen verwaltet werden, verändert. Pfleger sind nunmehr an der Verwendung **elektronischer** Patientenakten (EPA) beteiligt, die sie sorgfältig aktualisieren müssen. Diese Digitalisierung der Akten erfordert nicht nur die Beherrschung der IT-Tools, sondern auch eine erhöhte Wachsamkeit, um die Rückverfolgbarkeit der Pflege zu gewährleisten, Fehler zu vermeiden und die Sicherheit der Patientendaten zu garantieren.

In einigen Fällen kann der Pflegehelfer auch in die **Telemedizin** eingebunden werden, sei es, um Fernkonsultationen zu organisieren, Überwachungsdaten (wie die Vitalparameter des Patienten nach einer Operation) zu übermitteln oder sogar an postoperativen **Telemonitoring-Programmen** teilzunehmen. Diese Entwicklung erweitert die Einsatzbereiche des Pflegers und verleiht ihm eine aktive Rolle bei der Kontinuität der Pflege nach der Entlassung aus dem Krankenhaus.

# 3. Die zunehmende Bedeutung von Rehabilitation und schneller Erholung

Mit der Entwicklung der chirurgischen Praxis sind Protokolle zur **frühen Rehabilitation** oder **verbesserten Rehabilitation nach**

**Operationen** (RAAC) üblich geworden. Diese Methoden zielen darauf ab, die Aufenthaltsdauer zu verkürzen, die Patienten so früh wie möglich nach der Operation zu mobilisieren und eine schnelle Wiederaufnahme der normalen Funktionen zu fördern. In diesem Zusammenhang ist die Rolle der Pflegekraft von entscheidender Bedeutung, um den Patienten in dieser wichtigen Phase der Genesung zu unterstützen.

### a. Frühmobilisierung und funktionelle Rehabilitation

Die **frühzeitige Mobilisierung** der Patienten ist heute ein vorrangiges Ziel, um Komplikationen wie Lungenembolien oder Druckgeschwüren vorzubeugen. Der Pfleger spielt eine aktive Rolle, indem er den Patienten hilft, **schnell aufzustehen**, **wieder** mit Unterstützung zu **gehen** und die von den Physiotherapeuten verordneten Übungen durchzuführen. Diese frühe Mobilisierung erfordert sowohl technische Fähigkeiten (Beherrschung der unterstützenden Handgriffe) als auch psychologische Begleitung, um den Patienten zu ermutigen, seine Angst vor Schmerzen oder einem Rückfall zu überwinden.

### b. Therapeutische Erziehung

In den Rehabilitationsprotokollen nimmt die **therapeutische Erziehung** einen immer wichtigeren Platz ein. Der Pfleger spielt in diesem Zusammenhang eine Schlüsselrolle, indem er den Patienten beibringt, wie sie ihre Genesung beschleunigen **können** (z.B. Atemtechniken, Umgang mit postoperativen Schmerzen oder Wundhygiene). Er muss auch sicherstellen, dass die Patienten die Anweisungen für die Rückkehr nach Hause verstehen, insbesondere in Bezug auf die Einnahme von Medikamenten, die Überwachung von Warnzeichen und die Termine für die medizinische Nachsorge. Diese Aufklärungsarbeit, die einfach erscheinen mag, ist in Wirklichkeit von grundlegender Bedeutung, um den Erfolg der Behandlung zu gewährleisten und Komplikationen vorzubeugen.

# 4. Stärkung der emotionalen Unterstützung und der Beziehungsrolle

Während Technologie und Automatisierung die technischen Aspekte der Chirurgie verändert haben, haben sie die Bedeutung der **Beziehungsrolle** des Pflegers nicht verringert. Im Gegenteil: Mit der zunehmenden Komplexität und Geschwindigkeit der medizinischen Eingriffe wird die Rolle des Pflegers als **emotionaler Unterstützer** immer wichtiger. Er ist oft der **menschliche Kontaktpunkt** in einer technologischen Umgebung, der **zwischen dem Patienten und der Technologie vermittelt**.

## a. Verstärkte emotionale Unterstützung
Die Entwicklung der chirurgischen Praktiken verringert nicht die **Angst der Patienten** vor einem Eingriff. Der Einsatz von Spitzentechnologie bedeutet zwar Fortschritt, kann aber auch Ängste hervorrufen. Der Pfleger ist daher umso mehr gefordert, **den Patienten zu beruhigen**, seine Fragen zu beantworten und ihm während des gesamten chirurgischen Prozesses emotionale Unterstützung zu bieten. Ob vor der Operation, wenn der Patient besonders verletzlich ist, oder nach der Operation, während der Nachsorge, die fürsorgliche Präsenz des Pflegers hilft, den Stress zu reduzieren und das Gesamterlebnis des Patienten zu verbessern.

## b. Erleichterung der Kommunikation
Mit der Einführung komplexer Technologien hat die Rolle des Pflegers bei der **Kommunikation** zwischen dem medizinischen Team und dem Patienten an Bedeutung gewonnen. Er fungiert oft als **Vermittler**, der die technischen Erklärungen der Chirurgen oder Anästhesisten in für den Patienten leichter verständliche Worte übersetzt. Diese Fähigkeit, **medizinische Informationen** zu **verdeutlichen,** ist wichtig, um Patienten und ihre Familien zu beruhigen und sicherzustellen, dass die Anweisungen richtig verstanden werden.

○   Ein Beruf, der ständig angepasst wird.

Der Beruf des **Krankenpflegehelfers** ist von Natur aus ein Beruf, der sich **ständig anpasst**, ein Beruf, der sich im Rhythmus der medizinischen Fortschritte, der neuen Technologien, der Veränderungen in der Pflegepraxis und der Erwartungen der Gesellschaft weiterentwickelt. Die Aufgabe des Krankenpflegehelfers war es schon immer, die Patienten mit Wohlwollen und Kompetenz **zu pflegen**, aber die Rahmenbedingungen, unter denen diese Pflege geleistet wird, verändern sich ständig und erfordern von den Krankenpflegehelfern eine ständige Anpassungsfähigkeit. Um den immer komplexeren Bedürfnissen der Patienten gerecht zu werden und sich harmonisch in multidisziplinäre Teams zu integrieren, muss der Krankenpflegehelfer nicht nur neue technische Fähigkeiten entwickeln, sondern auch seine zwischenmenschlichen Qualitäten und seinen menschlichen Ansatz in der Pflege stärken. Diese Fähigkeit, sich mit seiner Umgebung weiterzuentwickeln, macht den Krankenpflegehelfer zu einem zentralen Akteur im Pflegeprozess, der den Herausforderungen der modernen Medizin gewachsen ist.

# 1. Die Auswirkungen des technologischen Fortschritts und neuer Pflegepraktiken

Die schnelle Entwicklung der **medizinischen Technologie** und der Pflegepraktiken hat einen direkten Einfluss auf die Art und Weise, wie Pflegekräfte täglich arbeiten. Die ständigen Fortschritte in der Chirurgie, der digitalen Medizin und den Pflegetechniken zwingen diese Berufsgruppen dazu, **ständig** zu **lernen**, um auf dem neuesten Stand zu bleiben und eine qualitativ hochwertige Pflege aufrechtzuerhalten.

### a. Integration neuer Technologien in die Pflege

Eine der wichtigsten Veränderungen in den letzten Jahrzehnten ist die massive Einführung **neuer Technologien in** Gesundheitseinrichtungen. Ob es sich nun um die Zunahme von **elektronischen Patientenakten**, telemedizinischen Systemen oder **Operationsrobotern** handelt, die Pflegekraft muss sich an diese Werkzeuge anpassen, um den Bedürfnissen der Patienten gerecht zu werden. In einem Operationssaal zum Beispiel muss der Pfleger nicht nur für die Vorbereitung und Asepsis des traditionellen Materials sorgen, sondern auch mit **hochentwickelten Geräten umgehen** oder mit Robotersystemen zusammenarbeiten. Diese Anpassung erfordert neue technische Fähigkeiten und eine ständige Weiterbildung, um diese sich ständig weiterentwickelnden Werkzeuge zu beherrschen.

**b. Anpassung an neue chirurgische Praktiken**
**Neue chirurgische Techniken**, wie die minimal-invasive Chirurgie oder die robotergestützte Chirurgie, haben auch die postoperative Pflege und die Art und Weise, wie die Pflegekräfte die Patienten begleiten, verändert. **Frühe Rehabilitationsprotokolle** und kürzere Krankenhausaufenthalte erfordern eine intensivere und schnellere Pflege. Der Pfleger muss nun nicht nur sicherstellen, dass der Patient sich unter den besten Bedingungen erholt, sondern auch **die Genesung aktiv unterstützen**, indem er an der frühen Mobilisierung teilnimmt und den Patienten die Gesten und Verhaltensweisen beibringt, die sie nach ihrer Rückkehr nach Hause anwenden sollten. Dieser neue Ansatz in der Pflege erfordert von den Pflegekräften die Entwicklung von Fähigkeiten zur therapeutischen Erziehung und zur Stärkung der Autonomie der Patienten.

## 2. Ein sich veränderndes Arbeitsumfeld: eine stärker personalisierte und multidisziplinäre Pflege

Neben den technologischen Entwicklungen wird die Pflege immer **individueller** und **multidisziplinärer**, was die Rolle des Pflegers innerhalb der Gesundheitsteams grundlegend verändert. Dieser Wandel beruht auf der Anerkennung der Bedeutung einer **ganzheitlichen** Patientenbetreuung, d.h. eines Ansatzes, der sowohl die medizinischen als auch die psychologischen und sozialen Bedürfnisse des Patienten einbezieht.

## a. Anpassung an die personalisierte Pflege

Die Patienten werden nicht mehr nur aufgrund ihrer Krankheit behandelt, sondern **individueller**, unter Berücksichtigung ihrer physischen, psychologischen und sozialen Besonderheiten. Diese Personalisierung der Pflege erfordert von den Pflegekräften, dass sie auf die **individuellen Bedürfnisse** jedes Patienten eingehen und ihre Vorgehensweise entsprechend anpassen. Beispielsweise hat ein älterer Patient in der postoperativen Phase andere Bedürfnisse als ein junger, aktiver Patient, und es ist die Aufgabe des Pflegers, sicherzustellen, dass jede Pflege, jeder Handgriff auf die besonderen Fähigkeiten und Bedürfnisse des Patienten abgestimmt ist. Diese Anpassungsfähigkeit wird durch eine bessere Kommunikation mit dem Patienten, eine erhöhte Sensibilität für seinen emotionalen Zustand und die Berücksichtigung seines sozialen und familiären Umfelds verstärkt.

## b. Zusammenarbeit in multidisziplinären Teams

Mit der Betonung der **ganzheitlichen Betreuung** des Patienten arbeitet der Krankenpflegehelfer zunehmend in **multidisziplinären Teams**, in denen er mit Ärzten, Krankenpflegern, Physiotherapeuten, Psychologen und anderen Gesundheitsfachkräften zusammenarbeitet. Die Entwicklung seines Berufes erfordert daher eine bessere Koordination und einen ständigen Dialog mit diesen verschiedenen Akteuren, um eine kohärente und harmonische Pflege zu gewährleisten. Der Krankenpflegehelfer muss auch in der Lage sein, relevante **Informationen** an andere Teammitglieder **weiterzuleiten**, indem er die Entwicklung des Patienten aufmerksam beobachtet und alle Veränderungen meldet, die sich auf die Pflege auswirken könnten. Diese zwischenmenschliche Dimension des Berufs erfordert Kommunikations- und Teamfähigkeit, die heute ebenso wichtig sind wie technische Fähigkeiten.

# 3. Anpassung an neue soziale und ethische Herausforderungen

Die Entwicklung der Pflegepraxis betrifft nicht nur die technischen Aspekte des Berufs, sondern auch die sozialen **und ethischen Herausforderungen**, die sich heute stellen. Die Pflegekräfte sind mit immer komplexeren Situationen konfrontiert, von der Schmerzbehandlung über die Pflege am Lebensende bis hin zu Fragen im Zusammenhang mit dem ungleichen Zugang zur Pflege. Diese neuen Dimensionen des Berufs erfordern eine Anpassung nicht nur auf praktischer, sondern auch auf menschlicher Ebene.

## a. Sterbebegleitung und Palliativpflege

Pflegehelfer werden zunehmend in die **Palliativpflege** eingebunden, wo sie Patienten am Lebensende begleiten. Diese Situationen erfordern ein hohes Maß an Einfühlungsvermögen, **emotionalem Management** und Kommunikation mit den Patienten und ihren Familien. Der Pfleger muss nicht nur die körperlichen Schmerzen der Patienten lindern, sondern ihnen auch psychologische Unterstützung bieten und dabei ihre Würde und ihre Wünsche respektieren. Diese Dimension des Berufs, die einen menschlichen und ethischen Ansatz erfordert, ist aufgrund der aktuellen Debatten über das Lebensende und die Pflege in diesem Kontext in ständiger Entwicklung begriffen.

## b. Schmerzmanagement und psychologische Betreuung

Die Schmerzbehandlung ist zu einer Priorität in der Pflegepraxis geworden, und der Pfleger spielt eine Schlüsselrolle in dieser Behandlung. Neben der medikamentösen Behandlung sind Pflegehelfer auch an der Anwendung nicht-medikamentöser Techniken beteiligt, wie z.B. **Entspannung**, Positionswechsel oder Wärme- und Kälteanwendungen, um den Patienten Erleichterung zu verschaffen. Diese Entwicklung erfordert eine erhöhte Sensibilität für die Schmerzen der Patienten und die Fähigkeit, **Anzeichen von Leiden** zu **erkennen**, auch wenn die Patienten diese nicht verbal ausdrücken können.

# 4. Weiterbildung: ein Hebel zur Anpassung

Um den wachsenden Anforderungen des Berufs gerecht zu werden, muss sich der Krankenpflegehelfer **ständig weiterbilden**. Die Kompetenzen, die vor einigen Jahren noch ausreichend waren, müssen ständig aktualisiert werden, um den neuen Realitäten des Feldes gerecht zu werden. Diese Ausbildung beschränkt sich nicht mehr auf technische Handgriffe, sondern umfasst auch den Erwerb von Beziehungs-, technologischen und ethischen Kompetenzen.

**a. Lernen während des gesamten Berufslebens**
Die **kontinuierliche berufliche Weiterentwicklung** ist eine Säule der Anpassung an den Beruf des Krankenpflegehelfers. Durch die regelmäßige Teilnahme an Schulungen, Workshops oder Online-Modulen können Krankenpflegehelfer nicht nur ihre Fähigkeiten ausbauen, sondern auch mit den neuesten Pflegepraktiken Schritt halten. Dieses Streben nach Lernen ermöglicht es, angesichts der ständigen Veränderungen im Gesundheitsbereich kompetent zu bleiben, aber auch motiviert und engagiert in der Karriere zu bleiben.

**b. Stärkung der zwischenmenschlichen Fähigkeiten**
Neben den technischen Fähigkeiten werden auch die **zwischenmenschlichen Fähigkeiten** in diesem Beruf immer mehr geschätzt. Die Fähigkeit, mit Angstpatienten zu kommunizieren, mit emotional schwierigen Situationen umzugehen oder trauernde Familien zu unterstützen, sind Fähigkeiten, die geschult werden müssen. Viele Ausbildungen konzentrieren sich auf diese menschlichen Dimensionen und vermitteln Techniken der **wohlwollenden Kommunikation**, des **aktiven Zuhörens** und des **Stressmanagements**.

# Anhänge und Ressourcen

- ## A.1 Technische Datenblätter: Routinemäßige Handgriffe und Verfahren

    ○ Illustrierte Karteikarten für die postoperative Pflege: Verbände, Überwachung von Drainagen, Mobilisierung der Patienten.

Hier ist ein Vorschlag für **illustrierte Karten für die postoperative Pflege**, die Sie erstellen könnten, um die durchzuführende Pflege klar und visuell zu erklären. Jedes Blatt sollte sowohl **praktisch als auch detailliert** sein, mit einfachen Illustrationen, um das Verständnis zu erleichtern. Sie können für jeden wichtigen Schritt **Schemata** oder **Zeichnungen** einfügen. Hier sind die drei empfohlenen Merkblätter:

## Blatt 1: Postoperative Verbandspflege

**Ziel:** Gewährleistung einer optimalen Wundheilung und Vermeidung von Infektionen der Operationswunde.

1. **Erforderliches Material :**

    ○ Sterile Handschuhe
    ○ Sterile Kompressen
    ○ Antiseptische Lösung (Chlorhexidin oder andere gemäß Protokoll)
    ○ Sterile Verbände
    ○ Medizinisches Klebeband oder selbstklebender Verband

2. **Schritte der Pflege :**

    ○ **Händewaschen**: Waschen Sie sich vor Beginn der Behandlung gründlich die Hände mit Seife oder einer hydroalkoholischen Lösung.
    ○ **Tragen von Handschuhen** : Ziehen Sie sterile Handschuhe an, bevor Sie die Wunde berühren.

- ◦ **Entfernen des verschmutzten Verbandes**: **Entfernen** Sie den alten Verband vorsichtig, ohne dabei die Wunde direkt zu berühren. Entsorgen Sie den Verband in einem geeigneten Abfallbehälter.
- ◦ **Wundbeobachtung**: Untersuchen Sie die Wunde auf Anzeichen einer Infektion (Rötung, Ausfluss, Wärme, Schwellung).
- ◦ **Wundreinigung**: Verwenden Sie eine sterile Kompresse, die mit einer antiseptischen Lösung getränkt ist, um die Wunde von der Mitte nach außen zu reinigen. Wechseln Sie die Kompresse für jeden Durchgang.
- ◦ **Anlegen des neuen Verbandes** : Legen Sie einen sauberen sterilen Verband an und vergewissern Sie sich, dass er die gesamte Wunde bedeckt. Befestigen Sie ihn ggf. mit einem Klebeband.
- ◦ **Überprüfung** des **korrekten** Sitzes: Stellen Sie sicher, dass der Verband fest sitzt und die Wunde richtig schützt.

3. **Ratschläge für den Patienten :**

- ◦ Machen Sie den Verband während des Duschens nicht nass.
- ◦ Melden Sie sofort jede Rötung, jeden verstärkten Schmerz oder abnormalen Ausfluss.

# Blatt 2: Überwachung von postoperativen Drainagen

**Ziel:** Sicherstellung der ordnungsgemäßen Funktion der Drainage und Vermeidung von Infektionen oder Verstopfungen.

1. **Erforderliches Material :**

- ◦ Sterile Handschuhe
- ◦ Sterile Kompressen
- ◦ Antiseptische Lösung
- ◦ Überwachungsblatt zur Aufzeichnung der Menge und des Aussehens der abgeleiteten Flüssigkeit

2. **Schritte der Pflege :**

- **Händewaschen:** Desinfizieren Sie Ihre Hände, bevor Sie mit der Überwachung beginnen.
- **Tragen von Handschuhen :** Tragen Sie sterile Handschuhe, bevor Sie die Drainagestelle berühren.
- **Beobachtung der Austrittsstelle der Drainage :**
  - Prüfen Sie, ob es Anzeichen einer Infektion gibt (Rötung, Hitze, eitriger Ausfluss).
  - Reinigen Sie die Stelle mit einer sterilen Kompresse und einem Antiseptikum, wobei Sie von der Mitte nach außen gehen.
- **Überprüfung der Drainage :**
  - Stellen Sie sicher, dass der Abfluss sicher befestigt ist und dass nichts den Abfluss der Flüssigkeit behindert.
  - Überprüfen Sie die Integrität des Drainagesystems (keine Lecks oder Trennungen).
- **Überwachung des Flusses :**
  - Notieren Sie die **Menge** und **das Aussehen** der abgeleiteten Flüssigkeit (klar, blutig, eitrig).
  - Melden Sie jede verdächtige Veränderung (plötzliche Abnahme der Drainage, trübe oder übel riechende Flüssigkeit).
- **Entleerung des Drainagebehälters :**
  - Wenn ein geschlossenes Drainagesystem verwendet wird, entleeren Sie den Tank, wenn er voll ist, und halten Sie dabei die aseptischen Bedingungen aufrecht.
  - Schließen Sie das System wieder an und stellen Sie sicher, dass es wasserdicht ist.

3. **Ratschläge für den Patienten :**

- Vermeiden Sie es, am Abfluss zu ziehen oder ihn einzuklemmen.
- Melden Sie sofort jeden abnormalen Ausfluss oder ungewöhnliche Schmerzen.

# Blatt 3: Mobilisierung der Patienten nach der Operation

**Ziel:** Förderung der Genesung durch Vermeidung von Komplikationen, die mit Immobilität verbunden sind (Thrombosen, Druckgeschwüre, Muskelverlust).

1. **Erforderliches Material :**

   - Rutschfeste Schuhe
   - Stützgürtel, falls erforderlich (um das Gehen zu sichern)
   - Rollstuhl oder Gehhilfe für die erste Mobilisierung, wenn der Patient dies benötigt

2. **Mobilisierungsschritte :**

   - **Vorbereitung des Patienten :**
     - Überprüfen Sie, ob es Kontraindikationen für eine Mobilisierung gibt (akute Schmerzen, hämodynamische Instabilität).
     - Erklären Sie dem Patienten die Schritte der Mobilisierung.
   - **Aufstehen des Patienten :**
     - Helfen Sie dem Patienten, in eine **sitzende Position** an der Bettkante zu gelangen. Lassen Sie den Patienten einige Minuten sitzen, um Schwindel zu vermeiden.
     - Stellen Sie sicher, dass der Patient rutschfeste Schuhe oder geeignete Hausschuhe trägt.

- ○ **Erste Mobilisierung** :
  - ▪ Helfen Sie dem Patienten, langsam aufzustehen, und berücksichtigen Sie dabei seine Schmerzen oder Ängste.
  - ▪ Gehen Sie langsam mit ihm durch das Zimmer oder zu einem Sessel. Wenn nötig, benutzen Sie eine **Gehhilfe oder** einen **Rollstuhl**.
- ○ **Überwachung während der Mobilisierung** :
  - ▪ Achten Sie auf Anzeichen von Müdigkeit, Schwindel oder ungewöhnlichen Schmerzen.
  - ▪ Überfordern Sie den Patienten nicht, wenn er Anzeichen von Schwäche oder Unbehagen zeigt. Machen Sie eine Pause und versuchen Sie es zu einem späteren Zeitpunkt erneut.
- ○ **Häufigkeit der Mobilisierung** :
  - ▪ Ermutigen Sie zu regelmäßigen kleinen Spaziergängen über den Tag verteilt, je nach den Fähigkeiten des Patienten.
  - ▪ Wiederholen Sie die Übung mindestens zwei- bis dreimal täglich und steigern Sie allmählich die Dauer und die Entfernung.

3. **Ratschläge für den Patienten** :

- ○ Stehen Sie niemals alleine ohne Hilfe auf, wenn Sie sich schwach oder schwindelig fühlen.
- ○ Berichten Sie sofort über jedes abnormale Gefühl (Schwindel, starke Schmerzen).

Diese **illustrierten Karten** sollen das Verständnis und die Durchführung der postoperativen Pflege erleichtern, indem sie dem Pflegepersonal und den Patienten klare und visuelle Anhaltspunkte geben. Jede Karte sollte **klare** Illustrationen der beschriebenen Handlungen enthalten, um das Lernen und die praktische Umsetzung der Pflege zu erleichtern. Sie können diese

Karten an die spezifischen Protokolle Ihrer Gesundheitseinrichtung anpassen.

- **A.2 Glossar der in der Chirurgie gebräuchlichen medizinischen Begriffe**

  ○ Ein praktisches Wörterbuch medizinischer und technischer Begriffe für ein besseres Verständnis des medizinischen Jargons.

Dies ist ein **praktisches Wörterbuch mit medizinischen und technischen Begriffen**, die in der Gesundheitspflege häufig verwendet werden, um ein besseres Verständnis des medizinischen Jargons **zu** ermöglichen. Dieses Lexikon hilft Pflegekräften, Studenten und Patienten, sich in der Welt der Pflege leichter zurechtzufinden, indem es ihnen klare und prägnante Definitionen der häufig verwendeten Begriffe bietet.

## A

- **Ablation**: Ein chirurgischer Eingriff, bei dem ein Körperteil oder ein Organ entfernt wird (z. B. Entfernung des Blinddarms, Entfernung eines Tumors).
- **Analgetikum**: Ein Medikament, das zur Linderung oder Beseitigung von Schmerzen eingesetzt wird.
- **Anamnese**: Die Gesamtheit der Informationen, die der Arzt bei der Befragung des Patienten zu seiner Krankengeschichte gesammelt hat.
- **Anästhesie**: Medizinische Technik zur Ausschaltung der Schmerzempfindlichkeit, entweder lokal (Lokalanästhesie) oder am ganzen Körper (Vollnarkose).
- **Analgetikum**: Ein Medikament oder eine Behandlung zur Reduzierung von Schmerzen.

- **Antibiotikum**: Eine Substanz, die zur Behandlung von Infektionen verwendet wird, die durch Bakterien verursacht werden.

**B**

- **Präoperative** Untersuchung: Eine Reihe von Untersuchungen, die vor einem chirurgischen Eingriff durchgeführt werden, um den Gesundheitszustand des Patienten zu beurteilen.
- **Biopsie**: Entnahme einer Gewebe- oder Zellprobe zur Analyse im Labor, um eine Diagnose zu stellen.
- **Bradykardie**: Eine abnormale Verlangsamung des Herzrhythmus auf weniger als 60 Schläge pro Minute.

**C**

- **Katheter**: Ein flexibler Schlauch, der in eine Vene oder eine andere Körperhöhle eingeführt wird, um Flüssigkeiten oder Medikamente zu verabreichen oder um Flüssigkeiten aufzufangen.
- **Minimalinvasive Chirurgie**: Eine chirurgische Technik, die kleine Inzisionen erfordert, oft mit Hilfe von Spezialwerkzeugen wie Laparoskopie oder Robotik.
- **Komplikation**: Ein unerwünschtes Ereignis, das als Folge einer Krankheit oder Behandlung auftritt (z. B. eine postoperative Infektion).
- **Contention**: Maßnahmen, die ergriffen werden, um einen Teil des Körpers ruhig zu stellen, um Bewegungen zu verhindern, die eine Verletzung oder einen Zustand verschlimmern könnten.
- **Zytologie**: Untersuchung von Zellen, die häufig zur Erkennung von Krebs in einem frühen Stadium eingesetzt wird.

**D**

- **Defibrillation**: Intervention, die in der Verabreichung eines elektrischen Schocks besteht, um den normalen Herzrhythmus bei einem Herzstillstand wiederherzustellen.
- **Drain**: Eine Vorrichtung, mit der angesammelte Flüssigkeiten (Blut, Eiter usw.) nach einem chirurgischen Eingriff abgelassen werden können.
- **Dyspnoe**: Schwierigkeiten oder Beschwerden beim Atmen.

# E

- Ultraschall: Eine Technik der medizinischen Bildgebung, die Ultraschall zur Darstellung der inneren Organe verwendet.
- **Elektrokardiogramm (EKG)**: Eine Untersuchung, die die elektrische Aktivität des Herzens aufzeichnet, um Herzanomalien zu erkennen.
- **Embolie**: Verstopfung eines Blutgefäßes durch ein Blutgerinnsel oder eine Luftblase.
- **Endoskopie**: Eine Technik, bei der eine Kamera in den Körper eingeführt wird, um innere Organe zu visualisieren, häufig zu diagnostischen oder therapeutischen Zwecken.
- **Exzision**: Ein chirurgischer Eingriff zur Entfernung von krankem Gewebe oder einem Tumor.

# F

- **Fibroskopie**: Eine medizinische Untersuchung, bei der das Innere von Hohlorganen (wie Magen oder Bronchien) mit Hilfe eines flexiblen Schlauchs mit einer Kamera untersucht wird.
- **Fistel**: Ein abnormaler Durchgang, der sich zwischen zwei Organen oder zwischen einem Organ und der Haut bildet, oft als Folge einer Infektion oder Entzündung.

- **Fraktur**: Bruch oder Riss in einem Knochen, verursacht durch ein Trauma oder durch Knochenbrüchigkeit.

# G

- Transplantation: Transplantation eines Gewebes oder Organs von einem Spender oder dem Patienten selbst, um ein ausgefallenes Organ oder Gewebe zu ersetzen.
- Blutzuckerspiegel: Der Zuckerspiegel (Glukose) im Blut, der überwacht wird, um Erkrankungen wie Diabetes zu behandeln.

# H

- **Hämatom**: Eine Ansammlung von Blut in einem Gewebe oder Organ, die häufig durch ein Trauma oder eine Operation verursacht wird.
- **Hypertonie**: Ein anormaler Anstieg des Blutdrucks.
- **Hyperthermie**: Ein anormaler Anstieg der Körpertemperatur, häufig als Folge einer Infektion oder als Reaktion auf eine Behandlung.

# I

- **Inzision**: Eine chirurgische Öffnung im Körper, um Zugang zu einem Organ oder Gewebe zu erhalten.
- **Nosokomiale Infektion**: Eine Infektion, die in einer Gesundheitseinrichtung erworben wird, in der Regel nach einem chirurgischen Eingriff oder einem Krankenhausaufenthalt.
- **Intubation**: Einführung eines Schlauchs in die Luftröhre, um die künstliche Beatmung des Patienten während einer Narkose oder bei Atemnot zu ermöglichen.
- **Ischämie**: Verminderte Blutzufuhr zu einem Organ oder Gewebe, was zu Schäden aufgrund von Sauerstoffmangel führen kann.

# L

- **Laparoskopie**: Eine minimal invasive Operationstechnik, bei der ein Endoskop verwendet wird, um durch kleine Schnitte in der Bauchhöhle zu operieren.
- **Lithiasis**: Bildung von Steinen in Organen wie den Nieren oder der Gallenblase.

# M

- **Chronische Krankheit**: Eine lang andauernde, oft unheilbare Krankheit, die eine kontinuierliche Behandlung erfordert (z.B. Diabetes, Bluthochdruck).
- **Medulla**: Ein Begriff, der sich je nach Kontext auf das Knochenmark oder das Rückenmark bezieht.
- **Metastase**: Ausbreitung von Krebszellen vom ursprünglichen Tumor auf andere Teile des Körpers.

# N

- **Nekrose**: Absterben von Zellen oder Gewebe in einem bestimmten Bereich des Körpers, häufig aufgrund von mangelnder Blutversorgung oder einer Infektion.
- **Nephrektomie**: Chirurgische Entfernung einer Niere.

# O

- **Ödem**: Eine abnormale Ansammlung von Flüssigkeit im Gewebe, die zu einer Schwellung führt.
- **Osteosynthese**: Chirurgische Fixierung der Fragmente eines gebrochenen Knochens mit Hilfe von Platten, Schrauben oder Nägeln.
- **Sauerstofftherapie**: Verabreichung von Sauerstoff an einen Patienten, um eine Hypoxie (Sauerstoffmangel im Blut) zu korrigieren oder zu verhindern.

# P

- **Verband**: Material, das auf eine Wunde gelegt wird, um sie zu schützen und die Heilung zu fördern.
- **Perikard**: Die Membran, die das Herz umgibt und es schützt.
- **Postoperativ**: Der Zeitraum nach einem chirurgischen Eingriff, der durch Erholungspflege und Überwachung gekennzeichnet ist.

# R

- **Wiederbelebung**: Eine Reihe von Techniken, die zur Aufrechterhaltung oder Wiederherstellung der Lebensfunktionen eines Patienten eingesetzt werden.
- **Resektion**: Teilweise oder vollständige chirurgische Entfernung eines Organs oder einer Struktur.
- **Rezidiv**: Wiederauftreten einer Krankheit nach einer Periode der Remission.

# S

- **Sepsis**: Eine schwere Infektion, die sich über das Blut im ganzen Körper ausbreitet und eine systemische Entzündungsreaktion verursacht.
- **Harnkatheter**: Ein Gerät, das in die Blase eingeführt wird, um den Urin abzulassen, wenn der Patient nicht selbstständig urinieren kann.
- **Sterilisation**: Verfahren zur Abtötung aller Mikroorganismen auf Instrumenten oder Oberflächen zur Vermeidung von Infektionen.

# T

- **Thrombose**: Bildung eines Blutgerinnsels in einem Blutgefäß, das zu einer Embolie oder einer Verstopfung führen kann.

- **Transfusion**: Verabreichung von Blut oder Blutprodukten an einen Patienten über eine Vene.
- **Tracheotomie**: Ein chirurgischer Eingriff, bei dem eine Öffnung in der Luftröhre geschaffen wird, um die Atmung zu ermöglichen.

# V

- **Vasokonstriktor**: Eine Substanz, die bewirkt, dass sich die Blutgefäße zusammenziehen, wodurch der Blutdruck erhöht wird.
- **Mechanische Beatmung**: Einsatz eines Geräts zur Unterstützung oder Ersetzung der Atemfunktion bei einem Patienten, der nicht in der Lage ist, selbständig zu atmen.

## Schlussfolgerung

Dieses **praktische Wörterbuch** medizinischer Begriffe ermöglicht einen schnellen Zugriff auf die Definitionen vieler Fachbegriffe, die in der Gesundheitsfürsorge verwendet werden. Es erleichtert das **Verständnis des medizinischen Fachjargons** für Pflegepersonal, Studenten und Patienten und verbessert die Kommunikation innerhalb des medizinischen Teams und mit den Patienten.

- **A.3. Liste der Weiterbildungen und Zertifizierungen für Pflegekräfte**

    ◦ Ein Leitfaden für berufliche Entwicklungsmöglichkeiten und Spezialisierungen.

Dies ist ein **Leitfaden zu beruflichen Entwicklungsmöglichkeiten und Spezialisierungen** für Krankenpfleger und andere Gesundheitsfachkräfte. Es werden die verschiedenen **Weiterbildungsmöglichkeiten, Spezialisierungen** und Wege aufgezeigt, wie man sich im medizinischen Bereich sowohl technisch als auch im Umgang mit Menschen weiterentwickeln kann.

# 1. Warum berufliche Entwicklung?

Die berufliche Entwicklung ist aus mehreren Gründen von entscheidender Bedeutung. Sie ermöglicht :

- **Verbesserung der Fähigkeiten** und Aktualisierung der neuesten medizinischen Praktiken und Technologien.
- **Steigerung der Arbeitszufriedenheit** durch die Übernahme neuer Verantwortlichkeiten und die Diversifizierung der Aufgaben.
- **sich beruflich weiterentwickeln**, indem Sie in spezialisiertere oder verantwortungsvollere Positionen aufsteigen.
- **Besser auf die Bedürfnisse der Patienten eingehen zu können**, indem Sie spezifische Fähigkeiten in wachsenden Bereichen erwerben (Geriatrie, Palliativmedizin, Chirurgie usw.).
- **Vorbereitung auf die neuen Anforderungen** des Gesundheitssystems, das von ständigen Innovationen und wachsendem Bedarf an Betreuung geprägt ist.

# 2. Möglichkeiten der beruflichen Entwicklung für Krankenpflegehelfer

### a. Weiterbildung: ein Schlüssel zur Entwicklung

Die **Weiterbildung** ermöglicht es den Krankenpflegehelfern, ihre Kenntnisse auf dem neuesten Stand zu halten und neue Fähigkeiten zu erwerben, die mit den Entwicklungen des Sektors in Zusammenhang stehen. Sie ist auch ein Weg zur Spezialisierung und zum Zugang zu verantwortungsvolleren Positionen.

- **Kurze zertifizierende Schulungen** : Diese Programme ermöglichen die Entwicklung spezifischer Fähigkeiten in Bereichen wie :
  - **Schmerzmanagement.**
  - **Verhütung von Infektionen** (Krankenhaushygiene).
  - **Fortgeschrittene Pflegetechniken** (Mobilisierung, Unterstützung bei der Rehabilitation usw.).
  - **Therapeutische Erziehung**: Schulung von Pflegekräften, um Patienten über ihre Behandlung aufzuklären (z.B. Diabetes, postoperativ).
- **Ausbildung mit Abschluss** : Diese Ausbildungen, die häufig von Pflegeausbildungsinstituten oder Universitäten angeboten werden, ermöglichen den Erwerb anerkannter Diplome, die den Weg zu Spezialisierungen oder erweiterten Verantwortungsbereichen ebnen. Beispiel: Universitätsdiplom (DU) in Gerontologie oder Krankenhaushygiene.

### b. Teilnahme an spezialisierten Seminaren und Workshops

Krankenpflegehelfer können ihr Wissen durch die Teilnahme an **Konferenzen**, **Seminaren** oder **Workshops** zu spezifischen Themen erweitern, wie :

- **Verbesserte Rehabilitation nach Operationen** (RAAC).
- **Frühe Mobilisierung** der Patienten.
- **Pflegemanagement in der Geriatrie.**
- **Kommunikation mit Patienten am Lebensende.**

Diese Veranstaltungen bieten die Möglichkeit, sich über neue Praktiken auf dem Laufenden zu halten und ein **professionelles Netzwerk** aufzubauen, das für den Austausch von Ideen und Erfahrungen nützlich ist.

### c. Online-Training und MOOCs

Viele Plattformen bieten (kostenlose oder kostenpflichtige) **Online-Kurse** zu einer Vielzahl von medizinischen Themen an.

Diese **MOOCs** (Massive Open Online Courses) ermöglichen es Ihnen, in Ihrem eigenen Tempo zu lernen, und bieten manchmal Zertifikate, **nachdem** Sie Ihre Kenntnisse bestätigt haben. Sie decken Themen ab wie :

- Die **Behandlung von Patienten mit chronischen Krankheiten.**
- Die **Grundlagen des öffentlichen Gesundheitswesens.**
- **Palliativmedizin** und Sterbebegleitung.

## 3. Mögliche Spezialisierungen für Krankenpflegehelfer

Krankenpflegehelfer haben die Möglichkeit, sich in verschiedenen Bereichen der Pflege zu spezialisieren, indem sie eine Zusatzausbildung absolvieren. Diese Spezialisierungen ermöglichen es ihnen, ihren Tätigkeitsbereich zu erweitern und mit bestimmten Bevölkerungsgruppen oder in spezialisierten Abteilungen zu arbeiten.

### a. Geriatrie

**Geriatrie** ist eine Spezialisierung, die aufgrund der Alterung der Bevölkerung zunehmend gefragt ist. Geriatrische Pflegehelfer arbeiten in der Altenpflege (Altenheime, Geriatrieabteilungen in Krankenhäusern, Langzeitpflegeeinrichtungen).

- **Zu entwickelnde Kompetenzen**: Verständnis der mit dem Altern verbundenen Krankheiten (Alzheimer, Demenz), Vermeidung von Druckgeschwüren, Umgang mit Gebrechlichkeit.
- **Vorteile**: Arbeit in einem Bereich mit wachsendem Bedarf und Entwicklung eines einzigartigen Fachwissens in der Betreuung älterer Menschen.

## b. Palliativmedizin

**Palliativpfleger** arbeiten mit Patienten am Lebensende, indem sie ihnen physische, psychologische und emotionale Unterstützung bieten. Sie arbeiten in spezialisierten Abteilungen, in Krankenhäusern oder zu Hause.

- **Zu entwickelnde Fähigkeiten**: Schmerzmanagement, Kommunikation mit Patienten und ihren Familien, Begleitung in schwierigen Zeiten.
- **Vorteile**: Arbeit in einer Disziplin, die sich auf das Wohlwollen und die Lebensqualität von Patienten in der Endphase ihres Lebens konzentriert.

## c. Operationssaal

Krankenpfleger, die auf den **Operationssaal** spezialisiert sind, assistieren Krankenschwestern und Chirurgen bei Operationen. Ihre Rolle ist entscheidend für die Sterilisation der Instrumente, die Vorbereitung der Patienten und die unmittelbare postoperative Nachsorge.

- **Zu entwickelnde Fähigkeiten**: gründliche Kenntnis der chirurgischen Instrumente, Einhaltung der Sterilisationsprotokolle, postoperative Überwachung.
- **Vorteile**: Direkte Beteiligung an chirurgischen Eingriffen, Arbeit in einem hochmodernen technischen Umfeld.

## d. Psychiatrie

**Psychiatrische** Pflegehelfer arbeiten mit Patienten mit psychischen Störungen in psychiatrischen Abteilungen, spezialisierten Zentren oder zu Hause.

- **Zu entwickelnde Kompetenzen**: Verständnis von psychischen Erkrankungen (Schizophrenie, bipolare Störung, Depression), Umgang mit Krisensituationen, Deeskalationstechniken.

- **Vorteile**: Arbeit in einem Bereich, in dem Beziehungen und menschliche Dimensionen eine wichtige Rolle spielen.

**e. Behandlung von Patienten auf der Intensivstation und der Intensivstation**

Krankenpflegehelfer können sich auf die Betreuung von Patienten in **Intensivstationen** oder auf der **Intensivstation** spezialisieren. Sie sind an der kontinuierlichen Überwachung der Lebensfunktionen beteiligt und unterstützen das medizinische Team bei der komplexen Pflege.

- **Zu entwickelnde Fähigkeiten**: Überwachung der Vitalparameter, Verwaltung von Beatmungsgeräten, Verwaltung von Patienten mit Infusionen oder Intubation.
- **Vorteile**: Arbeit in Abteilungen, in denen Gründlichkeit und schnelle Reaktionen entscheidend sind, mit schwer kranken Patienten.

**f. Pädiatrie**

**Kinderkrankenpfleger** arbeiten mit Kindern in Kinderabteilungen, Entbindungsstationen oder spezialisierten Zentren. Sie helfen bei der spezifischen Pflege von Säuglingen, Kindern und Jugendlichen.

- **Zu entwickelnde Kompetenzen**: Kindgerechter Pflegeansatz, pädiatrisches Schmerzmanagement, Begleitung der Eltern.
- **Vorteile**: Arbeit mit einer jungen Bevölkerung in einem Umfeld, das eine besondere Aufmerksamkeit für emotionale und psychologische Aspekte erfordert.

# 4. Karrieremöglichkeiten und Entwicklung zu verantwortungsvollen Positionen

Krankenpflegehelfer können eine **Karriereentwicklung** in höhere Verantwortungsbereiche oder in technischere Berufe mit zusätzlicher Ausbildung anstreben.

### a. Übergänge zum Beruf des Krankenpflegers

Eine natürliche Entwicklung für einen Krankenpflegehelfer ist es, **Krankenpfleger** zu werden. Es gibt zahlreiche Programme, die es Krankenpflegehelfern ermöglichen, unter Anrechnung ihrer Erfahrung eine Ausbildung mit Krankenpflegediplom zu absolvieren.

- **Vorteile**: Zugang zu mehr Verantwortung, mit einer umfassenderen Verantwortung für die Pflege und die medizinischen Protokolle. Krankenpfleger haben auch Zugang zu Spezialisierungen (Anästhesiepfleger, OP-Pfleger usw.).

### b. Werden Sie Gesundheitsmanager

Nach dem Erwerb von Erfahrung und der Teilnahme an einer Zusatzausbildung können Pflegehilfskräfte eine Stelle als **Gesundheitsmanager in** Betracht ziehen. Diese Fachkräfte sind in Krankenhäusern oder Gesundheitseinrichtungen für das Management und die Leitung von Pflegeteams zuständig.

- **Zu entwickelnde Kompetenzen**: Führung, Teammanagement, Organisation der Pflege, Personalmanagement.
- **Vorteile**: Arbeit in koordinierenden Funktionen, während Sie eine Schlüsselrolle bei der Organisation von Pflegediensten haben.

### c. Ausbilder in einem Ausbildungsinstitut

Erfahrene Pflegehelfer können auch als **Ausbilder** tätig werden, indem sie ihr Wissen und Können an neue Generationen von Pflegehelfern oder Krankenpflegern weitergeben.

- **Zu entwickelnde Fähigkeiten**: Pädagogik, Fähigkeit, komplexe Konzepte zu popularisieren, Bewertung von Studenten.
- **Vorteile**: Aktive Teilnahme an der Ausbildung zukünftiger Gesundheitsfachkräfte und Beteiligung an der Entwicklung von Pflegepraktiken.

## Schlussfolgerung

Der Beruf des Krankenpflegehelfers bietet viele **Möglichkeiten zur beruflichen Weiterentwicklung** und Spezialisierung. Durch **Weiterbildung, Spezialisierung** und **Karriereentwicklung** können Krankenpfleger ihre Fähigkeiten erweitern, den wachsenden Bedürfnissen der Patienten gerecht werden und sich in ihrem Beruf entfalten. Ob in der Geriatrie, der Palliativpflege oder im Operationssaal, jeder Pfleger hat die Möglichkeit, Spezialisierungswege zu erkunden, die seinen Interessen und beruflichen Zielen entsprechen.

www.ingramcontent.com/pod-product-compliance
Lightning Source LLC
Chambersburg PA
CBHW072136290526
45794CB00004B/1335